Heinz-Jürgen Voß, Harald Stumpe (Hg.)
Grundlagen des Sexocorporel

Die Reihe Angewandte Sexualwissenschaft sucht den Dialog: Sie ist interdisziplinär angelegt und zielt insbesondere auf die Verbindung von Theorie und Praxis. Vertreter_innen aus wissenschaftlichen Institutionen und aus Praxisprojekten wie Beratungsstellen und Selbstorganisationen kommen auf Augenhöhe miteinander ins Gespräch. Auf diese Weise sollen die bisher oft langwierigen Transferprozesse verringert werden, durch die praktische Erfahrungen erst spät in wissenschaftlichen Institutionen Eingang finden. Gleichzeitig kann die Wissenschaft so zur Fundierung und Kontextualisierung neuer Konzepte beitragen.

Der Reihe liegt ein positives Verständnis von Sexualität zugrunde. Der Fokus liegt auf der Frage, wie ein selbstbestimmter und wertschätzender Umgang mit Geschlecht und Sexualität in der Gesellschaft gefördert werden kann. Sexualität wird dabei in ihrer Eingebundenheit in gesellschaftliche Zusammenhänge betrachtet: In der modernen bürgerlichen Gesellschaft ist sie ein Lebensbereich, in dem sich Geschlechter-, Klassen- und rassistische Verhältnisse sowie weltanschauliche Vorgaben – oft konflikthaft – verschränken. Zugleich erfolgen hier Aushandlungen über die offene und Vielfalt akzeptierende Fortentwicklung der Gesellschaft.

Band 42
Angewandte Sexualwissenschaft
Herausgegeben von Maika Böhm, Harald Stumpe,
Heinz-Jürgen Voß und Konrad Weller
Institut für Angewandte Sexualwissenschaft
an der Hochschule Merseburg

Heinz-Jürgen Voß, Harald Stumpe (Hg.)

Grundlagen des Sexocorporel

Ein Modell für die körperorientierte Sexualberatung und Sexuelle Bildung

Mit Beiträgen von Nicole Audette, Mireille Baumgartner, Karoline Bischof, Dominique Chatton, Jean-Yves Desjardins, Lise Desjardins, Ann-Marlene Henning, Ben Kneubühler, Wolfgang Kostenwein, Adriane Krem, Esther Elisabeth Schütz, Julia Sparmann, Harald Stumpe, Michael Sztenc, Mélanie Tremblay, Heinz-Jürgen Voß und Bettina Weidinger

Psychosozial-Verlag

Bibliografische Information der Deutschen Nationalbibliothek
Die Deutsche Nationalbibliothek verzeichnet diese Publikation
in der Deutschen Nationalbibliografie; detaillierte bibliografische Daten
sind im Internet über http://dnb.d-nb.de abrufbar.

Originalausgabe

Gesetzlich vertreten durch die persönlich haftende Gesellschaft Wirth GmbH,
Geschäftsführer: Johann Wirth
Walltorstraße 10, 35390 Gießen, Deutschland
0641 969978 0
info@psychosozial-verlag.de
www.psychosozial-verlag.de

Umschlagabbildung: © photocase.com/Nora Philipp
Umschlaggestaltung und Innenlayout nach Entwürfen von Hanspeter Ludwig, Wetzlar
Druck und Bindung: Druckhaus Bechstein GmbH
Willy-Bechstein-Straße 4, 35576 Wetzlar, Deutschland
Printed in Germany

ISBN 978-3-8379-3312-3 (Print)
ISBN 978-3-8379-6163-8 (E-Book-PDF)
https://doi.org/10.30820/9783837961638
ISSN 2367-2420 (Print)
ISSN 3053-4720 (Digital)

Inhalt

II Sexocorporel in der Sexualberatung

III Sexocorporel in der Sexualpädagogik und Sexuellen Bildung

Einleitung

Esther Elisabeth Schütz & Heinz-Jürgen Voß

Das Modell Sexocorporel wird in der Sexualberatung international und im deutschsprachigen Raum seit mehreren Jahrzehnten erfolgreich genutzt. Es bietet den Vorteil, Sexualprobleme und Fragen des sexuellen Wohlbefindens nicht nur auf kognitiver Ebene bearbeiten zu können, sondern die körperliche Ebene – Körperhaltung, Atmung, Muskelspannung – in die Beratung einzubeziehen.

In der deutschsprachigen Sexualwissenschaft wird der Körper in den letzten Jahren »wiederentdeckt« (Voß, 2020, S. 13; Schütz, 2020; Bischof, 2020). Das hat einerseits mit der größeren gesellschaftlichen Thematisierung von Sexualität zu tun und damit, dass sich entsprechend Menschen die Sexualität betreffende Bildungs- und Beratungsangebote wünschen, andererseits mit der Etablierung des körperorientierten Studiengangs »Sexologie« an der Hochschule Merseburg. Mit der Einführung dieses Studiengangs im Jahr 2014 gingen eine umfassende mediale Berichterstattung und eine sexualwissenschaftliche Diskussion einher (vgl. etwa Burkhardt, 2022).

Mit diesem Buch werden nun erstmals die französischen Grundlagentexte zum Modell Sexocorporel des Begründers Jean-Yves Desjardins (1931–2011) in deutscher Sprache zugänglich. Ausgewählt wurden dafür die Texte »Die klinische Sexologie – basiert auf einem Modell der sexuellen Gesundheit« (frz.: »La sexologie clinique basée sur un modèle de santé sexuelle«, Chatton et al., 2005) und »Sexocorporel: Erotische Kompetenz für alle zugänglich gemacht« (frz.: »Le sexocorporel. La compétence érotique à la portée de tous«, Desjardins et al., 2011), die einen ausführlichen Einblick in das Modell Sexocorporel und die Denkweisen von Desjardins und seinen Co-Autor*innen[1]

1 Die Form des Genderns in den einzelnen Texten dieses Bandes wurde den Beitragenden selbst überlassen. Wo für eine vereinfachte Lesbarkeit das generische Maskulinum verwendet wird, sind Personen aller Geschlechter gemeint.

eröffnen. Ergänzt werden sie um Gesprächsaufzeichnungen mit Desjardins. Aktuelle Perspektiven auf die Beratung und Sexuelle Bildung von Sexualberater*innen und Sexualwissenschaftler*innen schließen sich an.

Die Ursprünge des Modells Sexocorporel reichen bis in die 1960er Jahre zurück. Knappe Aufsätze, die das Modell bereits umreißen, gibt es von Jean-Yves Desjardins seit den 1980er Jahren: »Der Ansatz Sexocorporel« (frz.: »L'approche sexocorporelle«, Desjardins, 1986) und »Integrativer Ansatz Sexocorporel« (frz.: »Approches intégrative et sexocorporelle«, Desjardins, 1996).

In dieser Einleitung umreißen wir knapp die Entstehung sowie die Grundlagen des Modells Sexocorporel und skizzieren den roten Faden, der sich über die folgenden Kapitel hinweg spannt. Dabei richtet sich der Sammelband als Informationsquelle an Studierende und als Nachschlagewerk an wissenschaftlich interessierte Fachleute. Zugleich adressiert er auch Interessierte, die mit Kindern, Jugendlichen und/oder Erwachsenen arbeiten und über ein Instrument verfügen wollen, das sie in ihrer beruflichen Arbeit unterstützt und die Persönlichkeit ihrer Klientel bereichert.

Das Modell Sexocorporel im Kontext der Sexualforschung

Jean-Yves Desjardins (1931–2011) hat am Département de sexologie de l'Université de Québec in Montréal geforscht und das Modell Sexocorporel entwickelt. Als er an der Universität Montréal als Professor und Sexologe Menschen in ihrer sexuellen Gesundheit und bei der Beantwortung ihrer Fragen begleitete, hörte er sich nicht nur ihre Anliegen und Probleme an, sondern erkannte, wie sich ihr Körper dabei bewegte, wie sich ihre Muskeln anspannten, in welchen Momenten sie sich entspannten und wie sie atmeten. Diese differenzierten Beobachtungen führten ihn dazu, in der Anamnese im Bereich der Gestaltung der Sexualität auch hinsichtlich des Körperlichen detailliertere Fragen zu stellen. Aus seinen Beobachtungen schlussfolgerte er, dass es einen Zusammenhang gibt zwischen der Art, wie Menschen ihren Körper in der Gestaltung der Sexualität einsetzen, und der Ausprägung der die Sexualität begleitenden emotionalen Empfindungen.

Diesem Phänomen widmete sich Desjardins in seinen wissenschaftlichen Untersuchungen sein Leben lang. Dabei stieß er auf Wirkfaktoren, die im Zusammenhang mit der körperlichen Steigerung der sexuellen Erregung das emotionale Empfinden beeinflussen können. Er griff damit

Fragen auf, denen sich bereits Sigmund Freud (1856–1939), Wilhelm Reich (1897–1957), William Howell Masters (1915–2001) und Virginia Johnson (1925–2013) gewidmet hatten. Alexander Lowen (1910–2008) wie auch John Pierrakos (1921–2001) lebten und forschten in derselben Zeitepoche wie Desjardins – ebenfalls im Bereich der Körperarbeit.

Jean-Yves Desjardins – eine kurze biografische Einordnung

Jean-Yves Desjardins wurde am 14. Juni 1931 geboren, als 13. Kind – vier weitere Geschwister kamen später noch hinzu. Seine Kindheit verbrachte er in Rimouski (Quebec, Kanada). Anfängliche Hürden in seiner schulischen Laufbahn meisterte er und setzte seine Bildungslaufbahn in der religiösen »Gemeinschaft der Väter des Heiligen Geistes« (Kirchengemeinde des Heiligen Geistes, Missionare der Spiritaner) fort. Neben dem Studium der Theologie (seit 1954) beschäftigte ihn die Philosophie (letztere im Zusatzstudium), 1957 legte er ein Doktorat in geistlicher Musik ab. Am 14. Juni 1959 wurde Desjardins im Seminar von Rimouski zum Priester geweiht.

Die Sicht der Kirche auf Sexualität hatte Desjardins bereits länger beschäftigt, zu ihrer deutlichen Ablehnung der »sexuellen Erregung«, die er gerade bei Männern als unhintergehbar und »natürlich« ansah, stand er kritisch. Bereits 1960 referierte er zum Thema im kirchlichen Kontext – mit gemischten Reaktionen. Da ihn das Thema in größerem Maß interessierte, wendete er sich einem Studium der Psychologie zu, wobei er auch ein Praktikum am psychiatrischen Krankenhaus St-Jean-de-Dieu (Montreal, Kanada) absolvierte. Nach dem Studium gründete er 1964, gemeinsam mit Dr. Manouvrier, das private Institut für Sexologie und Familienstudien (ISEF) in Vankleek Hill (Ontario, Kanada). Er bot Bildungsveranstaltungen an und hatte eine psychologische Beratungspraxis.

Sein Priesteramt legte Desjardins 1967 ab – er hatte sich immer weiter von der Kirche entfernt. 1968 heiratete er die frühere Nonne Gislène, mit der er zwei Kinder hatte. Ab demselben Jahr erhielt er Gelegenheit, an der neu gegründeten Université du Québec à Montréal (UQAM) ein universitäres sexologisches Bildungsmodul zu etablieren. Desjardins war hier, neben Claude Crépault (*1945), einer der beiden berufenen Professoren. Gemeinsam entwickelten sie das Modell Sexocorporel. Aus ihren sexologischen Kursen etablierten beide einen anerkannten »Bachelor in sexologie« (seit 1978). Parallel promovierte Desjardins in Kriminologie (1970). Er veröffentlichte insbesondere seit den 1970er Jahren zahlreiche Schriften und war über Vortragsreisen sehr aktiv, seit 1986 auch in Europa. Crépault und Desjardins verfolgten mit der Zeit je unterschiedliche Ansätze bezüglich des Modells Sexocorporel. Crépault widmete seine Forschung der Sexoanalyse. Desjardins verließ 1988 die UQAM und wendete sich stärker französischen Kooperationen zu (mit der Ärztin und Sexologin Dr. Claude Roux-Deslandes). Hier wurde das Internationale Zentrum für Bildung und Forschung in Sexologie (CIFRES) bedeutsam, in dessen Kontext Desjardins seine Studiengänge bis 2009 fortsetze. Desjardins hat zahlreiche Schüler*innen, die ihre Lehr- und Beratungstätigkeiten in seiner Tradition sehen, unter anderem seine Tochter Lise Desjardins. Zusammen mit verschiedenen Sexolog*innen, unter anderem Dominique Chatton, Esther Elisabeth Schütz und Peter Gehrig, gründete er 2004 das Institut Sexocorporel International Jean-Yves Desjardins (ISI). Während vieler Jahre bot er in Genf und andern Städten Europas Weiterbildungen nach dem Modell Sexocorporel an. Am 22. September 2011 starb Desjardins in Montreal (L. Desjardins, o.J.; ISI, 2023).

Theoretische Bezugnahmen Desjardins

Wenn auch teilweise kritisch, so stellt Desjardins zu einigen sexualwissenschaftlichen Theorien Bezüge her bzw. baut auf ihnen auf. Nachfolgend finden für sein Denken bedeutsame Sexualwissenschaftler*innen Beachtung, die sich in ihrer Forschung mit der Verbindung physiologischer Phänomene und begleitender Emotionen im Bereich der Sexualität des Menschen beschäftigten. Desjardins ist es als Erstem gelungen, die Wirkfaktoren begleitender Emotionen herauszuarbeiten, was ein wichtiger Bestandteil seines Modells ist.

Für *Sigmund Freud* betrifft Sexualität viele Bereiche, nicht nur den Geschlechtsakt. Das Unbewusste (das *Es*), unter anderem als Ursprung der Lust, hat dabei einen großen Stellenwert. Die von Freud Libido genannte »sexuelle Energie« ist in vielen Lebensbereichen als effiziente Motivationskraft wirksam; Freud versteht die Sexualität unter anderem als psychische Energie. Dem Menschen soll es gelingen, das Unbewusste für die Gestaltung der Realität, auch für die Gestaltung der Sexualität, in geeigneter Form dienlich zu machen. Er sagt, wo *Es* war, solle *Ich* werden. Das *Ich* verortet Freud zum Teil körperlich. Mit seiner Forschung zeigte er unter anderem auf, wie es Menschen gelingen kann, ihre Sexualität derart zu erleben, dass sie zum Wohlbefinden beiträgt (Freud, 1905d).

Desjardins hat dieses Anliegen in expliziter Form aufgenommen. Mit seinem Modell stellt er die sexuelle Gesundheit eines Menschen ins Zentrum. Dazu gehören nebst der Funktionalität der Sexualorgane die sexuelle sowie emotionale Erregung und die damit einhergehende differenzierte Wahrnehmung. Letztere ermöglicht es, wie er in seinen Untersuchungen aufzeigt, ein Gefühl der Lust zu entwickeln sowie die Möglichkeit, in der sexuellen Erregung Empathie für sich und andere zu empfinden. Desjardins geht von einem sexuellen Erregungsreflex (Vasokongestion) aus, der die durch das vegetative, unwillkürliche Nervensystem gesteuerte sexuelle Erregung erst ermöglicht. Mit seinem Ansatz erforschte er auf direkte Weise den Zusammenhang zwischen der Erregungsfunktion und der Fähigkeit zum Genuss sexueller wie emotionaler Erregung.

Wilhelm Reich, ein ehemaliger Schüler von Sigmund Freud, forschte unter anderem im Bereich funktionalen und emotionalen Erlebens. Im Zentrum seiner Untersuchungen stand die Gesundheit im Allgemeinen, die er unter anderem mit der Durchlässigkeit des Körpers für »Lebensenergie« auch im Bereich der Erlebbarkeit der Sexualität fördern wollte. Ergänzend zur Theorie von Sigmund Freud zeigte er auf, wie Körperarbeit Denken und Erleben beeinflussen kann (Reich, 2019).

Den neuen Aspekt der Körperlichkeit in der Sexualität hat Desjardins systematisch untersucht. Er zeigt auf, wie relevant dabei die Wirkfaktoren der von ihm definierten drei Körpergesetze sind: Muskeltonus, Bewegungsraum und Bewegungsrhythmen. Dank der Modulation muskulärer Spannung durch Bewegung des Beckenraums wie der Schultern kommt es zu einer Durchlässigkeit sexueller wie emotionaler Erregung im Körper. Durch den Austausch und die Ausbreitung derselben wird die körperliche Wahrnehmung verstärkt, was das Erleben stark beeinflusst. Kognitive Anteile weichen dem Genuss des Augenblicks. Es wird ein Gleichgewicht hergestellt zwischen Selbstgewahrsein und Empathie für das Gegenüber. Diese Fähigkeit untersteht, wie er aufzeigt, differenzierten Lernschritten, die bereits in frühester Kindheit beginnen und lebenslang weiter ausgebaut werden können.

Etwa zeitgleich wie Wilhelm Reich befasste sich *Alfred Charles Kinsey*

(1894–1956) mit der Vielfalt sexueller Praktiken sowie sexuellen Erlebens. Mit seinen groß angelegten Studien konnte er nachweisen, dass viele Frauen und Männer ihre Sexualität und ihren sexuellen Austausch mit anderen teilweise nicht im Einklang mit damals gesellschaftlich vorherrschenden Normen gestalteten (Kinsey, 1954; 1955).

Im Modell Sexocorporel wird die Wirkung kognitiver Elemente, wie gesellschaftlicher Normen, konsequent einbezogen. Desjardins zeigt auf, welche Wirkung Wissen, Normen und Werte auf die Gestaltung und die Gestaltungsfreiheit der Sexualität haben. Er weist die Komplexität der Wirkung kognitiver Anteile und unter anderem gesellschaftlicher Normen als relevant aus. Dabei stehen in seiner Forschung die psychische Gesundheit wie die physische Gesundheit eines Menschen auch im Bereich der Sexualität im Zentrum und er stellt fest, wie sich kognitive Muster auf den Zugang zum eigenen Körper und im Speziellen zum Genital auswirken. Mit seinem Modell stellt Desjardins das Wohlfühlen im eigenen Körper in einen engen Zusammenhang mit dem Gefühl der Zugehörigkeit zum inneren vorhandenen sowie äußeren sichtbaren Genital als wichtigem Teil der Körperlichkeit in Bezug zur Sexualität. Dabei spielt in seinem Modell die Berührung, das Ertasten der Haut eine wichtige Rolle. Für das Wahrnehmen des Körpers und der Sexualorgane stellt er die Berührung als unabdingbar dar; durch sie und in der Wechselwirkung mit den Kognitionen kann sich das Selbstbild deutlich verändern und die sexuelle Gesundheit gefördert werden.

William Howell Masters und *Virginia Johnson* untersuchten im Labor die physiologischen Phänomene der sexuellen Erregung beim Menschen. Aus ihren Schriften geht hervor, dass sie unter anderem auf der Suche nach dem Widerspruch zwischen physiologischem Erleben und psychischem Erleben während der Steigerung der sexuellen Erregung waren. Allerdings erreichten sie dazu keine eindeutigen Forschungsergebnisse (Masters & Johnson, 1967).

Dieses zentrale Thema hat Desjardins in seinem Modell beschäftigt. Er erarbeitet einen Vorschlag dazu, wie der Widerspruch zwischen physiologischen Phänomenen und deren Erlebbarkeit erklärt werden kann. Er definiert drei Körpergesetze – Muskeltonus, Bewegungsraum, Bewegungsrhythmus –, mittels derer die sexuelle Erregung im Körper gesteigert werden kann. Er beschreibt, dass je nach Einsatz der von ihm definierten drei Körpergesetze die Wahrnehmung während der sexuellen Erregung beeinflusst wird. Damit kann er die sexuelle Wahrnehmung ebenfalls als

Kurve erfassen, welche die von Masters und Johnson aufgezeichnete physiologische Kurve begleitet.

Alexander Lowen, einem Schüler von Wilhelm Reich, gelang zusammen mit seiner Ehefrau *Leslie Lowen* der Durchbruch im Bereich der Körperarbeit im Sinne der Selbstwahrnehmung über Bewegung und Atmung. Sie begründeten zusammen mit *John Pierrakos* die bioenergetische Analyse und Therapie und erlangten im angewandten Bereich der Sexologie mit ihren erfahrungsbasierten Erkenntnissen öffentliche Anerkennung (Lowen, 1976).

Desjardins hat die Wirkung von Körperarbeit im Bereich der sexuellen Erregung untersucht. Wie Lowen geht er davon aus, dass diese eine Wirkung sowohl auf die Befindlichkeit, das Wohlergehen als auch auf die Handlungen allgemein im Leben hat. Auf dieser Basis zeigt Desjardins die Wirkung der Körperarbeit als Ressource im Bereich der sexuellen Erregungssteigerung auf. Zudem erkennt er die Bedeutung der Körperarbeit unter anderem bezüglich der sexuellen Selbstsicherheit wie der Verführungskompetenzen. Elemente aus der Bioenergetik sind in seine Forschung eingeflossen.

Das Modell Sexocorporel im Überblick

Jean-Yves Desjardins definiert im Modell Sexocorporel 15 Komponenten, die er in vier Ebenen unterteilt. Diese vier Ebenen sind wiederum in der Persönlichkeit miteinander zu einem Ganzen verbunden. Die betreffende Person ist darüber hinaus in ein bestimmtes kulturelles Umfeld eingebettet; Sexualität findet immer im Kontext gesellschaftlicher Kodifizierungen statt.

Diese an der Sexualität beteiligten Komponenten sind Teil der menschlichen Sexualentwicklung. Sie entwickeln sich über persönliche und soziale Lernprozesse.

Die Unterteilung des letztlich Untrennbaren – der menschlichen Person – in Komponenten ermöglicht differenzierte Arbeitshypothesen. Sexocorporel gruppiert die Komponenten in *vier* Kategorien (vgl. Abb. 1).

Das Modell bezieht gesellschaftliche wie kulturelle Faktoren nicht direkt mit ein. Dies sind gemäß Desjardins »indirekte Kausalitäten« bezüglich der Gestaltung und der Erlebbarkeit der Sexualität eines Menschen.

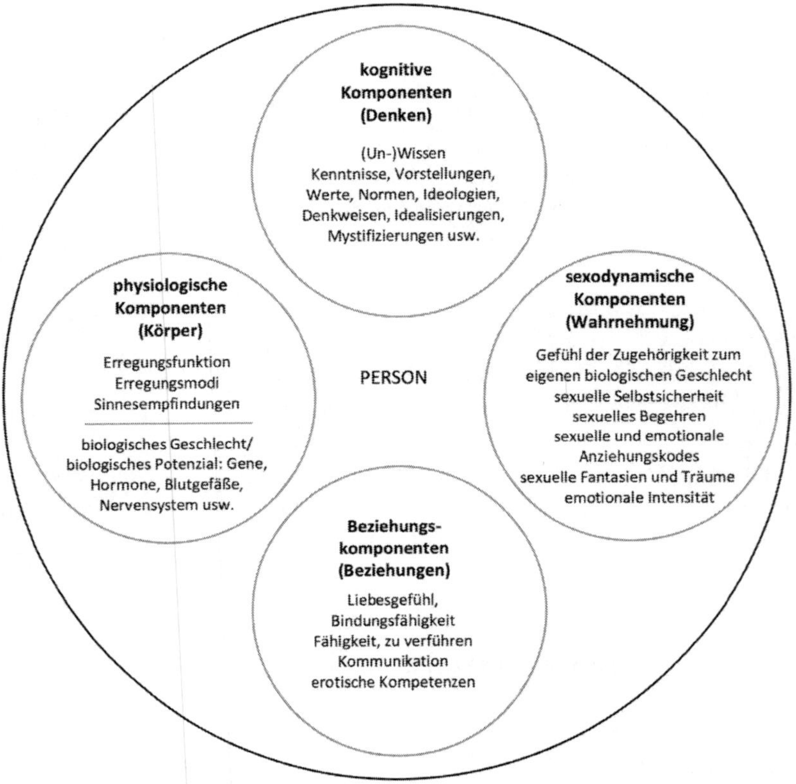

Abb. 1: Überblick über die Komponenten nach Sexocorporel

Zentrale Aspekte des Modells Sexocorporel

Desjardins zeigte in seinen Forschungsergebnissen auf, dass die physiologische Kurve und die Kurve der Wahrnehmung sexueller Erregung nicht immer parallel verlaufen. Und er konnte mit seinem Modell darlegen, welche Wirkfaktoren die Kurve der Wahrnehmung und der entsprechend ausgelösten Emotionen beeinflussen. Auf Basis detaillierter klinischer Befragungen folgerte er, dass Menschen den Bewegungsraum, den Bewegungsrhythmus und den Muskeltonus – er nannte sie die drei Körpergesetze – unterschiedlich einsetzen, um zu einer sexuellen Entladung zu gelangen. Dabei hat er nachgewiesen, wie die körperliche Spannung die Erlebbarkeit sexueller und emotionaler Erregung beeinflussen kann und wie es über Körperbewegung zur Öffnung des Atemraums kommt und damit eine Diffusion im Körper sowohl der sexuellen als auch der emotionalen Erregung möglich wird.

Mit diesem Nachweis eröffnete er als Sexualwissenschaftler eine neue Dimension des Verstehens der Gestaltbarkeit menschlicher Sexualität, ausgehend vom sexuellen Erregungsreflex. Jean-Yves Desjardins beschrieb dem Körper immanente spezifische Bewegungen, welche die Diffusion sexueller Erregung in weitere Bereiche des Körpers fördern: die Vor- und Rückwärtsbewegung des Beckens und die dadurch über die Wirbelsäule aktivierte Bewegung der Schultern und des Nackens – die sogenannte doppelte Schaukel. Sie beeinflusst das sexuelle Erleben und die Möglichkeit des Empfindens sexueller Lust direkt. Damit konnte er nachweisen, wie der veränderte Einsatz der drei Körpergesetze Emotionen, Gedanken und Handeln beeinflusst.

In der Folge zeigte er mit seinem Modell auf, welche konkreten Lernmöglichkeiten Menschen im Bereich der Gestaltung ihrer sexuellen Erlebbarkeit haben – und wie sich dadurch unter anderem sexuelle Störungen, wie vorzeitiger Samenerguss, erektile Dysfunktion, Vaginismus, Unlust usw., beheben lassen.

In seinen Untersuchungen führt Jean-Yves Desjardins aus, wie die Steigerung sexueller Erregung, auf der Basis des sexuellen Erregungsreflexes bis hin zur Entladung, bereits im frühkindlichen Stadium unbewusst antrainiert wird und wie sich die Gestaltung und die Erlebbarkeit der Sexualität lebenslang entwickeln bzw. verändern lassen. Dabei haben sowohl körperliche Phänomene als auch Normen, Beziehungsaspekte und die Komponenten des inneren Erlebens – von Desjardins *sexodynamische* genannt – eines Menschen eine Wirkung auf dessen gesamte Sexualität. Wird ein Einflussfaktor dieser Elemente verändert, modifiziert sich das gesamte System.

Eindrücklich geht aus seinem Modell hervor, wie der Mensch seine persönliche Sexualität in der Selbstbefriedigung derart gestalten kann, dass sie den Reichtum an Sinneswahrnehmung auf allen Ebenen aktiviert, und wie die Durchlässigkeit im Körper sexuelle Lust auf hohem Niveau auch in der Selbstbefriedigung erlebbar macht. Diese erlernten Fähigkeiten werden im sexuellen Austausch mit einem Gegenüber aktiv und beeinflussen die Qualität des sexuellen Erlebens zwischen zwei Menschen. Liebe und Sexualität im eigenen Körper miteinander zu verbinden, fördert zudem die sexuelle Autonomie.

Desjardins bewirkt mit seinem Modell einen Paradigmenwechsel in der Sexualwissenschaft – und schließt an die sexuelle Gesundheit und mit ihr zusammenhängend an das Wohlbefinden eines Menschen an. In diesem Sinne leistet Desjardins mit seinem Modell einen wichtigen Beitrag zur Unterstützung der Gesundheit im Allgemeinen. Er zeigt auf, wie sich differenzierte Fähigkeiten auf der Ebene körperlicher Wahrnehmung im Bereich der Sexualität auf die aktive Gestaltung anderer Lebensbereiche auswirken können. Und als Erster schreibt er der Selbstbefriedigung einen hohen Stellenwert als Ausgangspunkt sexuellen Lernens zu.

Die Beiträge in diesem Band

Mit diesem Buch gelingt es erstmals, zentrale Publikationen Desjardins auch deutschsprachig verfügbar zu machen. Die Aufsätze »Die klinische Sexologie – basiert auf einem Modell der sexuellen Gesundheit« (frz.: Chatton et al., 2005) und »Sexocorporel: Erotische Kompetenz für alle zugänglich gemacht« (frz.: Desjardins et al., 2011) eröffnen einen umfassenden Überblick über die theoretischen Grundlagen und ihre praktische Relevanz für die Beratung nach Sexocorporel.

Die weiteren Autorinnen und Autoren, jeweils versierte Praktiker*innen und Theoretiker*innen, die zum Teil direkt bei Desjardins studiert haben, schließen mit ihren individuellen Zugängen zu Beratung und Sexueller Bildung auf Grundlage des Modells Sexocorporel an. Dadurch werden die Möglichkeiten – und auch Grenzen – des Modells für Interessierte sichtbar. Der rote Faden durch alle Beiträge zeigt, wie sie – im Anschluss an Desjardins – die aktive Gestaltung sexueller Erregung eines Menschen als große Lebensressource verstehen.

Weltweit braucht es im Bereich der sexuellen Gesundheit nicht nur weitere finanzielle Mittel, damit Menschen sowohl Informationen als auch medizinische und therapeutische Betreuung erhalten. Die Wissenschaft der Sexologie muss ausgebaut werden, internationale Vernetzung ist dabei von zentraler Bedeutung. Denn – das lag Desjardins am Herzen – jeder Mensch kann unabhängig von seiner Herkunft seine Sexualität aktiv derart gestalten, dass sie sein Wohlbefinden und seine Gesundheit unterstützt und Liebe die Quelle von Lebensfreude ist. Den sexuellen Menschrechten entsprechend haben alle Menschen auf Erden das Recht, ihre Sexualität, ihren sexuellen Austausch mit einem Gegenüber oder auch mit mehreren in Freiheit und körperlicher Unversehrtheit zu leben und zu gestalten. Möge dieses Buch mit den theoretischen Bezügen und den vielfältigen Praxiserfahrungen unterschiedlicher Fachkräfte aus der Sexologie einen Beitrag dazu leisten, dass die Sexologie – unter Einbezug auch des Ansatzes Sexocorporel – als gut implementierte und prosperierende Wissenschaft an Universitäten und Hochschulen etabliert wird, darauf aufbauend weitere Bildungsveranstaltungen entstehen und somit allen Menschen ein besserer Zugang zu Wissen und Beratung im Hinblick auf das Sexuelle möglich wird.

Literatur

Bischof, K. (2020). Wissenschaftliche Grundlagen des Sexocorporel. In H.-J. Voß (Hrsg.), *Die deutschsprachige Sexualwissenschaft. Bestandsaufnahme und Ausblick* (S. 423–445). Gießen: Psychosozial-Verlag.

Burkhardt, L. (2022). Das weibliche genitale Selbstbild – Ein haptischer und körperorientierter Zugang. *Sexuologie. Zeitschrift für Sexualmedizin, Sexualtherapie und Sexualwissenschaft, 29*(1–2), 57–62.

Chatton, D., Desjardins, J.-Y., Desjardins, L. & Tremblay, M. (2005). La sexologie clinique basée sur un modèle de santé sexuelle. *Psychothérapies, 25*, 3–19.

Desjardins, J.-Y. (1986). L'approche sexo-corporelle (Fondements théoriques et champs d'application). *Psychothérapies, 6*(1), 51–58.

Desjardins, J.-Y. (1996). Approche intégrative et sexocorporelle. *Sexologies, 5*(21), 43–48.

Desjardins, J.-Y., Chatton, D., Desjardins, L. & Tremblau, M. (2011). Le sexocorporel. La compétence érotique à la portée de tous. In M. El Feki (Hrsg.), *La Sexothérapie: quelle thérapie choisir en sexologie clinique?* (S. 63–102). Bruxelles: De Boeck.

Desjardins, L. (o.J.). Hier seine Geschichte … https://sexocorporel.com/wp-content/uploads/2020/08/Biographie_Jean_Yves_Desjardins-DE.pdf

Freud, S. (1905d). *Drei Abhandlungen zur Sexualtheorie*. In ders., *GW V*, S. 33–145.

ISI – Institut Sexocorporel International – Jean-Yves Desjardins (2023). Jean-Yves Desjardins. Der Begründer des Sexocorporel (1931–2011). https://sexocorporel.com/de/was-ist-sexocorporel/jean-yves-desjardins/

Kinsey, A.C. (1954). *Das sexuelle Verhalten der Frau*. Frankfurt a.M. u. Berlin: Fischer.

Kinsey, A.C. (1955). *Das sexuelle Verhalten des Mannes*. Berlin: Fischer.

Lowen, A. (1976). *Bioenergetik*. Bern: Scherz.

Masters, W.H. & Johnson, V. (1967). *Die sexuelle Reaktion*. Frankfurt a.M.: Akademische Verlagsgesellschaft.

Reich, W. (2019). *Die Funktion des Orgasmus*. Bremen: Inktank.

Schütz, E.E. (2020). Körperlichkeit ist Basis jeder Sexualität: Ein Plädoyer für sexualwissenschaftliche Studien zu Körper und Sexualität. In H.-J. Voß (Hrsg.), *Die deutschsprachige Sexualwissenschaft. Bestandsaufnahme und Ausblick* (S. 407–422). Gießen: Psychosozial-Verlag.

Voß, H.-J. (2020). Die deutschsprachige Sexualwissenschaft: Eine Einleitung. In H.-J. Voß (Hrsg.), *Die deutschsprachige Sexualwissenschaft. Bestandsaufnahme und Ausblick* (S. 13–17). Gießen: Psychosozial-Verlag.

Biografische Notizen

Esther Elisabeth Schütz ist klinische Sexologin ISI, Paartherapeutin EFT, Pädagogin HS, eidg. dipl. Erwachsenenbildnerin AEB, Organisationsentwicklerin und Supervisorin BSO. Als ehemalige Leiterin des Instituts für Sexualpädagogik und Sexualtherapie war sie Initiatorin des heutigen MA Sexologie. Sie war langjährige Studienleiterin des MA Sexologie und des Lehrgangs Sexualpädagogik, in beiden Studiengängen doziert sie weiterhin und arbeitet als Sexualtherapeutin in freier Praxis in Uster.

Heinz-Jürgen Voß, Prof. Dr. phil., Dipl.-Biol., hat die Professur für Sexualwissenschaft und Sexuelle Bildung an der Hochschule Merseburg inne und leitet den MA Sexologie, der in Kooperation von Hochschule Merseburg und Institut für Sexualpädagogik und Sexualtherapie Zürich stattfindet. Seine Arbeitsschwerpunkte sind Prävention von sexualisierter Gewalt, Förderung geschlechtlicher und sexueller Selbstbestimmung, Sexuelle Bildung, Intersektionalität.

Einführung in Sexocorporel

Ein wissenschaftliches sexologisches Modell mit Bedeutung für Forschung, Bildung und Beratung

Ben Kneubühler

In der Medizin publizierte George Engel 1977 das biopsychosoziale Modell für die Erklärung von Krankheit (Engel, 1977). In der Psychologie deckte in den 1990er Jahren Antonio Damasio Descartes' Irrtum auf und propagierte die Einheit von Körper und Geist (Damasio, 2006). Jean-Yves Desjardins hat für die Sexologie in den 1980er Jahren sein Modell der sexuellen Gesundheit postuliert (Desjardins, 1986).

Der Begriff »Sexocorporel« setzt sich aus den Worten »sexo«, was sich auf die Sexualität bezieht, und »corporel«, was körperlich bedeutet, zusammen. Entwickelt wurde das Konzept von Jean-Yves Desjardins, um ein ganzheitliches Verständnis von Sexualität zu fördern. Sexocorporel basiert auf der Annahme, dass Sexualität ein zentrales Element menschlicher Existenz ist und sich in vielfältiger Weise manifestiert – von der biologischen Ebene über die Wahrnehmungen bis hin zu zwischenmenschlichen Beziehungen und gesellschaftlichen Normen.

Während in Medizin und Psychologie die Körper-Psyche-Wechselwirkung mittlerweile bereits weitgehend etabliert ist, fehlte diese Integration in der Mainstream-Sexologie noch (Engel, 1977; Tschacher & Bannwart, 2021). Im Bereich der sexuellen Gesundheit liegt der Fokus stark auf dem sozialwissenschaftlichen Aspekt. Im universitären Bereich beispielsweise befassen sich nur wenige Wissenschaften überhaupt mit der Sexologie. Zu nennen wären die Gender Studies, wo der Fokus definitionsgemäß nicht auf dem Körper liegt. In einigen Disziplinen der Medizin, wie etwa der Gynökologie, finden sich sexologische Aspekte, wobei hier der Fokus vor allem auf dem Körper liegt. In der Psychologie besteht eher eine verhaltene Beziehung zur Sexologie. Die Sexologie als eigenständiges Fach studieren zu können, ist derzeit nur an wenigen Institutionen im deutschsprachigen Raum überhaupt möglich.

In diesem Kapitel erfolgt eine generelle und aktuelle Vorstellung des

Modells Sexocorporel. Zugleich wird ein erster Einblick in Anwendungsgebiete – Forschung, Bildung, Beratung – gegeben.

Das Modell Sexocorporel: Grundannahmen

Das Modell Sexocorporel basiert auf mehreren Grundannahmen:

Körper und Gehirn werden als »Zweieinheit« betrachtet. Körper, Emotionen, Denken und Handeln werden als Aspekte einer Einheit gesehen, bei der Veränderungen eines Aspekts stets auch Veränderungen der anderen Aspekte darstellen. Das bedeutet, dass Interventionen auf der Körperebene das sexuelle Erleben, aber auch kognitive Denkmuster, Emotionen und das Beziehungsverhalten beeinflussen können. Der Körper spiegelt die anderen Aspekte wider. Dieses Konzept wird durch die Embodiment-Forschung unterstützt, die zahlreiche Daten über Mechanismen liefert, die solchen Wirkkreisen zugrunde liegen.

Körperliche Vorgänge können anhand von drei Gesetzmäßigkeiten beschrieben werden. (1) Rhythmus: Jedes Organ in unserem Körper hat seinen eigenen Rhythmus. Das Gehirn beispielsweise folgt einem Wach- und Schlafrhythmus und der gesamte Magen- und Darmtrakt hat einen Rhythmus. Die Abnahme der Körperrhythmen kann durch verschiedene Lebensumstände bedingt sein, wie die Art der Ernährung, das Ausmaß an Bewegung, das Umfeld und die Sorgen, die wir haben. Rhythmen können auch eine wichtige Rolle bei der Emotionsregulation spielen. (2) Muskeltonus: Der Muskeltonus bezieht sich auf die Spannung oder Festigkeit eines Muskels. (3) Bewegungsraum: Das Konzept des Bewegungsraums bezieht sich auf die Fähigkeit des Körpers, sich in verschiedene Richtungen und mit unterschiedlichen Amplituden zu bewegen. Hiermit ist auch die Atembewegung gemeint.

Weiter geht das Modell Sexocorporel davon aus, dass sexuelle Gewohnheiten lebenslang erlernbar und veränderbar sind. Es betrachtet das Entstehen vieler sexueller Schwierigkeiten als Folge unzureichend an Erfordernisse verschiedener sexueller Settings angepasster Lernschritte. Das bedeutet, dass Menschen gelernt haben, sexuelle Erregung durch bestimmte Berührungen und Bewegungen auszulösen und zu steigern. Dieses Muster ist funktional und wird durch ständige Wiederholung regelrecht konditioniert, was in der Solosexualität auch unproblematisch erfolgen kann. In der Paarsexualität können sich hingegen Probleme ergeben.

Schließlich macht sich das Modell Sexocorporel zunutze, dass körperliche Vorgänge wie das sinnliche Spüren oder verschiedene Zustände des autonomen Nervensystems – zum Beispiel durch bewusste Einwirkung auf Bewegung, Atmung oder Muskelspannung – willentlich beeinflussbar sind. Sexocorporel stellt somit einen psychotherapeutischen, kognitiven, emotionsfokussierten und durchaus auch systemischen Ansatz der Sexualtherapie dar.

Die Komponenten des Modells

Das Sexocorporel-Modell ist ein umfassendes Modell der menschlichen Sexualität, das vier Hauptkomponenten umfasst: die physiologische, die sexodynamische, die Beziehungs- und die kognitive Komponente. Jede dieser Komponenten spielt eine entscheidende Rolle in unserem Verständnis und in unserer Erfahrung von Sexualität und wird im Folgenden kurz erläutert. Es wird außerdem auf den Übersichtsartikel von Desjardins et al. in diesem Band verwiesen.

Physiologische Komponente

Die physiologische Komponente bezieht sich auf die körperlichen Aspekte der Sexualität. Sie umfasst die sexuelle Erregungsfunktion, sexuelle Erregungsmodi und sexuelle Erregungsquellen. Die Evaluation der verschiedenen sexuellen Erregungskurven ist ebenfalls ein wichtiger Teil dieser Komponente. Die physiologische Komponente behandelt auch die genital-sexuelle Funktionsebene des Körpers, die auch als biologische Basis bezeichnet wird.

Sexodynamische Komponente

Die sexodynamische Komponente befasst sich mit dem Erleben bzw. der »Wahrnehmung«, ebenso mit Aspekten wie dem Gefühl der Geschlechtszugehörigkeit, sexuellem Lusterleben, sexuellem Begehren, erotischen Fantasien, sexuellen Anziehungscodes und sexueller Selbstsicherheit. Sie betrachtet, wie diese Faktoren das sexuelle Verhalten und die sexuelle Identität einer Person beeinflussen.

Beziehungskomponente

Die Beziehungskomponente bezieht sich auf die Fähigkeiten, die in Beziehungen relevant sind. Dazu gehören die Fähigkeit, seine Bedürfnisse und Wünsche klar und objektiv zu kommunizieren. Hier sind sowohl allgemeine Kommunikationsfähigkeiten wie auch die erotische Intimkommunikation gemeint. Weiter geht es um die Fähigkeit, das Gegenüber zu verführen und Verführungsstrategien zu entwickeln, und die Fähigkeit, eine liebevolle Beziehung aufzubauen und aufrechtzuerhalten. Sie umfasst auch verschiedene erotische Fähigkeiten, die innerhalb einer Beziehung entwickelt werden können, um eine größere Vielfalt in sexuellen Spielen zu ermöglichen.

Kognitive Komponente

Die kognitive Komponente bezieht sich auf Kenntnisse, Werte, Normen, Ideologien, Denkweisen, Idealisierungen und Mystifizierungen, die das Verständnis und die Erfahrung von Sexualität beeinflussen. Sie betrachtet, wie unser Denken und unsere Überzeugungen unsere sexuellen Erfahrungen und unser Verhalten beeinflussen. Diese Komponente ist entscheidend für unser Verständnis von Sexualität und kann einen erheblichen Einfluss auf unsere sexuelle Gesundheit und Zufriedenheit haben.

Jede dieser Komponenten spielt eine entscheidende Rolle in unserem Verständnis und unserer Erfahrung von Sexualität. Durch ein umfassendes Verständnis dieser Komponenten und ihrer Interdependenzen können wir einen tieferen Zugang zur Sexualität eines Menschen, eingeschlossen unserer eigenen, erreichen. Dies kann uns helfen, erfüllendere sexuelle Beziehungen zu führen und ein größeres Maß an sexueller Zufriedenheit und Wohlbefinden zu erlangen.

Körperübungen

Die »doppelte Schaukel« spielt eine zentrale Rolle im Modell Sexocorporel, das Sexualität als ein System von interagierenden sexuellen Komponenten und Fähigkeiten betrachtet, die erlernt und entwickelt werden können.

Diese spezielle Technik wird verwendet, um die sexuelle Erregung zu steuern und bis zum Orgasmus zu modulieren.

Im Sexocorporel-Modell ermöglicht die doppelte Schaukel, den gesamten Körper harmonisch entlang einer zentralen Achse zu bewegen. Diese Achse verläuft durch Schultern und Becken zwischen den Füßen, selbst wenn man liegt. Die obere Schaukel (Schulter) und die untere Schaukel (Becken) arbeiten in Harmonie zusammen, um den Schwerpunkt und die Längsachse des Körpers auszubalancieren.

Die Bewegungen der doppelten Schaukel sind fließend und elastisch, unabhängig von Rhythmen und Intensitäten. Aus kinesiologischer Sicht findet diese Bewegung zwischen zwei verschiedenen Körperpositionen statt und erleichtert eine angemessenere Atmung im Vergleich zur traditionellen »Bumsbewegung« (Monzée & Tremblay, 2009). Durch diese Bewegungen kann sowohl die Dauer als auch das Lustempfinden während der sexuellen Aktivität gesteigert werden.

Bei der Bewegung der doppelten Schaukel bildet sich ein Hohlkreuz im Rückenbereich, wenn sich Schultern und Gesäß nach hinten bewegen. Dies ermöglicht tiefes Einatmen mit Absenkung des Zwerchfells sowie Entspannung der Gesäß-, Beckenboden- und Bauchmuskulatur. Wenn sich Schultern und Gesäß jedoch nach vorne schaukeln, rundet sich der Rücken, was ein tiefes Ausatmen aus dem Bauch mit Anspannung des Zwerchfells ermöglicht. Um die Intensität des Ausatmens zu erhöhen, kann die Bewegung des Bauches verstärkt werden.

Die doppelte Schaukel wird durch Körper- und Achtsamkeitsübungen erlernt und kann in verschiedenen Positionen wie zum Beispiel im Liegen praktiziert werden. Das Ziel dieser Übung ist es, sexuelle Erregung zu spüren, intensiver wahrzunehmen und sie im gesamten Körper zu verbreiten. Ein wichtiger Aspekt des Sexocorporel-Modells ist die Verbindung von Körper und Gehirn sowie deren gegenseitige Beeinflussung auf neurophysiologischer Ebene. Die Art und Weise, wie Menschen ihren Körper nutzen, um sexuelle Erregung auszulösen, zu steigern oder abzubauen, beeinflusst ihr Sexualleben insgesamt.

Zusammenfassend lässt sich sagen: Die doppelte Schaukel ist eine Technik zur harmonischen Bewegung des gesamten Körpers während der sexuellen Aktivität sowie zur Unterstützung einer angemessenen Atmung. Sie besteht aus zwei Teilen – der oberen (Schulter) und der unteren (Becken), die zusammenarbeiten, um einen zentrierten Bewegungsablauf sicherzustellen. Das Erlernen und Anwenden dieser Technik trägt dazu bei, das

Wohlbefinden beim Sex zu steigern und die sexuelle Gesundheit insgesamt zu fördern.

Die Bedeutung des Sexocorporel für die Sexuelle Bildung

Die Bedeutung des Sexocorporel-Modells für die Sexuelle Bildung ist vielschichtig und weitreichend. Der Ansatz bietet einen strukturierten Rahmen dafür, das sexuelle Lernen und die sexuelle Entwicklung zu betrachten und zu gestalten. Allein schon die Sichtweise, dass sexuelles Lernen von der Wiege bis zur Bahre möglich und nötig ist, legitimiert den Einsatz im Bereich der Sexuellen Bildung. Für Desjardins war die Förderung der sexuellen Gesundheit in der Allgemeinbevölkerung ein Anliegen, und seine hierfür konzipierten Seminare »Vivre en Amour« werden noch heute angeboten.

Die Sexuelle Bildung im Rahmen des Sexocorporel-Modells sieht Sexualität als einen integralen Teil der persönlichen Entwicklung und des lebenslangen Lernens. Indem Sexuelle Bildung als ein kontinuierlicher Prozess betrachtet wird, kann sie sich an die sich verändernden Bedürfnisse und Umstände eines Individuums im Laufe seines Lebens anpassen.

Sexocorporel fördert ein ganzheitliches Verständnis von Sexualität, das über reine Aufklärung im Sinne von »Kopfwissen« hinausgeht. Es beinhaltet sowohl körperliche als auch emotionale, psychologische und soziale Dimensionen der Sexualität. Diese integrative Sichtweise ermöglicht es Lernenden jeden Alters, ein umfassendes Bild und Erleben von Sexualität zu entwickeln, das alle relevanten Aspekte einbezieht.

Kernaspekt des Sexocorporel-Ansatzes ist die Förderung des Körperbewusstseins, der sexuellen Selbstsicherheit und Selbstakzeptanz. Die Auseinandersetzung mit dem eigenen Körper, dessen sexuellen Reaktionen und deren Beeinflussung kann dazu beitragen, Schamgefühle abzubauen und ein positives Körperbild zu entwickeln. Dies ist eine wichtige Grundlage für eine »gesunde«, also positive sexuelle Entwicklung.

Die präzise Beschreibung sexueller Phänomene und die differenzierte Ausbildung der Fachleute im Bereich der Sexuellen Bildung bieten einen Rahmen dafür, sexuelle Vielfalt zu verstehen und zu respektieren. Die Anerkennung verschiedener sexueller Orientierungen und Identitäten ist ein zentraler Bestandteil der Bildungsarbeit, die darauf abzielt, Diskriminierung zu verringern und Inklusion zu fördern. Der Körperfokus spielt hier eine zentrale Rolle.

In schulischen und außerschulischen Bildungseinrichtungen bietet das Sexocorporel-Modell eine Struktur zur Gestaltung von Lehrplänen und Workshops, die auf die Bedürfnisse von Menschen verschiedener Altersgruppen und mit unterschiedlichen kulturellen Hintergründen zugeschnitten sind. Es kann auch Lehrkräften dabei helfen, ihre eigene Haltung zu Sexualität zu reflektieren und einen offenen, wertschätzenden und sachlichen Umgang mit dem Thema zu fördern.

Das Sexocorporel-Modell revolutioniert die Sexuelle Bildung, indem es einen Rahmen bietet, der den Menschen in seiner Gesamtheit – also auch körperlich – respektiert und fördert. Es bereitet Menschen darauf vor, sexuelle Erfahrungen auf eine positive und verantwortungsbewusste Weise zu erleben. Diese Art der Bildung trägt dazu bei, das Wohlbefinden des Einzelnen zu verbessern und eine Gesellschaft zu gestalten, in der Sexualität ohne Vorurteile und mit Verständnis behandelt wird. Ebenso werden die lebenslange Entwicklung und die Bewältigung von Entwicklungsaufgaben bis ins hohe Alter unterstützt.

Im deutschsprachigen Raum ist Sexocorporel in der Ausbildung an verschiedenen Instituten von Sexualpädagog*innen verankert. Am 1998 in Uster gegründeten Institut für Sexualpädagogik und Sexualtherapie (ISP) (heute in Zürich) wird ein Diplomlehrgang in Sexualpädagogik im bereits 15. Jahrgang angeboten. Daneben findet sich Sexocorporel in unzähligen Konzepten von Bildungseinrichtungen wie der Volksschule und sozialen Einrichtungen bis hin zu Altersheimen.

Sexocorporel und seine Bedeutung in der Forschung

Das Sexocorporel-Modell ist ein integratives Konzept in der sexuellen Forschung, das einen Rahmen für das Verständnis der Komplexität menschlicher Sexualität bietet. Es hat in verschiedenen Aspekten Potenzial für die sexuelle Forschung.

Das Sexocorporel-Modell trägt wesentlich dazu bei, die Komplexität und Diversität menschlicher Sexualität zu erforschen und zu verstehen (Bischof, 2017). Es bietet einen multidimensionalen Rahmen für die Untersuchung sexueller Prozesse, fördert innovative Forschungsmethoden und unterstützt das Streben nach einer gesunden sexuellen Entwicklung und Wohlbefinden über die gesamte Lebensspanne hinweg. Indem es ein umfassenderes und nuancierteres Bild der Sexualität fördert, trägt es zur Entwicklung evidenzbasierter Interventionen und zur Aufklärung in der Sexuellen Bildung und Beratung bei (ebd.).

Desjardins selbst war durch die Ergebnisse der Sexualforschung wie beispielsweise von Kinsey, Masters und Johnson geprägt. Er selbst war ein ausgezeichneter Beobachter, und sein Modell wurde am Lehrstuhl für Sexologie an der Université du Québec à Montréal (UQAM) entwickelt. Seine Lehre, anfangs vor allem im französisch-, dann im deutsch- und italienischsprachigen Raum, wurde vor allem von praktizierenden Fachpersonen verschiedener Disziplinen aufgenommen. Teilweise fand das Modell auch Eingang in die universitäre Lehre. In Anbetracht des Zeitraums, seit dem das Modell existiert, wurde jedoch sehr wenig direkte empirische Forschung dazu betrieben, und in der wissenschaftlichen Fachwelt wenig publiziert. Dies mag zum einen an der oben erwähnten Zielgruppe – hauptsächlich Praktiker*innen – liegen. Die Verbindung von Praxis und Forschung findet, wie in anderen Disziplinen, auch in der Sexologie leider kaum statt. Zum anderen liegt es an der fehlenden Verbreitung im englischsprachigen Raum. Im Hinblick auf empirische Forschung zeigt sich, dass einerseits in neuerer Zeit zunehmend explizit zu Sexocorporel geforscht wird, andererseits interdisziplinär etwa Forschungen aus der Neurobiologie und zu Embodiment in Richtung der praktischen Erfahrungen des Modells Sexocorporel weisen.

Begründungen für die Relevanz des Sexocorporel-Ansatzes finden sich etwa in der Achtsamkeitsforschung. Sowohl Achtsamkeit wie auch Sexocorporel schulen das Bewusstsein. Die klassische Achtsamkeitsmeditation unterscheidet sich vom Sexocorporel durch die fehlende Zielorientierung. Lori Brotto hat den Einfluss von Achtsamkeit auf die sexuelle Gesundheit untersucht. In einer randomisierten Interventionsstudie zeigte sie, dass die interozeptive Wahrnehmung ein wichtiger Moderator für die Verbesserung von sexuellem Begehren und sexueller Funktionsfähigkeit sowie die Verringerung von erlebter Belastung ist.

Die Wirksamkeit von Interventionen

Eine vielzitierte Arbeit stellt die Studie zur Behandlung von frühzeitigem Samenerguss von De Carufel und Trudel (2006) dar. Hier konnte gezeigt werden, dass Sexocorporel ähnlich wirksam ist wie »treatment as usual«, also die Start-Stop-Technik und die Squeeze-Methode. Die Männer wurden dabei einer von drei Gruppen zugeteilt: Therapie mit dem traditionellen Ansatz, Therapie mit Sexocorporel oder Warteliste. Die Probanden füllten einen Fragebogen aus und auch die objektive Zeit bis zur Ejakulation wurde jeweils gemessen. Die Messungen fanden zu Beginn direkt und drei Monate nach Abschluss der Behandlung statt. Sowohl bei der Dauer des Geschlechtsverkehrs als auch bezüglich sexueller Funktionsfähigkeit und sexueller Zufriedenheit konnte nachgewiesen werden, dass Sexocorporel hoch effektiv ist (ebd.).

Borgmann et al. (2023) führten eine Pilotstudie mit 657 Probandinnen durch, die ein Onlineprogramm zur Verbesserung der sexuellen Lust *(pleasure)* durchführten. Die Intervention basierte auf Sexocorporel. Auch wenn nur kleine quantitative Verbesserungen hinsichtlich *pleasure* festzustellen waren, zeigte sich bei der qualitativen Messung eine Verbesserung des allgemeinen sexuellen Erlebens. Dies könnte damit erklärt werden, dass eine Online-Intervention zu wenig spezifisch auf die sexuelle Lust abzielen kann. Eine weitere Interventionsstudie wurde von Gonin-Spahni (2020) bei Männern durchgeführt, wobei der Vergleich der Ausprägung der Symptome vor und nach der Intervention eine Verbesserung der wahrgenommenen Kontrolle, verminderte Verzweiflung über den Zeitpunkt der Ejakulation und dadurch bedingte Schwierigkeiten in der Partnerschaft sowie eine höhere Zufriedenheit mit dem Geschlechtsverkehr nach Teilnahme an der Online-Selbsthilfe zeigte. In einer laufenden klinischen Studie am Zürcher Institut für klinische Sexologie und Sexualtherapie (ZISS) in Kooperation mit dem Kinsey Institute wird bei Männern, die wegen erektiler Dysfunktion Therapie aufsuchen, unter anderem auch der Behandlungserfolg nach Sexocorporel-Interventionen untersucht.

Studien zum Modell

Bischof-Campbell et al. (2019) identifizierten drei Hauptfaktoren, die mit sexueller Erregung und dem Orgasmus bei Frauen in Verbindung stehen: Körperbewegung, Körperimmobilisation und präzises Reiben. Die Studie fragte auch nach der Häufigkeit des Orgasmus während (1) des vaginalen Geschlechtsverkehrs ohne gleichzeitige klitorale Stimulation und (2) des vaginalen Geschlechtsverkehrs mit gleichzeitiger klitoraler Stimulation. Die Studie fand heraus, dass bei heterosexuellen Frauen die Bewegung während der Erregung mit sexueller Selbstsicherheit verbunden war, was eine positive, stolze Beziehung zur eigenen Weiblichkeit, zum eigenen Körper und zum Geschlecht bedeutete. Schließlich zeigte sich, dass die während der Autoerotik bevorzugten Erregungsmuster signifikant mit den Erregungsmustern während der Paarsexualität korrelierten und dass der bevorzugte Erregungsmodus kurz vor dem Orgasmus auftritt, während in früheren Erregungsphasen eine größere Vielfalt an Stimulation und Bewegung angewendet werden kann. Die Studie wurde von Mestre-Bach et al. (2022) kontextualisiert.

Gonin-Spahni et al. (2019) zeigten, dass anhaltende Muskelspannung bei Männern häufig mit Erektionsproblemen verbunden war, im Gegensatz zu Bewegung in Becken und Oberkörper. Letztere war bei beiden Geschlechtern verbunden mit einem positiveren sexuellen Selbstbild. Des Weiteren wurden beim Masterstudiengang Sexologie am ISP Zürich in Kooperation mit der Hochschule Merseburg qualitativ-empirische Forschungsarbeiten verfasst, die sich entweder direkt mit dem Sexocorporel-Modell befassen oder es mit weiteren sexualberaterischen und sexualwissenschaftlichen Perspektiven kontextualisieren.

Die Bedeutung von Sexocorporel für die Sexualberatung

Vorab kann festgehalten werden, dass das Modell Sexocorporel in der Sexualberatung einen zunehmend großen Zuspruch erfährt und auch in andere sexualberaterische Ansätze eingebunden wird. Dies gilt für den deutsch-, den italienisch- und den französischsprachigen Raum. Es wurden aber auch bereits Workshops und Ausbildungen für Fachpersonen in anderen Teilen der Welt angeboten, so etwa in Südafrika oder Portugal.

Das Modell überzeugt vor allem als integratives und umfassendes Konzept in der Sexualberatung. Es stellt eine wichtige Grundlage für ein tieferes Verständnis und eine effektive Behandlung von sexuellen Problemen dar. Dieses Modell ist in der Sexualberatung von Bedeutung, weil es den Fokus auf die gesamte Person richtet und somit einen holistischen Ansatz verfolgt. Ebenso ist die Ressourcenfokussierung hervorzuheben.

Sexocorporel kann auch als Brücke zwischen verschiedenen Disziplinen – Medizin, Psychologie, Physiotherapie, Hebammenwissenschaft und andere – dienen. Diese interdisziplinäre Natur des Modells erweitert das Spektrum der Sexualberatung, indem es den Beraterinnen und Beratern ermöglicht, Wissen aus unterschiedlichen Bereichen zu integrieren und für die Beratung nutzbar zu machen. Dies ist insbesondere bei der Betrachtung komplexer sexueller Störungen von Wichtigkeit, aber wie bei Spahni und Schütz (2017) beschrieben, auch in einfacheren Settings wie der Antikonzeptionsberatung.

Das Modell betrachtet Sexualität als etwas, das erlernt und weiterentwickelt werden kann. In der Sexualberatung fördert dieser Ansatz eine Entwicklungsperspektive, die Menschen ermutigt, ihre sexuellen Fähigkeiten zu entdecken und zu verbessern. Es verschiebt den Fokus von der Pathologisierung hin zu einem Lern- und Wachstumsprozess.

Ein Schlüsselelement des Sexocorporel-Modells ist das Bewusstsein für den eigenen Körper und die eigenen sexuellen Reaktionen. In der Sexualberatung hilft das Modell dabei, ein gesteigertes Körperbewusstsein zu fördern, was für ein erfüllendes Sexualleben unerlässlich ist. Es ermöglicht Individuen, ihre eigenen sexuellen Reaktionen besser zu verstehen, zu steuern und ihr Potenzial diesbezüglich zu erweitern.

Durch die Stärkung von Individuen, indem diese ihren Körper, ihre Sexualität und die Erregungsfunktion besser wahrnehmen, werden diese auch angeleitet, ihre sexuellen Rechte und Bedürfnisse zu erkennen und für sich einzutreten. In der Beratung fördert die Arbeit mit dem Modell Sexocorporel ein Gefühl der Autonomie und Selbstbestimmung im sexuellen Ausdruck. Dies geschieht unter anderem durch den Fokus auf die Solosexualität.

Das Sexocorporel-Modell ist inklusiv und versucht zunehmend die sexuelle Vielfalt in allen ihren Formen zu berücksichtigen. Der Fokus auf den Körper ist in der Sexualberatung von großer Bedeutung, da er hilft, eine kulturell sensible und nicht wertende Haltung gegenüber unterschiedlichen sexuellen Orientierungen und Identitäten zu entwickeln. Ebenso wird Inklusivität gefördert, da für die Arbeit mit dem Körper kognitive Einschränkungen per se keine Hürde darstellen.

Das Sexocorporel-Modell bietet konkrete Techniken und Übungen, die in der Sexualberatung eingesetzt werden können, um Klienten und Klientinnen bei der Überwindung ihrer sexuellen Probleme zu unterstützen. Dies beinhaltet Atemübungen, Körperarbeit und andere Methoden zur Vertiefung der Wahrnehmung und des Erlebens von Sexualität. Eine Sammlung von Übungen wurde von Julia Sparmann zusammengestellt (Sparmann, 2018). Michael Sztenc hat zum einen ein Selbsthilfebuch mit Übungen für Männer verfasst (Sztenc, 2020), zum anderen ein Fachbuch zu embodimentorientierter Sexualtherapie (Sztenc & Clement, 2020). Ein Beitrag hierzu findet sich auch im Text von Sztenc im vorliegenden Band.

Die Bedeutung des Sexocorporel-Modells für die Sexualberatung liegt in seiner umfassenden und integrativen Herangehensweise. Es ermöglicht nicht nur ein tiefes Verständnis für die vielschichtigen Aspekte der menschlichen Sexualität, sondern bietet auch praktische Werkzeuge und Strategien für die Beratung und Behandlung. Indem es Klientinnen und Klienten ermächtigt, ein positives und gesundes sexuelles Selbst zu entwickeln, trägt es maßgeblich zur Qualität und Effektivität der Sexualberatung bei.

Literatur

Bischof, K. (2017). Sexocorporel-Sexualtherapie. In T. Harms & M. Thielen (Hrsg.), *Körperpsychotherapie und Sexualität. Grundlagen, Perspektiven und Praxis* (S. 121–138). Gießen: Psychosozial-Verlag.

Bischof-Campbell, A., Hilpert, P., Burri, A. & Bischof, K. (2019). Body movement is associated with orgasm during vaginal intercourse in women. *The Journal of Sex Research, 56*(3), 356–366.

Borgmann, M., Brandner, L. M., Affolter, L., Vonesch, J. & Gonin-Spahni, S. (2023). Effectiveness of an unguided online intervention for sexual pleasure in women: A randomized controlled pilot study. *Sexes, 4*(1), 133–154. https://doi.org/10.3390/sexes4010012

Damasio, A. R. (2006). *Descartes' error: Emotion, reason and the human brain.* Vintage.

De Carufel, F. & Trudel, G. (2006). Effects of a new functional-sexological treatment for premature ejaculation. *Journal of Sex & Marital Therapy, 32*(2), 97–114. https://doi.org/10.1080/00926230500442292

Desjardins, J. Y. (1986). L'approche sexo-corporelle (Fondements théoriques et champs d'application). *Psychothérapies, 6*(1), 51–58.

Engel, G. L. (1977). The need for a new medical model: A challenge for biomedicine. *Science, 196*(4286), 129–136. https://doi.org/10.1126/science.847460

Gonin-Spahni, S. (2020). Frühzeitige Ejakulation. Definition, Erklärungsmodelle und Testung einer Internet-basierten Selbsthilfe nach Sexocorporel. Hochschule Merseburg. Unveröffentlichte Masterarbeit.

Gonin-Spahni, S., Borgmann, M., Gloor, S. (2019). *Sexualität Beziehung Gesundheit.* Bern: Universität Bern.

Mestre-Bach, G., Blycker, G. R. & Potenza, M. N. (2022). Behavioral therapies for treating female sexual dysfunctions: A state-of-the-art review. *Journal of Clinical Medicine, 11*(10), 2794. https://doi.org/10.3390/jcm11102794

Monzée, J. & Tremblay, M. (2009). Neurophysiologische Grundlagen der Bewegung der doppelten Schaukel. *Santé Sexuelle, 6*, 15–25.

Porges, S. W. & Van der Kolk, B. A. (2010). *Die Polyvagal-Theorie. Neurophysiologische Grundlagen der Therapie. Emotionen, Bindung, Kommunikation und ihre Entstehung.* Übers. v. T. Kierdorf. Paderborn: Junfermann.

Spahni, S. & Schütz, E. E. (2017). Antikonzeptionsberatung und sexuelle Aufklärung von Jugendlichen. *Gynäkologische Endokrinologie, 15*(3), 185–192. https://doi.org/10.1007/s10304-017-0144-0

Sparmann, J. (2018). *Lustvoll körperwärts. Körperorientierte Methoden für die Sexuelle Bildung von Frauen*. Gießen: Psychosozial-Verlag.
Sutton, J. (2005). Memory and the extended mind: Embodiment, cognition, and culture. *Cognitive Processing, 6*(4), 223–226. https://doi.org/10.1007/s10339-005-0022-x
Sztenc, M. (2020). *Klappt's? Vom Leistungssex zum Liebesspiel. Ein Übungsbuch für Männer*. 2. Aufl. Stuttgart: S. Hirzel Verlag.
Sztenc, M. & Clement, U. (2020). *Embodimentorientierte Sexualtherapie. Grundlagen und Anwendung des Sexocorporel*. Stuttgart: Schattauer.
Tschacher, W. & Bannwart, B. (2021). Embodiment und Wirkfaktoren in Therapie, Beratung und Coaching. *Organisationsberatung, Supervision, Coaching, 28*(1), 73–84. https://doi.org/10.1007/s11613-021-00690-y
Tschacher, W. & Meier, D. (2023). Embodiment in der therapeutischen Kommunikation. *Die Psychotherapie, 68*(1), 5–12. https://doi.org/10.1007/s00278-022-00616-8

Biografische Notiz

Ben Kneubühler, M. Sc., ist Psychotherapeut und Sexologe in Zürich. Er absolvierte sein Masterstudium in Psychotherapie an den Universitäten Bern und Berlin. Er verfügt über eine Zertifizierung als klinischer Sexologe ISI und als EFT-Paartherapeut. Außerdem ist er in der Aus- und Weiterbildung tätig, leitet unter anderem die Schweizer Durchgänge des MA Sexologie, der in Kooperation des von ihm geleiteten Instituts für Sexualpädagogik und Sexualtherapie Zürich und der Hochschule Merseburg stattfindet, und beteiligt sich an Forschungsprojekten.

I
Originalia

Die klinische Sexologie – basiert auf einem Modell der sexuellen Gesundheit

Dominique Chatton, Jean-Yves Desjardins, Lise Desjardins & Mélanie Tremblay

Nachdem die Weltgesundheitsorganisation (WHO) ein Konzept der psychischen Gesundheit definiert hat, erschuf sie auch eine Definition für ein Konzept der sexuellen Gesundheit. In der klinischen Sexologie ist es uns ebenfalls wichtig, ein Modell der sexuellen Gesundheit zu haben, welches sich von einem Modell der psychischen Gesundheit unterscheidet, um die sexuellen Schwierigkeiten unserer Patienten zu bewältigen. Auf der Grundlage einer präzisen sexologischen Evaluation, die sich auf ein Modell der sexuellen Gesundheit stützt, wurden wirksame therapeutische Strategien entwickelt.

Da bei Patienten mit psychischen Erkrankungen häufig die Sexualität betroffen ist, erweist sich diese Unterscheidung als sehr nützlich für Psychiater, Psychologen, Psychotherapeuten und andere Fachkräfte des Gesundheitswesens. Es ist in der Tat wichtig zu beachten, dass einige psychotrope Behandlungen sexuelle Störungen verursachen können, da ihre Nebenwirkungen manchmal das sexuelle Begehren, die sexuelle Erregung und die Orgasmusfähigkeit verändern können. Darüber hinaus wissen wir, dass einige sexuelle Probleme Auswirkungen auf die psychische Gesundheit haben können. Wenn dies der Fall ist, reicht es nicht aus, wenn der Arzt nur die psychologische oder psychiatrische Störung als Symptom behandelt, sondern er muss auch direkt auf der Ebene der Ursache, das heißt der sexuellen Funktionsstörung, intervenieren.

Dieser Artikel verfolgt daher das Doppelziel, einerseits ein Modell der sexuellen Gesundheit anzubieten, wobei es die erste umfassende Beschreibung des Modells ist, auf dem der Ansatz Sexocorporel basiert, und andererseits die Gesundheitsfachkräfte dafür zu sensibilisieren, nicht nur die psychische Gesundheit, sondern auch die sexuelle Gesundheit ihrer Patient:innen zu berücksichtigen, um ihnen eine umfassendere Hilfe zu bieten.

Ein wenig Geschichte

Es besteht kein Zweifel, dass Sexualität uns alle beschäftigt. Doch ist es nicht so, dass ihr privater Status uns Gesundheitskräfte allzu oft dazu führt, Sexualität zu tabuisieren, sich über sie lustig zu machen, sie zu etwas zu machen, über das man weder ernsthaft noch wissenschaftlich sprechen kann? Mit den Jahren jedoch kamen neue Erkenntnisse ans Licht. Unsere Art, Sexualität zu begreifen und zu leben wird sich entwickeln und schlussendlich verbreiten, sowohl in wissenschaftlichen Kreisen (Medizin, Psychologie usw.) als auch in der breiten Öffentlichkeit.

In den Jahren 1974 und 1975 haben sich zwei Kommissionen der Weltgesundheitsorganisation (WHO) in Genf versammelt, um ein Konzept der »sexuellen Gesundheit« zu entwerfen. Zuvor hatte die Organisation zwei globale Kriterien für die »psychische Gesundheit« des Individuums festgelegt. Einerseits wird die Fähigkeit zu lieben oder in eine dauerhafte Beziehung zu investieren erwähnt, und andererseits die Fähigkeit, langandauernd zu arbeiten. Die Definition der sexuellen Gesundheit, deren Wortlaut auch heute noch gültig ist, lautete wie folgt: »Sexuelle Gesundheit ist die Integration von somatischen, emotionalen, intellektuellen und sozialen Aspekten des sexuellen Menschen, um die Bereicherung und Entfaltung der Persönlichkeit, Kommunikation und Liebe zu erreichen«.

Es wurde also ausdrücklich anerkannt, dass die psychische Gesundheit und die sexuelle Gesundheit als zwei unterschiedliche Komponenten der menschlichen Gesundheit erachtet werden. Mit der Einführung dieser Definition hat die WHO auch einen Weg gebahnt. In der Tat hat sie, seitdem es möglich ist zu wissen, was sexuelle Gesundheit ist, damit implizit auch die Wichtigkeit einer funktionierenden Sexualität anerkannt.

Obwohl die Sexualität schon früher beobachtet wurde (Kinsey et al., 1948; 1953), haben sich in der klinischen Sexologie erst in den 1970er Jahren die ersten wissenschaftlichen Erkenntnisse gesammelt, namentlich die quantitativen Laborbeobachtungen von Masters und Johnson. Auf der Grundlage dieser neuen Erkenntnisse konnten sie ihre ersten eigenen Behandlungsversuche (Kolodny et al., 1979) entwickeln. In der Folge wurden weitere Arbeiten im Bereich der klinischen Sexologie durchgeführt. Beispielsweise sind dies die von Hélène S. Kaplan vorgeschlagenen Anpassungen dieser ersten Behandlungen (Kaplan, 1979), die kognitiv-verhaltenstherapeutischen Therapien (Trudel, 2003) und die Vertiefung der erotischen Fantasie von C. Crépault (Crépault, 1997; Pasini & Crépault, 1987).

Obwohl quantitative Kenntnisse über die Funktion der sexuellen Erregung erworben wurden, unter anderem dank der Forschungen von Masters und Johnson, blieb das Wissen über die Qualität der sexuellen Erregungsfunktion relativ unklar, bis der Ansatz Sexocorporel entwickelt wurde. Dieser Ansatz wurde von Professor Jean-Yves Desjardins auf der Grundlage von Forschungsarbeiten der Abteilung für Sexualwissenschaft an der Universität von Québec in Montreal (UQAM) und seiner 40-jährigen Erfahrung in einer klinischen sexologischen Praxis entwickelt (Desjardins, 1996). Seine Grundlagen beruhen auf präzisen und klinischen Beobachtungen, die in der Sexologie unerlässlich sind. Von 1968 bis 1988 lehrte Professor Jean-Yves Desjardins diesen Ansatz als ordentlicher Professor an der UQAM.

Mehrere Jahre lang hat Jean-Yves Desjardins mit François de Carufel, Doktor in Psychologie und Sexologie, zusammengearbeitet, um seine Gedanken besser zu strukturieren und zu systematisieren. Ende der 1980er Jahre präzisierte und förderte er, dank des aktiven Beitrags von Claude Roux-Deslandes[1], den Ansatz Sexocorporel weiter. Zur gleichen Zeit wurde dieser Ansatz professionell in verschiedenen europäischen Ländern vermittelt. Seitdem ist die Nachfrage nach diesen Fortbildungen gestiegen, weshalb vor Kurzem das Institut Sexocorporel International Jean-Yves Desjardins gegründet wurde. Im Folgenden möchten wir den Leser:innen über mehrere Abschnitte eine Synthese dieser bahnbrechenden Arbeiten offerieren.

Das grundlegende Postulat des Ansatzes Sexocorporel: Körper und Gehirn als zwei untrennbare Entitäten

Das Postulat, auf dem der Ansatz Sexocorporel beruht, ist die Feststellung der fundamentalen Einheit von Körper und Gehirn, die bereits von Wilhelm Reich in den 1950er Jahren anerkannt wurde (Reich, 1952). Leider gibt es keinen französischen [und in dieser Tradition auch keinen deutschen] Begriff, der diese Einheit definiert, und wir sind gezwungen, uns auf den Neologismus »Körper-Hirn« oder »Hirn-Körper« zu beziehen.

1 Klinischer Sexologe in privater Praxis in Pau (Frankreich), Vizepräsident des ISI, ordentliches Mitglied der ASCliF und der AIHUS, Dozent am Interuniversitären Diplomstudiengang für Sexologie an der Universität Toulouse, Ausbilder Ansatz Sexocorporel.

Wir können leicht feststellen, dass eine Emotion, ganz egal welche, zu den körperlichen Veränderungen, mit denen sie assoziiert wird, führt. Umgekehrt kann eine Körperhaltung zu muskulären Anspannungen in bestimmten Teilen des Körpers führen, die sich automatisch in der emotionalen und kognitiven Ebene widerspiegeln.

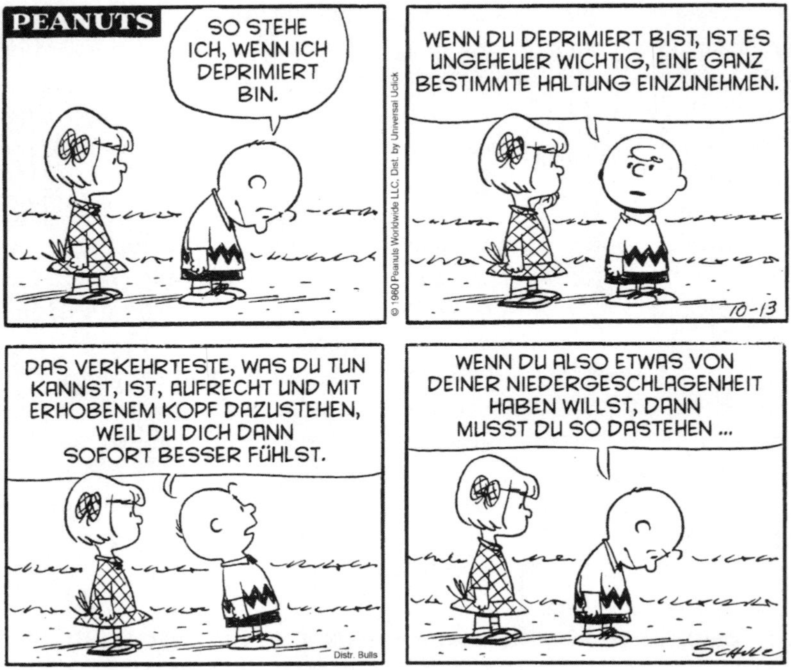
PEANUTS
SO STEHE ICH, WENN ICH DEPRIMIERT BIN.
© 1980 Peanuts Worldwide LLC. Dist. by Universal Uclick
WENN DU DEPRIMIERT BIST, IST ES UNGEHEUER WICHTIG, EINE GANZ BESTIMMTE HALTUNG EINZUNEHMEN.
10-13
DAS VERKEHRTESTE, WAS DU TUN KANNST, IST, AUFRECHT UND MIT ERHOBENEM KOPF DAZUSTEHEN, WEIL DU DICH DANN SOFORT BESSER FÜHLST.
Distr. Bulls
WENN DU ALSO ETWAS VON DEINER NIEDERGESCHLAGENHEIT HABEN WILLST, DANN MUSST DU SO DASTEHEN ...
SCHULZ

Abb. 1: © Peanuts Worldwide LLC/Distr. Andrews McMeel Syndicate/Distr. Bulls

Die oben eingefügte Karikatur (Abb. 1) zeigt dieses Prinzip in für jedes Kind verständlicher Weise. Was dort gesagt wird, scheint so offensichtlich, dass es uns zum Lachen bringt. Wir könnten nun das Offensichtliche mit einer Handbewegung abtun. Wir schlagen jedoch vor, dass Sie vertieft darüber nachdenken und es erst ausprobieren!

Sehen Sie selbst, was passiert, wenn Sie versuchen, traurig zu sein ..., indem Sie sich wirklich zwingen, über etwas nachzudenken, das Sie enorm besorgt hat. Versuchen Sie dann, diesen emotionalen Zustand beizubehalten, während Sie den Kopf heben, um sich schauen, aufstehen, Ihren

Körper weiträumig und harmonisch bewegen, tief atmen, mit offenem Mund, mit Ihren Armen und Beinen den ganzen Raum einnehmen ... Dies ist ganz einfach unmöglich![2] Um die Traurigkeit zu spüren, um mit ihr in Kontakt zu treten, um überhaupt richtig darüber nachdenken zu können, muss man unweigerlich aufhören, sich zu bewegen, man muss in sich einkehren und seine Muskulatur entspannt und hypotonisch werden lassen, wie unser Freund Charlie Brown so treffend illustriert hat.

An diesem Beispiel wird deutlich, dass das Postulat der grundlegenden Einheit »Körper-Hirn/Hirn-Körper« auch in anderen Bereichen als in der Sexologie gilt. Sobald eine Emotion erlebt wird, spiegelt sie sich unweigerlich im Körper wider. In gleicher Weise spiegelt sich eine körperliche Veränderung im Hirn[3] wider. Diese Feststellung ist unseres Erachtens ein universeller Grundsatz.

Auf diesem grundlegenden Postulat beruht die gesamte sexoklinische Arbeit des Ansatzes Sexocorporel. Die sexologischen Interventionen werden auf integrierter Weise zwischen dem Expliziten (der gesehene Körper, bewegt, angespannt, entspannt etc.) und dem Impliziten (der wahrgenommene Körper, Emotionen, Gedanken, Fantasien etc.) durchgeführt. Hierfür ist es erforderlich, alle Komponenten, die mit der menschlichen Sexualität zu tun haben, zu kennen und zu berücksichtigen.

Der Ansatz Sexocorporel, ein Modell der sexuellen Gesundheit

Der Ansatz Sexocorporel definiert sexuelle Gesundheit als Entwicklung, Integration und Harmonisierung der verschiedenen Komponenten, die in der menschlichen Sexualität zusammenspielen. Sorgfältige Arbeiten haben die Entwicklung präziser Definitionen der einzelnen Komponenten ermöglicht und so den Schleier von mehreren Verwirrungen im sexologischen Vokabular gelüftet.

2 Wir laden die Leser:innen dazu ein, das vorgeschlagene Experiment auszuprobieren und persönlich zu beobachten, was dabei erlebt wird.

3 Nehmen Sie zum Beispiel, ohne emotionale Aufforderung, eine hypotone Position im Sitzen ein, Kopf und Mund hängen nach unten, der Körper ist in sich zusammengesunken, die Arme baumeln seitlich vom Körper, die Atmung ist schwach. Achten Sie auf die Selbstwahrnehmung, die in dieser Situation sofort aufkommt.

Das Modell der sexuellen Gesundheit, das im Ansatz Sexocorporel vorgestellt wird, besteht in gewisser Weise aus einer Operationalisierung der WHO-Definition. Diese Entwicklung hin zu einer modernen klinischen Sexologie ermöglicht es uns derzeit, die Sexualität unserer Patienten nach einem präzisen Evaluationsraster und jeder Komponente zu gruppieren und damit einfache und wirksame sexoklinische Behandlungen vorzuschlagen.

Die Aufschlüsselung und Integration der verschiedenen Komponenten der menschlichen Sexualität

Um die verschiedenen Komponenten zu identifizieren, die bei der Ausübung der menschlichen Sexualität zusammenwirken, ist eine systematische Aufschlüsselung erforderlich. Dazu wurden Konzepte präzisiert und definiert, sodass die verschiedenen Aspekte der Sexualität nicht verwechselt werden und im Hinblick auf die sexuelle Gesundheit und Funktion vertieft betrachtet werden können. Im Folgenden werden wir die 13 so erarbeiteten sexologischen Komponenten auflisten[4], wobei einige davon in Unterkapitel zusammengefasst sind.

Die Kernkomponente: Die Geschlechtsidentität (1)

Wir bezeichnen die »Geschlechtsidentität« als das grundlegende Fundament, auf dem die Dichotomie zwischen den beiden Geschlechtern der menschlichen Spezies beruht. Dies bezieht sich auf das genetische Geschlecht »männlich/weiblich«, abgesehen von den selten auftretenden Abweichungen.[5] Die sexuelle Identität wird bei der Geburt festgelegt.

Obwohl die Ausprägung mit dem Alter variiert, ändert sich das genetische Geschlecht und damit die sexuelle Identität bis über den Tod hinaus nicht. Dies ist im Übrigen eines der ersten Details, das die Archäologen oder Kriminologen, wenn möglich, anhand der gefundenen menschlichen Überreste zu ermitteln versuchen.

---

4 Um sie genauer zu identifizieren, werden wir sie durch eine Zahl in Klammern nummerieren.

5 Klinefelter-Syndrom, Turner-Syndrom, Pseudo-Hermaphroditismus, echter Hermaphroditismus usw.

Sexologische Komponenten der Entwicklung

Alle im Ansatz Sexocorporel evaluierten Komponenten sind Teil der menschlichen Sexualentwicklung. Wir teilen sie in vier Hauptkategorien ein:

1. *Physiologische Komponenten:* Sie beziehen sich auf die sexuelle Erregungsfunktion, will heißen, auf die sexuelle Erregung und auf ihre Entwicklung anhand verschiedener Arten, sich sexuell zu erregen – über ihre Quellen (2), ihre Modi (3) und ihre Zeitkurven.
2. *Sexodynamische Komponenten:* Dazu gehören das eigene Gefühl der Geschlechtszugehörigkeit – Archetyp (4) und sexuelle Stereotypen (5); sexuelle Lust (6) und ihre vielfältigen Erweiterungsquellen; sexuelle Fantasien (7); sexuelles Begehren (8), sexuelle Anziehungscodes (9), sexuelle Aggressivität (10)[6] und schließlich sexuelle Selbstbehauptung (11).
3. *Kognitive Komponenten (12):* Dazu gehören erotische Fantasie, Wissen, Ideologien, Denksysteme, Werturteile, Idealisierungen usw.
4. *Beziehungskomponenten (13):* Dazu gehören erotische und amouröse Kommunikation, Verführung und erotische Fähigkeiten.

Um das hier vorgestellte Modell der sexuellen Gesundheit vollständig zu verstehen, werden wir die einzelnen Komponenten näher erläutern.

Physiologische Komponenten

Die sexuelle Erregungsfunktion

Wenn es um Sexualität geht, nimmt die sexuelle Erregungsfunktion einen besonderen Platz ein. In der Tat tritt der sexuelle Erregungsreflex im Sexualisierungsprozess eines Individuums als Erster auf. Geburtshelfer haben beobachtet, dass sich der Erregungsreflex ein erstes Mal *in utero* manifestiert (Meizner, 1987). Um diesen »Stamm« herum, der durch die sich entwickelnde sexuelle Erregung geformt wird, werden alle intrapsychischen Komponenten (sexodynamisch, kognitiv und beziehungsbezogen) aufgebaut und entwickelt.

---

6 Sexuelle Aggression bezeichnet im Ansatz Sexocorporel nicht den Begriff der Gewalt, sondern die emotionale Intensität, die durch eine sexuelle Beziehung aufkommt.

Die sexuelle Erregungsfunktion drückt sich durch das Spiel mit zwei Parametern aus. Erstens haben wir das Auftreten des Reflexphänomens der Vasokongestion der Genitalien, welche jede sexuelle Erregung signalisiert. Dieses Phänomen der Vasokongestion hängt vom neurovegetativen System ab. Der Reflex erfolgt somit unfreiwillig, ohne dass er direkt beeinflusst werden kann. Zweitens ist durch das Spiel mit Rhythmen, Muskelspannungen und Amplituden der ausgeführten Bewegungen – das, was wir die drei Gesetze des Körpers nennen – eine indirekte, freiwillige Einflussnahme auf die sexuelle Erregungskurve möglich[7] (Masters & Johnson, 1966, S. 294ff.).

Die Nutzung des Raums erfolgt auf zwei Ebenen: nach außen durch allgemeine Körperbewegungen und nach innen durch die Atmung. Durch das Zusammenspiel von Rhythmen, muskulären Spannungen und Bewegungen ist es möglich, freiwillige Handlungen vorzunehmen, die es gestatten, die sexuelle Erregung zu modifizieren und zu steuern, um sie zu verlängern und bis zur orgastischen Entladung zu steigern.[8] Da wir keinen direkten Einfluss auf die Entstehung des sexuellen Erregungsreflexes und auf die Auslösung der spasmischen Reaktion dieser orgastischen Entladung haben, ist die einzige Möglichkeit, den Grad der Vasokongestion zu beeinflussen und die sexuelle Erregung zu modifizieren, mit den drei Gesetzen des Körpers zu spielen. So kann man sowohl die quantitativen als auch die qualitativen Aspekte der sexuellen Erregung beeinflussen, durch die gewollte Steuerung der begleitenden Körperreaktionen.

Sexuelle Erregungsquellen (2)

Diese können von Person zu Person unterschiedlich sein. Die gebräuchlichsten Hauptquellen sind Berührungen und Visuelles (vor allem bei Männern, wobei Frauen eher von der internen Visualisierung Gebrauch machen), aber auch das Gehör, der Geruch und der Geschmack können

7 Es sollte beachtet werden, dass die Grundlage allen Lernens, in allen Körperkünsten, sei es das Spielen eines Musikinstruments, Tanz, Malerei, einschließlich der erotischen Künste, das Steuern von Rhythmus, Bewegung und Muskelspannung ist.

8 Es handelt sich um rhythmische muskuläre Spasmen, die in rhythmischen Abständen beim Orgasmus beispielsweise alle 0,8 Sekunden erfolgen. Siehe weiter unten für eine genauere Definition dieser Konzepte.

wichtige Quellen sein. Das Imaginäre und die sexuellen Anziehungscodes, auf die wir später noch eingehen werden, können Quellen für eine ausgeprägtere sexuelle Erregung sein.

Sexuelle Erregungsmodi (3)

Auf der Grundlage von Laborbeobachtungen und Beschreibungen, die aus sexologischen Evaluationen von Tausenden von Patienten stammen, wurde eine klinische Typologie entwickelt, um fünf verschiedene Arten der sexuellen Erregungssteigerung und -modifizierung herauszuarbeiten. Wir nennen sie »Modi der sexuellen Erregung« oder »Erregungsmodi«.

Der archaische Modus der sexuellen Erregung

Dieser Modus wird »archaisch« genannt, weil er in der frühen Kindheit auftritt, ab den ersten Lebensmonaten, sobald ein Mindestmaß an motorischer Koordination vorhanden ist (Fleisher & Morrison, 1990). Es ist ein Modus, der bei Kindern, aber auch bei Erwachsenen beobachtet werden kann, häufiger bei Frauen als bei Männern. Da Sexualität durch (erfolgtes oder nicht erfolgtes) Lernen entwickelt wird, können einige Erwachsene den archaischen Modus, den sie zuerst in der Kindheit erworben haben, in der Tat beibehalten. Andere können ihn später auch entdecken oder wiederentdecken.

Der archaische Erregungsmodus umfasst vor allem die Steigerung der sexuellen Erregung durch Stimulation der propriozeptiven Rezeptoren im Genitalbereich. Um die sexuelle Erregung zu steigern, verwendet die Person Muskelspannung oder -druck von hoher Intensität im Genitalbereich. Die bedeutende Rolle der tiefen Innenrezeptoren (durch die starken Muskelkontraktionen, im Zusammenhang mit dem ausgeübten Druck) charakterisiert diesen Modus.

So kann eine Frau zum Beispiel in der Lage sein, ihre sexuelle Erregung bis hin zur orgastischen Entladung zu steigern, indem sie ihre Oberschenkel fest zusammenpresst, die die Genitalien umgebenden Muskeln (Damm, perivaginale Muskeln) zusammenzieht, Druck auf den Unterleib und/oder die Genitalien ausübt. Sie kann auch ein Kissen, ihre Faust oder einen Gegenstand zwischen ihren Schenkeln zusammenpressen, sich gegen die Ecke eines Möbelstücks (z. B. Bett) drücken oder mit einer Bewegung auf dem Bauch liegend Druck auf ein Kissen ausüben. Der Anstieg der sexuellen

Erregung bis hin zur Entladung erfolgt in der Regel sehr schnell, oft in nur einem Dutzend Sekunden.

In Bezug auf die Anwendung der Gesetze des Körpers beinhaltet der archaische Modus ziemlich schnelle Rhythmen, einen sehr hohen Muskeltonus bis hin zur Hypertonie (totale Starrheit), eine reduzierte Raumeinnahme und eine kurze, eingeschränkte Atmung.

Die Person, die diesen Erregungsmodus nutzt, kann Zugang zu einer orgastischen Entladung haben, jedoch ist dieser Modus in Bezug auf die Anpassungsfähigkeit im Koitus sehr einschränkend. In der Tat ist es für eine Frau sehr schwierig ihre Vaginalität und ihr inneres Gefühl wahrzunehmen, wenn sie ihre Oberschenkel zusammenpresst oder sich liegend auf den Bauch drückt. In gleicher Weise wird es für einen Mann sehr schwierig sein, den Koitus erotisch zu gestalten, wenn er sich beispielsweise im Sitzen mit starkem Fingerdruck auf das Schambein direkt oberhalb des Penis erregt. In beiden Fällen kann es zu Beziehungs- und Funktionsstörungen kommen.

Darüber hinaus erfordert dieser sexuelle Erregungsmodus ein hohes Maß an Konzentration dafür, eine orgastische Entladung zu erreichen. In der Tat muss die Person auf das genitale Empfinden konzentriert bleiben, um den Faden der Steigerung der sexuellen Erregung nicht zu verlieren. Aufgrund der Steifheit und des körperlichen Unbehagens in diesem sexuellen Erregungsmodus sind die Wahrnehmungen der sexuellen Lust[9], gebunden an die sexuelle Erregung, stark limitiert.

Wenn die Person also ausschließlich im archaischen Modus funktioniert und keine anderen Möglichkeiten zur Steigerung der sexuellen Erregung entwickelt hat, können verschiedene sexuelle Störungen auftreten. Der Ursprung dieser Störungen steht in direktem Zusammenhang mit der Tatsache, dass die Person beim gemeinsamen Geschlechtsverkehr nicht in der Lage ist, eine angemessene Stimulierung zu erhalten, die ihrer persönlichen Art und Weise entspricht. Wir verbinden daher klassischerweise mit dem exklusiv archaischen Modus des Mannes Ejakulationsschwierigkeiten oder sogar eine Anejakulation, oder eine Erektionsstörung beim Koitus[10].

---

9 Wir machen einen wichtigen Unterschied zwischen dem Begriff der sexuellen Erregung und dem Begriff der sexuellen Lust. Sexuelle Erregung bezieht sich auf alle physiologischen Phänomene, die den sexuellen Erregungsreflex begleiten. Wenn wir über sexuelle Lust sprechen, beziehen wir uns auf die lustvolle Wahrnehmung, die den sexuellen Erregungsreflex und den orgastischen Reflex begleiten kann.

10 Will heißen, dass der Mann diesen Problemen nur beim Koitus und nicht bei der Selbststimulierung begegnet.

Bei Frauen beobachten wir sehr häufig koitale Anorgasmie und auch häufig sogar koitale Anorgastie[11]. Bei beiden Geschlechtern entwickeln sich diese Störungen oft zu einer Störung des sexuellen Begehrens oder sogar zu einer sexuellen Abneigung[12].

Der mechanische Modus der sexuellen Erregung

Dieser Modus der sexuellen Erregung wird aufgrund der schnellen mechanischen Bewegungen gezielt auf die Genitalien als »mechanisch« bezeichnet. Diese schnelle Stimulation ist notwendig, um die sexuelle Erregung bis zum »point of no return« zu steigern. Im Gegensatz zum archaischen Modus, der die Tiefenrezeptoren aktiviert, aktiviert der mechanische Modus die externen Rezeptoren der oberflächlichen Sensibilität. Diese Rezeptoren werden oft durch Reibungen oder leichte Berührungen stimuliert. Der mechanische Modus ist der von Männern und Frauen am meisten angewendete Modus. Männer, die diesen Modus benutzen, erregen sich normalerweise mit einer schnellen und konstanten Bewegung der Hand, die den Penis umschließt. Bei den Frauen ist es die schnelle und kontinuierliche Stimulierung der Vulva, in den meisten Fällen der Klitoris, die sie zur orgastischen Entladung bringt. Die sexuelle Erregung steigt schnell und die orgastische Entladung folgt normalerweise innerhalb kurzer Zeit, meistens im Rahmen von einer oder zwei Minuten.

Was die Gesetze des Körpers betrifft, so zeigen sich ein schneller und oft beständiger Stimulationsrhythmus, eine nahezu generelle Neigung zu hypertonen Reaktionen (insbesondere in den großen Muskeln des Rückens, des Bauches, des Gesäßes und der Oberschenkel), eine zunehmend reduzierte Raumeinnahme zur Steigerung der sexuellen Erregung, begleitet von einer teilweise blockierten Atmung im Brustkorb (Oberkörper). Meist ist es nur die Hand, die die Stimulation auf das Geschlecht ausübt, der restliche Körper bewegt sich wenig. Der mechanische Erregungsmodus ermöglicht eine orgastische Entladung, jedoch bleibt es ein limitierender

11 Anorgastie bezeichnet die Unfähigkeit, den »point of no return« und die orgastische Entladung zu erreichen, also die spasmischen Reaktionen bei der Frau, die der Ejakulation beim Mann entsprechen. Anorgasmie bezeichnet das Fehlen von sexueller Lust, verbunden mit der Steigerung der Erregung und der sexuellen Entladung.

12 Dies entspricht der Vermeidung oder dem Ekel vor jedem Versuch, sich dem anderen Geschlecht anzunähern.

Modus, da das Bewusstsein tatsächlich auf die stimulierte Zone reduziert ist. Gleichermaßen wie beim archaischen Erregungsmodus ist es für eine Person, die den mechanischen Erregungsmodus nutzt, unmöglich, während der Steigerung der sexuellen Erregung Wollust oder sexuelle Lust zu empfinden, da der Körper im Allgemeinen erstarrt und angespannt ist. Für die Steigerung der sexuellen Erregung ist eine große Konzentration notwendig, und die orgastische Entladung wird oft mehr als Erleichterung empfunden denn als Orgasmus.[13] In der Tat wird die Steigerung der sexuellen Erregung oft als körperlich unangenehm erlebt, da sie viel Anstrengung und Steifheit in den Muskeln abverlangt, oft ist die Atmung blockiert. Es sind das Loslassen dieser Anspannung und dieser Konzentration wie auch die Wiederaufnahme des Atmens, die die Erleichterung bringen.

Da es sich um einen limitierenden Modus handelt, bringt er gewisse sexuelle Schwierigkeiten mit sich. Meist haben Frauen, die den mechanischen Modus verwenden, keine Lust auf Penetration, da nur die externen Rezeptoren der Klitoris verwendet werden. In der Tat begünstigt dies weder die internen Wahrnehmungen in Bezug auf die vaginale Erregung noch den daraus resultierenden Wunsch nach Koitus.[14]

Während der Penetration wird der Mann dazu neigen, die Art und Weise der schnellen Stimulation zu suchen, die mit seiner Hand erzielt wurde (durch »Hin-und-her-Bewegungen«), womit es für ihn schwierig ist, seine sexuelle Erregung zu verlängern, sodass er zur vorzeitigen Ejakulation tendiert.[15] Mit zunehmendem Alter werden bei diesem Modus klassischerweise auch oft Erektionsprobleme bei der Penetration beobachtet, da das alternde Organ mehr Stimulierung braucht, um die Vasokongestion zu

13 Der Orgasmus bezieht sich auf die genitale Entladung (spasmische Reaktionen), begleitet von einer emotionalen Entladung (sexueller Lust). Siehe auch weiter unten im Abschnitt »Der wellenförmige Modus der sexuellen Erregung«).

14 Es ist zu beachten, dass die Vagina nicht durch Reibung, sondern nur durch Druck erregt werden kann, sodass die Stimulation durch das »Hin- und Herbewegen« der Vaginalwand nicht ausreicht. Die Vaginalwand hat keine Nervenenden für die oberflächliche Berührungsempfindlichkeit, ist aber reichlich mit Tiefenrezeptoren ausgestattet, die durch Druck und/oder Dehnung stimuliert werden können.

15 Dafür gibt es zwei Gründe: Wenn sein Rücken relativ blockiert ist und er aufgrund der Spannungen, die mit dem Anstieg der sexuellen Erregung verbunden sind, nicht sehr beweglich ist, wird er mit seinem Penis in der Vagina die »Hin-und-her-Bewegung« machen, was dazu führt, dass er im Vergleich zu seinem manuellen Modus angemessen stimuliert wird. Außerdem wird die sehr hohe Spannung in der Gesäß- und Dammmuskulatur die sexuelle Erregung schnell über den »point of no return« hinaustreiben.

erhalten, und da diese Schwächung oft nicht durch eine Erweiterung der Imagination kompensiert werden kann.

Es kann übrigens angenommen werden, dass das Verhalten einiger Menschen, die ihre sexuellen Erregungsquellen mit allen Mitteln steigern (Swingen, Dreier, Sadomasochismus usw.), hier einen Teil seines Ursprungs hat.

Der archaisch-mechanische Modus der sexuellen Erregung

Man kann auch eine Art sich zu erregen beobachten, die zwischen dem archaischen und dem mechanischen Erregungsmodus liegt. Dabei handelt es sich um den archaisch-mechanischen Modus, der beide Rezeptorensysteme stimuliert, sowohl die Tiefenrezeptoren (durch den Druck und die Anspannungen) als auch die Oberflächenrezeptoren (durch Stimulation im Reibestil). Anders gesagt, übt der Mann oder die Frau in der Autoerotik in einer energetischen (d. h. starken) Weise Druck und gleichzeitig Reibung auf die Geschlechtsorgane aus.

In dieser Kategorie findet man auch den sexuellen Erregungsmodus namens »vibrationsindiziert«, der darin besteht, sich mit einem Wasserstrahl einer Dusche oder einem Vibrator auf Geschlechtsebene zu erregen. Diese Erregungsmodi weisen die gleichen Grenzen und relativ ähnliche sexuelle Probleme auf, wie sie beim archaischen und mechanischen Modus beschrieben wurden.

Der ondulierende Modus der sexuellen Erregung

In diesem Modus erlebt die Person ihre sexuelle Erregung in einem fließenden und wohligen Körper, indem sie weite Bewegungen macht, ohne sich zu versteifen, so hat sie Zugang zu Quellen der sexuellen Lust und der sexuellen Wollust.[16] Jedoch ist sie nicht in der Lage zur orgastischen Entladung zu kommen, da sie es nicht schafft, ihre sexuelle Erregung so weit zu steigern, dass sie den point of no return erreicht. Dank der fließenden, wellenförmigen und harmonischen Bewegungen verteilt sich die Erregung im ganzen Körper. Diese Diffusion, die sich durch Bewegungen frei in alle Richtungen ausdrückt, kann die Kanalisierung Richtung Orgasmus er-

---

16 Die sexuelle Wollust beschreibt die Fähigkeit, sexuelle Lust und Genuss während der Steigerung der sexuellen Erregung zu verspüren.

schweren. Für eine Person, die nur den wellenförmigen Modus nutzt, kann sich die größte Schwierigkeit in der Unfähigkeit, eine orgastische Entladung zu erreichen, zeigen.

Nichtsdestotrotz kann sich die Person, dank dieser Fähigkeit der sexuellen Diffusion, Zugang zu Lust und sexueller Wollust verschaffen. Die Steigerung der sexuellen Erregung wird in einem körperlichen Wohlbefinden erlebt, und es braucht keine große Konzentration. Die Person kann ihrer Fantasie und ihrer Imagination also freien Lauf lassen.

Was die Gesetze des Körpers angeht, so variiert der Rhythmus von langsam zu schnell, der Muskeltonus von schwach zu kräftig, die Bewegungen sind oft weit, geschmeidig und wellenförmig, und schließlich ist die Atmung tief und angenehm. Auf dieser Ebene (Gesetze des Körpers) sieht man also, dass die Bandbreite der Möglichkeiten viel größer ist als in den vorherigen drei Modi.

Der wellenförmige Modus der sexuellen Erregung

Der wellenförmige Modus der sexuellen Erregung besteht aus der Stimulierung der Tiefen- und Oberflächenrezeptoren, indem der Körper ganzheitlich in einer »doppelten Reflexschaukel« eingesetzt wird. Ermöglicht wird dies durch die Bewegungen des Beckens, das hin und her kippt, in Kombination mit den Schultern, die sich nach vorne wölben, wenn das Becken nach vorne gekippt wird, und nach hinten zurückkehren, wenn das Becken nach hinten gekippt wird. Dieses Reflexphänomen ist beim Menschen von Geburt an vorhanden und tritt spontan auf, auch wenn ein Mensch in Lachen ausbricht, hustet, schluchzend weint, oder in einer anderen Situation des Ausstoßens (Reich, 1952). Diese doppelte Biegung, die anfangs noch reflexiv ist, wird sich durch Lernprozesse ausweiten.

In Bezug auf die Anwendung der Gesetze des Körpers finden wir Bewegungen, deren Amplitude von weit bis eng (Raum), Rhythmen von schnell bis langsam (Zeit), sowie Muskelspannungen, die von starkem bis zu niedrigem Tonus (Intensität) variieren. In diesem Modus ermöglicht die sanfte, aber potenziell tonische Bewegung des Beckens und der Schultern den Zugang zur sexuellen Lust, die mit dem Anstieg der sexuellen Erregung einhergeht. Die Person, die diesen Modus der sexuellen Erregung anwendet, kann ihre sexuelle Erregung modulieren, indem sie in der Lage ist, sie zu verbreiten und zu kanalisieren, um sie in einer doppelten Schaukel (des Beckens und der Schultern) loszulassen, die zum Orgasmus führt.

Dieser Modus unterscheidet sich grundlegend von dem vorherigen, da die Bewegungen in der Körperachse ausgeführt werden. Die Modulationen der sexuellen Erregung erfolgen in aufeinanderfolgenden Wellen, und die Variationen führen zu einem progressiven Anstieg der sexuellen Erregung. Wie durch ein Resonanzphänomen werden die Wellen der sexuellen Erregung immer stärker und erleichtern durch das Schaukeln des Gipfels die Wahrnehmung der sexuellen Lust, was schrittweise zum endgültigen Orgasmus führt.

An dieser Stelle muss unbedingt der Unterschied zwischen orgastischer Entladung und orgasmischer Entladung näher erläutert werden. Die orgastische Entladung bezieht sich auf eine physiologische Entladung, die sich auf die unwillkürlichen Spasmen der Muskeln um die Genitalien und bestimmte Körperteile bezieht, wenn die sexuelle Erregung ihren Höhepunkt erreicht (Masters & Johnson, 1966). Sie wird auch als Orgastie bezeichnet.

Die orgasmische Entladung bezieht sich auf die sogenannte doppelte Befreiung, genital und emotional. Zunächst lässt man auf genitaler Ebene los, indem man das Becken nach vorne kippt. Diese Neigung dient dazu, die sexuelle Erregung zu verstärken und sie vom ganzen Körper zu den Genitalien zu leiten. Dann lässt man auf emotionaler Ebene los, indem der Oberkörper nach hinten bewegt wird (der Kopf bewegt sich frei nach hinten und die Schultern ziehen nach vorne), was die Wahrnehmung von sexueller Lust und Genuss ermöglicht, die mit der physiologischen Entladung einhergehen. Es ist die harmonische Verbindung dieser beiden Komponenten, die wir als »Orgasmus« bezeichnen.

Der archaische Modus und der mechanische Modus bewirken eine orgastische Entladung, während der Wellenmodus eine orgasmische Entladung bewirkt. Im Hinblick auf die sexuelle Gesundheit bietet der Wellenmodus jedem Mann und jeder Frau die Möglichkeit, durch Selbststimulation zum Orgasmus zu kommen, aber auch zum koitalen Orgasmus, da die Funktion der sexuellen Erregung und die Funktion der sexuellen Lust kombiniert werden. Außerdem ist es ein Modus, der der Frau die Tür zur Entwicklung des koitalen sexuellen Begehrens[17] öffnet, indem er ein grö-

17 Koitales sexuelles Begehren: Dies ist ein sexuelles Begehren, das den Wunsch nach phallo-vaginaler Penetration beinhaltet, um ein genitales Bedürfnis zu befriedigen. Dies ist zum Beispiel vom »koitalen Begehren« zu unterscheiden, bei dem es sich ebenfalls um ein Verlangen nach phallo-vaginaler Penetration handelt, das jedoch der Befriedigung anderer, eher affektiver als sexueller Bedürfnisse dient (fusionelle Bedürfnisse, Mutterschaft, Liebe usw.).

ßeres Bewusstseinsfeld, ein Erwachen der vaginalen Sensibilität und somit das Bewusstsein für ihre innere Höhle ermöglicht. Für den Mann ermöglicht dieser Modus durch die damit verbundene Bewegung des Beckens auch eine Stärkung der mit der Penetranz[18] verbundenen körperlichen Grundlagen.

Eine sorgfältige Evaluation der sexuellen Erregungsfunktion ist von entscheidender Bedeutung, da diese Funktion die Qualität der sexuellen Erregung und die sexuelle Lust bei sexuellen Aktivitäten stark beeinflusst. In den meisten Fällen kann eine gute Evaluation, die den sexuellen Erregungsmodus berücksichtigt, ein einfaches Verständnis für die Ursache einer sexuellen Schwierigkeit liefern und dazu beitragen, dass Männer und Frauen ihre sexuelle Erregung durch entsprechendes Lernen besser steuern können. Auf diese Weise kann die Qualität ihres Sexuallebens verbessert werden.

Sexodynamische Komponenten

Das Gefühl, dem eigenen biologischen Geschlecht anzugehören – sexuelle Archetypen[19] (4)

Im Hinblick auf die sexuelle Gesundheit gilt eine Person als gut verankert in ihrem Gefühl der Zugehörigkeit zu ihrem biologischen Geschlecht, wenn es ihr gelungen ist, ihren sexuellen Archetyp zu integrieren und ihn zu verankern.

Der männliche sexuelle Archetyp bezieht sich auf die Fähigkeit, die sexuelle Intrusivität zu erotisieren (phallische Erotisierung). Wenn ein Mann sexuell intrusiv ist, möchte er seine Partnerin penetrieren und empfindet dabei sexuelle Erregung und Lust.

Der weibliche sexuelle Archetyp bezieht sich auf die Fähigkeit, die eigene sexuelle Rezeptivität zu erotisieren (Erotisierung der Aufnahme).

---

18 Penetranz bei Männern bezieht sich auf den Wunsch nach Penetration und sexuellem Eindringen.

19 Sexuelle Archetypen sind programmierte Elemente (wahrscheinlich auf der Ebene des limbischen Gehirns), instinktiv, mit dem Überleben der Spezies verbunden, unabhängig von der Kultur, ihr vorausgehend, was dazu führt, dass die Männer mit ihrem Penis in die weiblichen Höhlen eindringen und die Frauen den Penis in ihrer vaginalen Höhle und den Fötus in ihrer uterinen Höhle aufnehmen. Verglichen mit der Tierwelt ist diese Programmierung wahrscheinlich schwach ausgeprägt.

Wenn die Frau sexuell rezeptiv ist, wünscht sie sich eine Penetration, um ihre Vaginalhöhle zu »füllen« und sie wird, ebenso wie der Mann, viel sexuelle Erregung und Lust daraus schöpfen. Was die erotische Komplementarität betrifft, so haben der Mann und die Frau, die gut in ihren jeweiligen Archetypen verankert sind, Zugang zum koitalen sexuellen Begehren.

Sexuelle Stereotypen (5)

Im Zusammenhang mit der sexuellen Gesundheit und dem Gefühl der Zugehörigkeit zum eigenen Geschlecht müssen Männer und Frauen ein Mindestmaß an Anpassung an soziale und kulturelle Stereotypen in Bezug auf Männlichkeit und Weiblichkeit entwickelt haben (die Art und Weise, wie man sich bewegt, wie man sich kleidet, als Mann oder als Frau). Im Hinblick auf die Gesundheit sollte dies in Übereinstimmung mit dem anatomischen Geschlecht geschehen.

Die Funktion der sexuellen Lust (6)

Aufgrund der grundlegenden Einzigartigkeit von »Körper-Hirn/Hirn-Körper« wirkt sich die Verbesserung der sexuellen Erregungsfunktion direkt auf die Funktionen der sexuellen Lust, des sexuellen Genusses und des Orgasmus aus. So träumen alle Männer, Frauen oder Paare, die in die Beratung kommen, von Wollust, man kann fast von einem universellen Traum sprechen. Aber kann man Wollust erreichen, ohne zu lernen, wie man sexuelle Erregung verbreitet? Das Gleiche gilt für Träume von Orgasmen. Können wir zum Orgasmus kommen, ohne die sexuelle Erregung in die Genitalien zu lenken und ohne genitale und emotionale Entladungen loszulassen? Die in Tabelle 1 aufgeführten körperlichen Fähigkeiten vermitteln ein besseres Verständnis der Fähigkeiten, die entwickelt werden müssen, um ein besseres sexuelles Funktionieren zu erreichen. So werden wir also sehen, wie sich die sexuellen Fähigkeiten (auf der linken Seite) auf die Wahrnehmung der sexuellen Lust (auf der rechten Seite) auswirken.

Was die sexuelle Lust betrifft, so gilt es als gesund, wenn eine Person zu sexueller Wollust, gesteigertem Genuss, Hingabe und emotionaler und genitaler Entladung fähig ist. Von Gesundheit wird auch gesprochen, wenn ein Zusammenhang zwischen lustvollen Wahrnehmungen und dem sexuellen Erregungsreflex besteht.

Tab. 1: Expliziter und implizierter Zusammenhang

Funktion der sexuellen Erregung Sexuelle Fähigkeiten		Funktion der Lust Erotische Fähigkeiten
sexuelle Diffusion durch Fluidität	↔	Wollust
sexuelle Kanalisierung durch die Beckenbodenschaukel	↔	Steigerung des Genusses
unten durch das Schaukeln des Beckens loslassen	↔	Hingabe an die sexuelle, genitale Lust
oben durch das Schaukeln des Oberkörpers loslassen	↔	Hingabe an die sexuelle, emotionale Lust
doppeltes Loslassen (genital und oben) ↘	Orgasmus	↙ genitale und emotionale Lust

In direkter kausaler Reihenfolge führen die Fähigkeiten, die mit der Entwicklung der sexuellen Erregungsfunktion zusammenhängen, zur Fähigkeit der Person, sexuelle Lust, Wollust und einen Orgasmus zu erleben. Sexueller Genuss erfordert Lernen im Zusammenhang mit der sexuellen Erregungsfunktion. Wie wir im Abschnitt über die Arten der sexuellen Erregung gesehen haben, kann eine Person sexuelle Erregung und orgastische Entladung erleben, ohne notwendigerweise sexuelle Lust und Wollust zu empfinden.

Wir möchten gleich zu Beginn betonen, dass auch Kognitionen (Komponenten, die wir später behandeln werden) eine hemmende oder verstärkende Wirkung auf die sexuelle Lustfunktion und letztlich auf die sexuelle Erregungsfunktion selbst haben können. Nehmen wir das Beispiel einer Person, die eine Ideologie vertritt, die es nicht zulässt, dass sie lernt, sexuelle Lust oder Genuss zu empfinden, indem sie dies mit etwas Verbotenem oder sogar Vulgärem assoziiert. In der Logik ihres Denksystems wird er oder sie es sich nicht erlauben, diese wesentlichen Erfahrungen zu machen, da er oder sie nicht mit der Vulgarität in Verbindung gebracht werden möchte. Dann kann kognitive Arbeit erforderlich sein, um die emotionale und kognitive Einhaltung des Behandlungsplans zu ermöglichen. Im Gegensatz dazu wird es einer Person mit hoher kognitiver Flexibilität viel leichter fallen, sich an den Behandlungsplan zu halten.

Sexuelle Fantasie (7)

Die sexuelle Fantasie ist eine wichtige sexodynamische Komponente, da sie sehr aufschlussreich für die sexuellen Codierungen ist, die eine Person auf der Ebene ihrer Mentalisierungen vornimmt. Wenn sie existiert, stellt sie eine innere Visualisierung dessen dar, was von außen beobachtet werden kann. Zum Beispiel gibt es Inhalte und/oder ein Szenario mit intrusiven oder rezeptiven Konnotationen, manchmal auch neutral. Die Person erlebt sich selbst als Akteur:in, als Subjekt oder als Zeug:in.

Im Allgemeinen steht die sexuelle Vorstellungskraft für alles, was eine Person träumen oder erfinden kann, was eine sexuelle Erregung auslöst. Die sexuelle Fantasie kann daher eine wichtige Quelle für eine ausgeprägte sexuelle Erregung sein. Sehr oft ist es auch die sexuelle Erregung, die durch andere Quellen (Berührung, Anblick usw.) ausgelöst wird, die einen Zustrom sexueller Bilder und Szenarien hervorruft.

Der Grad der Gesundheit wird an der Fülle der Szenarien gemessen, die eine Person in Bezug auf ihre Männlichkeit oder Weiblichkeit aufbaut. Es ist wichtig zu betonen, dass die erotische Fantasie, die eine Mentalisierung ist, eng mit der expliziten körperlichen Erfahrung verbunden ist. So wird es für einen Mann schwierig oder sogar unmöglich sein, sich spontan vorzustellen, dass er eindringt, wenn er niemals (bei der Masturbation oder beim Koitus) Beckenbewegungen assoziiert, die mit dieser Vorstellung des Eindringens übereinstimmen. Dies ist wiederum ein Ausdruck der Einheit von »Körper-Hirn/Hirn-Körper«.

Sexuelles Begehren (8)

Sexuelles Begehren ist eine positive mentale Erwartung, die den sexuellen Erregungsreflex wecken kann. Im Hinblick auf die sexuelle Gesundheit lässt sich das sexuelle Begehren in vier Komponenten aufteilen.

Identifizierung von Körpermerkmalen

Da es um sexuelles Begehren geht, bezieht sich dies notwendigerweise auf den Beginn des sexuellen Erregungsreflexes. In der Tat gibt es verschiedene Arten des Begehrens (Verlangen nach Liebe, Verlangen nach Kindern, Verlangen nach Verschmelzung), aber was das sexuelle Begehren von den anderen Formen des Begehrens unterscheidet, sind die

Merkmale der sexuellen Erregung, die im Körper zu spüren sind. Damit eine Frau beispielsweise sexuelles Begehren verspürt, muss sie Signale sexueller Erregung in ihrem Unterleib oder in ihren äußeren Genitalien identifizieren. Anhand dieser Körpersignale kann sie den Wunsch nach sexuellem Kontakt und/oder Penetration verspüren. Die Identifizierung dieser Körpermerkmale ist daher ein wesentlicher Bestandteil des sexuellen Begehrens.

Erotisierung der Differenz

Die Erotisierung des morphologischen Unterschieds rührt in erster Linie von der Fähigkeit her, durch den morphologischen Unterschied des anderen Geschlechts sexuell erregt zu werden. Im Hinblick auf die sexuelle Gesundheit wird eine Person, die ihre Genitalien durch die Wahrnehmung der Orientierungspunkte der sexuellen Erregung gut kennt, im Allgemeinen an dem ergänzenden Unterschied auf dieser Ebene interessiert sein. Ein Mann zum Beispiel, der seine phallische Intrusivität erotisiert hat, sucht nach Höhlen, in die er eindringen kann. Ebenso wird eine Frau, die ihre vaginale Höhle, ihre vaginale Rezeptivität, verankert und erotisiert hat, das Geschlecht eines in sie eindringenden Mannes begehren.

Die Erotisierung der Differenz bezieht sich auch auf eine viel breitere Palette von Unterschieden, die zwischen zwei Partnern gefunden werden können. In einer langjährigen Liebesbeziehung stören manchmal die Unterschiede des anderen. In manchen Fällen kann dies sogar bis zur Feindseligkeit gegenüber den Unterschieden des anderen führen. Dies ist weit entfernt von einer Erotisierung, und das sexuelle Begehren wird zwangsläufig beeinträchtigt. Die Erotisierung der morphologischen und psychologischen Unterschiede ist daher ein wesentlicher Bestandteil des gesunden sexuellen Begehrens.

Erotisierung der Distanz

Die Erotisierung der Distanz setzt die Fähigkeit voraus, die Distanz zur anderen Person als angenehm zu empfinden und sich erotischen Fantasien oder Gedanken über ihre Rückkehr hinzugeben. Für manche Menschen, die mehr an einer Verschmelzung mit der anderen Person interessiert sind, kann die Entfernung mit großer Unsicherheit erlebt werden und eine Quelle großer Ängste sein. Ein Mann, der eifersüchtig ist, ist beispielsweise nicht in der Lage, Distanz zu erotisieren, weil sie mit einem möglichen Verrat oder sogar mit Verlassenheit gleichzusetzen ist. Jede reale oder psychologische Distanz beunruhigt ihn, und in der Regel wird bei ihm ein auf Fusion orientierter Hintergrund entdeckt. Die Distanz wird dann in Form von Angst und Unsicherheit erlebt, was das Entstehen von sexuellem Begehren verhindert. Bei diesen sogenannten fusionierenden Menschen besteht häufig eine Verwechslung zwischen dem Bedürfnis nach Verschmelzung und dem Bedürfnis nach Sex. Das fusionierende Verlangen entspricht in erster Linie einem Bedürfnis nach Komfort und Sicherheit, während das sexuelle Begehren sexuelle Bedürfnisse nach Entladung und sexueller Lust anspricht.

Der Ansatz Sexocorporel ermöglicht es uns, die Person auf dem Kontinuum »Individuation – Fusion« zu verorten. Es ist das Gleichgewicht zwischen diesen beiden Polen, das die Entstehung und Entwicklung des sexuellen Begehrens ermöglicht.

Sexuelle Attraktivität

Voraussetzung für sexuelles Begehren ist, dass die Person in ihrem Partner Elemente findet, die ihren sexuellen Anziehungscodes entsprechen, das heißt Elemente, die sie sexuell anziehen können. Wenn eine Person mit einer anderen Person konfrontiert wird, die überhaupt nicht ihren Vorstellungen von sexueller Anziehung entspricht, kann ihr sexuelles Begehren ernsthaft beeinträchtigt werden oder sogar ganz verschwinden. Im nächsten Abschnitt werden wir die sexuellen Anziehungscodes genauer betrachten.

Fassen wir die verschiedenen Elemente zusammen, die einen direkten Einfluss auf das sexuelle Begehren haben, so haben wir anhand der körperlichen Anhaltspunkte für die sexuelle Erregung gesehen, dass das Individuum den morphologischen Unterschied, der ihm komplementär ist, erotisieren kann. Die Fähigkeit, die Distanz zu erotisieren, erlaubt es diesem Individuum, genügend Raum – real oder symbolisch – einzunehmen, um den anderen zu objektivieren[20] oder ihn in seiner Abwesenheit zu träumen. Schließlich, wenn die Person zum Teil den bereits bestehenden sexuellen

20 Objektivieren: objektiv analysieren, eine Art Bewertung des anderen durch einen visuellen »Schnitt« vornehmen und dabei die verschiedenen so identifizierten Elemente berücksichtigen.

Anziehungscodes entspricht, führt das erotische Träumen von der anderen Person in der Regel zu einem Wunsch nach sexueller Nähe.

Sexuelle Anziehungscodes (9)

Sexuelle Anziehungscodes lösen den sexuellen Erregungsreflex aus. In diesem Sinne stellen sie eine wichtige sexuelle Erregungsquelle dar.

Im Hinblick auf die sexuelle Gesundheit muss das Register der Anziehungscodes so vielfältig sein, dass eine Person sowohl gefühlsbetont als auch genital sein kann, das heißt, in der Lage ist, emotionale und genitale Intimität zu erotisieren.

Dieses Register kann jedoch eingeschränkt oder sehr begrenzt sein, was dazu führen kann, dass sich eine Person in ihrem Sexualleben übermäßig benachteiligt fühlt. Denken Sie zum Beispiel an Menschen, die Hilfe suchen, weil sie nicht in der Lage sind, das andere Geschlecht zu erotisieren, und glauben, dass sie sich in einer »homosexuellen Orientierung« befinden, was sie stört (egodystonische Homosexualität). Oft handelt es sich um Menschen, die eine Familie gründen wollen und sich in einer Sackgasse befinden, da sie das andere Geschlecht nicht erotisch finden und sexuell begehren können. Denken wir auch an die sogenannten »Fetischisten«, die nur in Gegenwart eines bestimmten Objekts (z. B. Stiefel) oder durch ein einzelnes spezifisches rituelles Szenario (Erotisierung von Herrschaft oder Unterwerfung) erregt werden können. In diesen beiden Beispielen ist das Register der sexuellen Anziehung einschränkend. Es ist anzumerken, dass die Sexualtherapie nach dem Ansatz Sexocorporel es ermöglicht, dieses Register relativ schnell zu erweitern (durch spezifische sexuelle Interventionen) und die Fähigkeit zu erwerben, das andere Geschlecht ungekünstelt zu erotisieren.

Sexuelle Selbstsicherheit (10)

Sexuelle Selbstsicherheit ist die Fähigkeit, als Frauen weiblich und als Männer männlich zu sein. Im Hinblick auf die sexuelle Gesundheit entspricht dies zwei wesentlichen Fähigkeiten: Narzissmus und Exhibitionismus.[21] Narzissmus bezieht sich auf die Fähigkeit, sich selbst mit Stolz zu betrachten, sich selbst schön zu finden und die eigenen Stärken wahrzu-

---

21 Narzissmus und Exhibitionismus werden hier in Bezug auf die Gesundheit und nicht auf die Pathologie dargestellt.

nehmen. Exhibitionismus bezeichnet die Fähigkeit, sich als Mann oder als Frau mit Stolz und Selbstbewusstsein zu zeigen.

Sexuelle Selbstbehauptung ist ein wichtiger Bestandteil der Entwicklung und Stärkung des Gefühls der Zugehörigkeit zum eigenen biologischen Geschlecht.

Sexuelle Aggression (11)

Im Kontext des Ansatzes Sexocorporel bezieht sich sexuelle Aggression nicht auf »sexuelle Gewalt«. Vielmehr bezieht sich sexuelle Aggression im Namen der sexuellen Gesundheit auf die Fähigkeit, die eigenen sexuellen Träume, die sexuellen Anziehungscodes und die erotischen Handlungen mit emotionaler Intensität auszudrücken, und zwar in Bezug auf die eigenen sexuellen Bedürfnisse.

Kognitive Komponenten (12)

In Bezug auf die kognitiven Komponenten bedeutet sexuelle Gesundheit, dass eine Person über ein Mindestmaß an korrektem Wissen über Sexualität verfügt und innerhalb eines Gedankensystems agiert, das ihr die Freiheit gibt, sich auf erotisches Lernen einzulassen, ohne sich blockiert, gehemmt oder schuldbeladen zu fühlen.

Zu diesen Komponenten gehören Grundkenntnisse über das Sexualleben und seine Entwicklung in der menschlichen Sexualität, Ideologien, Wert- und Normierungssysteme in Bezug auf Sexualität usw.

Beziehungskomponenten (13)

Die Beziehungskomponenten beziehen sich auf die verschiedenen erotischen Fähigkeiten, die innerhalb des Paares entwickelt werden. Dazu gehören Verführung, Kommunikation und die verschiedenen Fertigkeiten erotischer Handlungen innerhalb des Paares.

Sexuelle Gesundheit wird erreicht, wenn die Partner über bestimmte erotische Fähigkeiten verfügen, sich gegenseitig verführen können und in der Lage sind, auf angemessene Weise erotisch zu kommunizieren. Darüber hinaus ist die Fähigkeit, zwischen Verschmelzungs- und Individuationsbewegungen mit dem anderen zu wechseln, auch ein Kriterium für die sexuelle Gesundheit des Paares.

Modell der sexuellen Entwicklung

Für die Entwicklung von Intelligenz, Affektivität, Sozialisation, psychischer Gesundheit usw. wurden mehrere Modelle entwickelt. Denken Sie zum Beispiel an das Modell der Intelligenzentwicklung von Piaget. Aber was ist mit der sexuellen Entwicklung? Gibt es ein Modell der sexuellen Entwicklung, auf das wir uns bei der Beurteilung der sexuellen Gesundheit unserer erwachsenen Patienten, aber auch von Kindern und Jugendlichen (die Erstere ja auch waren) stützen könnten? Unseres Wissens gibt es ein solches Modell noch nicht, und zwar aus verschiedenen moralischen und kulturellen Gründen, aber auch aufgrund erheblicher Lücken in unserem Wissen über die menschliche Sexualität in ihren verschiedenen Komponenten.

Im Laufe der Jahrhunderte sind jedoch einige Modelle der sexuellen Entwicklung vorgestellt worden. Am weitesten verbreitet ist der psychoanalytische Ansatz, der verschiedene Phasen der psychologischen Entwicklung (oral, anal, phallisch usw.) als sexuell definiert. Es ist nun möglich zu erkennen, dass diese verschiedenen Stadien zwar in der Entwicklung des Kindes zu finden sind, aber nicht direkt mit der sexuellen Entwicklung des Kindes zusammenhängen.

Es ist in der Tat unbestreitbar, dass das sehr junge Baby ein Bedürfnis auf oraler Ebene zeigt, indem es beispielsweise alle Gegenstände, die es findet, in den Mund nimmt. Es ist jedoch nicht erwiesen, dass der sexuelle Erregungsreflex jedes Mal ausgelöst wird, wenn das Baby einen Gegenstand in den Mund nimmt. Ebenso gibt es keine systematischen Hinweise darauf, dass das Kind sexuelle Erregung verspürt, wenn es seinen Analschließmuskel freiwillig kontrolliert. Wenn wir über die sexuelle Entwicklung sprechen, ist es wichtig, sich daran zu erinnern, dass wir uns notwendigerweise auf die sexuelle Erregungsfunktion und die Manifestation des sexuellen Erregungsreflexes beziehen, der das Herzstück der Sexualität eines jeden Mannes und einer jeden Frau ist, andernfalls gibt es viel Raum für Verwirrung und Irrwege.

Hier stellen wir einige Elemente des Modells der sexuellen Entwicklung vor, welche der Ansatz Sexocorporel vorschlägt.

Das Phänomen der genitalen Vasokongestion konnte bei Föten *in utero* und bei sehr jungen Säuglingen beobachtet werden. Der sexuelle Erregungsreflex, der bereits sehr früh einsetzt, ist also die Grundlage für die sexuelle Entwicklung. Dies ist zunächst eine Reflexreaktion, die nicht auf eine Absicht oder erotische Symbolisierung seitens des Babys hinweist. Die Fähigkeit zur Symbolisierung entwickelt sich nämlich erst viel später in der Entwicklung des Kindes.

In der Literatur, insbesondere in der pädiatrischen Literatur, aber auch schon bei Kinsey et al. (1948; 1953), finden sich mehrere beschreibende Beobachtungen, die zeigen, dass die sexuelle Entwicklung den gleichen Gesetzen folgt wie die Entwicklung der körperlichen und mentalen Gesundheit und der Intelligenz, wie sie von Piaget beschrieben wurden. Zwei im folgenden Absatz aufgeführte Beispiele für solche Beobachtungen, die in der Literatur zu den Erkenntnissen über genitale Aneignungen bei Kindern angeführt werden, erscheinen uns besonders wichtig. Außerdem ist es auch für Eltern ganz einfach, gleiche Feststellungen bei der direkten Beobachtung ihrer Kinder zu machen. Nicht zuletzt können auch unsere Kindheitserinnerungen nützliche Anhaltspunkte sein.

Die erste Beobachtung kann schon sehr früh gemacht werden, das heißt, im Alter von einigen Monaten können bei Kindern rhythmisches Spielen und Muskelspannungen beobachtet werden, die den sexuellen Erregungsreflex auslösen (Fleisher & Morrison, 1990; Kinsey et al., 1948, S. 177, 509; 1953, S. 105–107, 161; Money, 1996). Diese Autoren beschreiben, dass Säuglinge oder Kleinkinder, meist weiblichen Geschlechts, rhythmische Kontraktionen der Becken- und Oberschenkelmuskulatur sowie Druck im Genital- und Unterleibsbereich ausüben.[22] Der Artikel von Fleisher und Morrison ist besonders interessant, da er sehr anschauliche Fotos enthält.

Wie bereits erwähnt, handelt es sich bei diesen Beobachtungen um die Ausübung des archaischen Modus der sexuellen Erregung bei sehr jungen Menschen. Diese Spiele mit Rhythmus und Muskelanspannung werden zweifellos nicht von Fantasien oder erotischen Vorstellungen begleitet, da ein so junges Kind noch nicht über die Fähigkeit zur Symbolisierung verfügt. Außerdem erfordert der archaische Modus auch im Erwachsenenalter keine erotische Mentalisierung für die Entstehung und Entladung sexueller Erregung.

Die zweite Beobachtung, die auch von vielen erwachsenen Männern und Frauen gemacht wurde, betrifft sexuelle Entdeckungsaktivitäten im Alter von sieben bis elf Jahren, entweder allein oder in Gruppen. Nach dem psychoanalytischen Ansatz ist diese Zeit mit einer Phase der sexuellen Latenz verbunden. Diese Entdeckungen zwischen Kindern beziehen sich

22 Dies wird detailliert in einem sich noch in Bearbeitung befindenden Artikel beschrieben.

eher auf die Sozialisierung und die Entwicklung eines Gefühls der Zugehörigkeit zum eigenen biologischen Geschlecht. Meistens bleiben diese Verhaltensweisen von Kindern den Erwachsenen verborgen, weil sie von Letzteren oft unterdrückt und entmutigt werden. Zudem werden diese Verhaltensweisen nur selten von Therapeuten bewertet und bleiben folglich oft unbemerkt (siehe z.B. eine kritische Betrachtung der Latenzzeit: White, 1960, S. 127–133).

Wie bei jedem anderen Lernprozess ist zu beachten, dass jede sexuelle Entwicklung eine sukzessive Erkundung und Vertiefung beinhaltet. In diesem Sinne sind wir auch der Ansicht, dass die Rückkehr zu früheren Entwicklungsstadien, ob genital oder nicht, eine Konsolidierung der Fähigkeiten dieses Stadiums und keinen Rückschritt darstellt. Durch die Wiederholung einer Geste, die ein Gefühl der Befriedigung und des zunehmenden Vergnügens hervorruft, findet eine Konsolidierung statt. Diese Konsolidierung findet auf einer expliziten und impliziten Ebene statt. Dies kann beispielsweise durch das Wort »Kuss« veranschaulicht werden, das gemeinhin als »French Kiss« bezeichnet wird und sich auch auf den sexuellen Akt bezieht. Denn der »tiefe« Kuss ist nicht nur eine Geste, die die inneren Sensoren des Mundes und der Zunge stimuliert, was an sich schon eine wirksame sexuelle Stimulation sein kann, sondern auch ein symbolischer Akt der aktiven Penetration des einen Körpers durch den anderen, der sich implizit auf den Koitus bezieht.

Für die Zwecke dieses Artikels werden wir kein vollständiges Modell der sexuellen Entwicklung erstellen. Wir möchten den Leser:innen jedoch auf diese Realität und auf den bedauerlichen Mangel an objektiven Informationen über die sexuelle Entwicklung, die in den ersten Lebensmonaten beginnt, hinweisen. Wenn Kinder und Jugendliche besser informiert und in ihrer sexuellen Entwicklung unterstützt würden[23], hätten sie vielleicht bessere Chancen, das Erwachsenenalter mit sexueller Gesundheit und Funktionalität zu erreichen statt mit einer eingeschränkten sexuellen Gesundheit.

---

23 Es geht natürlich nicht darum, dass Eltern und Betreuer:innen direkt in die Sexualität der Kinder eingreifen. Andererseits können sie mit minimalen Kenntnissen zumindest (1) eine normale Entwicklung auf dieser Ebene nicht verhindern, (2) wenn möglich, eine mangelhafte Entwicklung erkennen und, warum auch nicht, (3) wenn sinnvoll, das Erlernen der körperlichen Fähigkeiten unterstützen, die zur Ausübung einer harmonischen erwachsenen Sexualität erforderlich sind.

Die Bedeutung der Unterscheidung des Modells der sexuellen Gesundheit vom Modell der psychischen Gesundheit in der Klinik

Die Strategien und Mittel, die in der sexoklinischen Praxis über den Ansatz Sexocorporel umgesetzt werden, haben sich bei der Verbesserung der sexuellen Gesundheit unserer Patient:innen als außerordentlich wirksam erwiesen. Unsere Erfahrung und insbesondere unsere sexoklinischen Evaluationen haben es uns ermöglicht, erwachsene Männer und Frauen, die in ihrer sexuellen Entwicklung auf bestimmte Formen der sexuellen Erregung und auf eine für den Koitus ungünstige Fantasie festgelegt waren, zu verstehen und ihnen wirksam zu helfen. So scheint das Fehlen oder der Mangel an sexuellem Begehren beim Geschlechtsverkehr das Hauptproblem zu sein, mit dem die konsultierenden Frauen und eine beträchtliche Anzahl von Männern zu kämpfen haben. Wie aus dem Modell der sexuellen Gesundheit hervorgeht, hängt das Begehren mit mehreren physiologischen und sexodynamischen Komponenten zusammen. Eine faire und genaue Evaluation jeder dieser Komponenten ist für die Entwicklung einer Diagnose, die auf der Realität der konsultierenden Person basiert, und für die Entwicklung eines wirksamen Behandlungsplans unerlässlich.

Sexualtherapeutische Interventionen, die darauf abzielen, die sexuellen Erregungsmuster unserer Patient:innen in Bezug auf ihre Fantasie, ihre sexuellen Anziehungscodes und ihr Zugehörigkeitsgefühl zu verändern oder zu erweitern, haben sich als sehr wirksam erwiesen. Sie haben es ihnen ermöglicht, nicht nur ihre sexuellen Schwierigkeiten zu lösen, sondern oft auch persönliche und beziehungsbezogene Probleme, die zunächst unlösbar schienen.[24] Dies liegt daran, dass die unmittelbaren Ursachen ihrer sexuellen Probleme (z. B. ein archaisches Muster der sexuellen Erregung) bei früheren Evaluationen oft nicht erkannt wurden, einfach aufgrund mangelnder Kenntnisse über die Funktion der sexuellen Erregung. Aber warum ist es so einfach, solche Fakten zu übersehen? Wahrscheinlich, weil

24 Während der Abfassung dieses Artikels ergab sich beispielsweise folgende Situation: Ein Patient erzählte uns während seiner Untersuchung, dass er zuvor zwei Therapeuten aufgesucht hatte, die ihm beide gesagt hatten, sein sexuelles Problem sei unheilbar. Ohne ins Detail zu gehen, ermöglichte ihm die sexologische Untersuchung eine Behandlung, die derzeit zur großen Erleichterung des Patienten mit einer günstigen Entwicklung abgeschlossen wird.

die unmittelbaren Ursachen für sexuelle Funktionsstörungen zu oft ignoriert werden. Daher ist es wichtig, zwischen der direkten und der indirekten Kausalitätsfolge zu unterscheiden.

Direkte Verursachung, indirekte Verursachung

Bei jeder klinischen Evaluation versuchen wir, den direkten kausalen Zusammenhang zu finden, um an dem Aspekt zu arbeiten, der am wichtigsten ist, und der Person, die uns konsultiert, bei der Lösung des Problems zu helfen. In Ermangelung dieses direkten Kausalzusammenhangs mit der sexuellen Erregungsfunktion kommt es jedoch allzu oft vor, dass wir Kausalitäten, die, so interessant sie auch sein mögen, dennoch indirekt sind, eine vorrangige und sogar einzigartige Bedeutung beimessen. Wenn beispielsweise eine sexuelle Schwierigkeit auf eine Beziehungsstörung, schlechte Kommunikation zwischen den Partnern, negative elterliche Einflüsse, schwierige sexuelle Erfahrungen in der Kindheit, unangemessene sexuelle Kontakte usw. zurückgeführt wird, ist das Hauptproblem nur selten erkannt worden!

Natürlich berücksichtigen wir alle diese Elemente bei der sexologischen Evaluation, da sie zu den indirekten Kausalitäten gehören. Wir leugnen nicht, dass sie die sexuelle Erfahrung einer Person beeinflussen können. In den meisten Fällen sind sie jedoch nicht die Hauptursache für die sexuellen Schwierigkeiten, die auftauchen. Dennoch werden diese Elemente, die wir als indirekte Kausalitäten bezeichnen, bis heute selbst von Sexualwissenschaftlern oft als Hauptursache für sexuelle Schwierigkeiten dargestellt. Leider basieren sexologische Behandlungen dann auf einer Evaluation, bei der das zentrale Element fehlt: die Evaluation der sexuellen Erregungsfunktion.

Es ist bekannt, dass die Vervielfachung der Erklärungsfaktoren für ein beliebiges Problem fast immer dazu führt, dass wir mehrere attraktive Erklärungshypothesen finden. Sie stehen jedoch nicht unbedingt in direktem Zusammenhang mit dem Grundproblem. Wenn die Evaluation auf der Grundlage eines Modells der sexuellen Gesundheit erfolgt, wie es im Ansatz Sexocorporel vorgestellt wird, wird die Reihenfolge der direkten Kausalität deutlich, da die Funktion der sexuellen Erregung (sexueller Erregungsmodus, sexuelle Erregungsquelle und sexuelle Erregungskurve) der wichtigste Faktor bei der Evaluation ist. Wie bereits erwähnt, werden bei der Evaluation auch alle indirekten Kausalzusammenhänge berücksichtigt, da sie natürlich auch wichtig sein können.

Was würden Sie von einem Kardiologen halten, der eine:n Patient:in mit einem Herzproblem sieht und sich nur für die indirekten Kausalitäten interessiert, ohne die Herzfunktion selbst zu untersuchen? So würde er die psychosomatischen Faktoren bewerten, indem er nach Stressfaktoren, Konflikten, Ängsten, Schwierigkeiten mit der Aggressivität und allen anderen sehr interessanten Dingen sucht. Aber wäre es nicht wirksamer und für den/die Patient:in vorteilhafter, wenn er sich auch um die Gesundheit des Herzens kümmern würde: Schlägt es regelmäßig, in welcher Frequenz, zeigt das Elektrokardiogramm Anzeichen für andere Störungen usw.?

Dieses Beispiel veranschaulicht, was in der klinischen Sexologie zu häufig gemacht wird: Alle indirekten Ursachen, die mit der Vorgeschichte der Störung, dem Umfeld, der Interaktion mit den Eltern, den Ehepartner:innen, möglichen Ängsten, der Beziehung zur Aggressivität usw. zusammenhängen, werden untersucht. Auf der Ebene der Sexualität suchen wir nach möglichen somatischen Ursachen für die Störung, ohne jedoch zu sehr darauf zu achten, wie der/die Patient:in gelernt hat, mit der eigenen sexuellen Erregung umzugehen, welche Art(en) der sexuellen Erregung diese Person benutzt, was der Inhalt ihrer sexuellen Fantasie ist, wie ihre sexuellen Anziehungscodes aussehen und wie sie ihr Zugehörigkeitsgefühl entwickelt und verstärkt hat. Allerdings ist dies meist der Ort, an dem ihre Schwierigkeiten ihren Ursprung haben, und an dem auch die Wege zur sexuellen Gesundheit beginnen.

Wir halten es für wichtig, diese Aussagen mit einem bedauerlichen klinischen Beispiel zu belegen, wobei die beschriebene Situation unserer Meinung nach allzu häufig vorkommt:

Ein Paar in den 1940ern hatte bereits mehr als zwei Jahre lang, einmal wöchentlich, einen Sexualtherapeuten wegen eines Problems der vorzeitigen Ejakulation konsultiert, also insgesamt etwa hundert Sitzungen in Anspruch genommen. Sie konsultierten uns als letzten Ausweg vor der Trennung, da sich die vorzeitige Ejakulation nicht gebessert hatte und die Situation des Paares unerträglich geworden war.

In der vorangegangenen Paartherapie waren seine Vergangenheit, die Beziehung zu seinen Eltern usw. untersucht worden, aber es waren keine Fragen dazu gestellt worden, wie er erregt wurde und wie er mit seiner sexuellen Erregung umging. Zum Zeitpunkt der Konsultation befand er sich in einem Zustand, der an eine Depression grenzte, da er sich um seine Frau kümmerte, diese jedoch mit dem Gedanken spielte, die Scheidung einzureichen, da sie nicht mehr mit ihm zusammenleben konnte.

Nach einer kurzen Evaluation seiner sexuellen Erregungsfunktion stellten wir fest, dass er keine funktionellen Probleme hatte: leichte Penissteifigkeit, vorhandenes sexuelles Begehren, Fähigkeit zur phallischen Erotisierung. Kurzum, er hatte in dieser Hinsicht eine gute sexuelle Gesundheit. Er verfügte jedoch, wie oben beschrieben, über einen im Wesentlichen schnellen »mechanischen« Modus der sexuellen Erregung.

Diese neue sexologische Evaluation hatte ihn überrascht, denn während der zweijährigen Sexualtherapie war nie die Frage nach den diesmal berücksichtigten Parametern aufgetaucht. Die erste Therapie hatte sich auf indirekte Kausalität konzentriert: Steckte hinter dieser schnellen Ejakulation nicht eine unbewusste Feindseligkeit gegenüber oder ein Hass auf Frauen, angefangen bei seiner Mutter? Dies war eine der Fragen des Therapeuten. Die Tatsache, dass es sich um einen unbewussten Hass handeln könnte, hatte den Patienten stark destabilisiert, denn trotz der Tatsache, dass er manchmal Konflikte mit seiner Mutter hatte, hatte er immer noch den Eindruck, dass er viel Zuneigung für sie empfand und dass seine derzeitige Beziehung zu ihr gut verlief. Da diese Fragen oft in Anwesenheit seiner Frau gestellt wurden, hatte sie ihm gegenüber zunehmend eine ablehnende Haltung entwickelt und hatte zunächst den Eindruck, dann die Überzeugung, dass sie mit einer Art Perversem zusammenlebte.

Ein zweites Thema füllte ebenfalls zahlreiche Sitzungen. Es war die Hypothese einer »latenten Homosexualität« des Patienten: War die Tatsache, dass er während des Koitus schnell ejakulierte, für ihn nicht eine Möglichkeit, die Bilder von erregenden Männern zu verbergen oder zu verhindern, die, wenn er weniger schnell ejakulieren würde, Zeit hätten, sich seinem Bewusstsein aufzudrängen? Auch seine Frau, die diesen Befragungen beiwohnte, hatte begonnen, sich Gedanken über die mögliche Homosexualität ihres Mannes zu machen.

Angesichts des wachsenden Unbehagens der Frau war ihr geraten worden, eine persönliche Psychotherapie zu machen. Die Psychotherapeutin, die sie behandelte, hatte den Mann nie getroffen oder beurteilt. Als sie hörte, wie ihre Patientin ihn als homosexuellen Perversen bezeichnete, riet sie ihr, sich von ihm scheiden zu lassen.

Wir trafen uns dreimal mit diesem Paar, um diese neue sexologische Evaluation zu vervollständigen. Das Problem war eine schnelle Ejakulation, und es stellte sich heraus, dass die Ursache für seine Störung ein mechanischer sexueller Erregungsmodus war. Da er nie gelernt hatte, seine sexuelle Erregung zu steuern und zu modulieren, war er nicht in der Lage, seine Ejakulation in der koitalen Beziehung zu kontrollieren. Keine der Hypothesen, die im Rahmen der früheren Sexualtherapie aufgestellt worden waren, konnte bestätigt werden.

In vier Sitzungen, in denen ihm bestimmte zu integrierende Fähigkeiten vorgeschlagen wurden, lernte dieser Mann, seine sexuelle Erregung zu modulieren und zu verlängern und zu entscheiden, wann er ejakulieren sollte. In der Realität konnte er dies nur zweimal mit seiner Frau tun. Obwohl sie ihm zugetan war und trotz dieser günstigen Entwicklung des ursprünglichen Problems, konnte sie ihn nicht mehr als nicht pervers und latent homosexuell ansehen. Ihre Entscheidung zur Trennung war leider unwiderruflich. Die weiteren Gespräche mit dem Mann bestanden daher darin, ihm bei der Bewältigung seiner Trauer zu helfen.

Eine echte sexologische Evaluation, die die Funktion der sexuellen Erregung berücksichtigt, hätte diese traurige Entwicklung (die man im Nachhinein als »antisexotherapeutische« Therapie bezeichnen kann) wahrscheinlich vermeiden können. Die direkten Ursachen, das heißt die Bewältigung der sexuellen Erregung, wurden zu keinem Zeitpunkt evaluiert oder behandelt.

Daher ist es wichtig, dass Therapeuten, die im Bereich der Sexualwissenschaft und verwandter psychologischer oder beziehungsorientierter Bereiche arbeiten wollen, sowohl bei ihren Beurteilungen als auch bei ihren Behandlungen ein Modell der sexuellen Gesundheit ebenso berücksichtigen wie ein rein psychologisches Modell.

Die Notwendigkeit oder Nützlichkeit eines Modells der sexuellen Gesundheit im Bereich der psychischen Gesundheit

Die meisten Menschen, die wegen sexueller Probleme in die Konsultation gehen, sind in guter psychischer Verfassung. Dies ist die klinische Feststellung, die wir seit vielen Jahren machen und die auch andere vor uns gemacht haben, wie Hélène S. Kaplan. Sie stellte sogar fest, dass Menschen, die an einem gestörten Gefühl der Geschlechtszugehörigkeit leiden, psychisch hingegen gesund sind.

Es ist jedoch richtig, dass sexuelle Schwierigkeiten bei Patient:innen mit psychischen Störungen häufig sind. Umgekehrt können sexuelle Probleme auch die psychische Gesundheit von Patienten beeinträchtigen. Es ist daher sinnvoll, zwischen diesen beiden Modellen zu unterscheiden, um die Schwerpunkte unserer Untersuchungen und Behandlungen nicht durcheinanderzubringen.

Wie oben erläutert, folgt die sexuelle Entwicklung denselben Gesetzen wie die Entwicklung der Affektivität und der Intelligenz. In diesem Sinne steht sie im Einklang mit allen Beobachtungen, die andere Autoren, insbesondere Piaget, zu den Entwicklungsstufen gemacht haben.

Dieses Konzept sowie das von uns entwickelte Modell der sexuellen Gesundheit impliziert eine neue Vision: »psychische Gesundheit – sexuelle Gesundheit«, wie von der WHO vorgeschlagen. Daher erscheint es uns schwierig, umfassende Evaluationen der psychischen Gesundheit vorzunehmen, wenn wir nicht über die kognitiven Instrumente dafür verfügen, auch die sexuelle Gesundheit zu beurteilen, denn es besteht die Gefahr von Verwechslungen oder Auslassungen bei der Beurteilung. So besteht das Risiko, sexuelle Gesundheitsprobleme auf psychische Probleme zu reduzieren oder umgekehrt die ätiologische Zuordnung einer psychischen Störung zu einer sexuellen Einschränkung zu übersehen bzw. die iatrogene Beeinträchtigung der Sexualität unserer Patienten durch unsere psychotropen Behandlungen nicht zu beachten.

Schlussfolgerung

Unser Beruf, ob wir nun Psychiater:innen, Psycholog:innen, Psychotherapeut:innen und/oder Sexolog:innen sind, zielt auf das Wohlbefinden der Menschen ab, die uns konsultieren. Psychiatrie, Psychotherapie und bestimmte Formen der Medikation haben es uns ermöglicht und ermöglichen es uns auch heute noch, bei Problemen im Zusammenhang mit der psychischen Gesundheit so wirksam wie möglich einzugreifen.

Es sollte jedoch bedacht werden, dass die sexuelle Gesundheit unserer Patient:innen oft eingeschränkt ist und dies eine wichtige Rolle für ihren psychischen Gesundheitszustand spielen kann. Sollten wir in diesem Fall die Ursache oder die Auswirkungen behandeln? Um diese Frage beantworten zu können, müssen wir zunächst eine gute Einschätzung vornehmen können. Es geht also nicht nur darum, die Kriterien für die Bewertung der psychischen Gesundheit zu kennen, sondern auch die Kriterien für eine minimale, aber qualitativ hochwertige Evaluation der sexuellen Gesundheit. Dies erfordert spezifische sexologische Kenntnisse.

Mit anderen Worten, es handelt sich um ein doppeltes Bewertungsraster: eines für die psychische Gesundheit, das andere für die sexuelle Gesundheit.[25] Das hat die WHO schon vor fast 30 Jahren erkannt. Der Ansatz Sexocorporel bietet ein solches Bewertungsraster für Sexualität.

In diesem Sinne haben wir diesen Artikel verfasst, in dem wir nach der Definition der Bestandteile des Modells der sexuellen Gesundheit sowie einiger Phasen der sexuellen Entwicklung, mit denen wir arbeiten, die Frage der Integration der sexuellen Gesundheit als Dimension in die Betreuung von Patient:innen mit psychologischen und psychiatrischen Problemen behandeln und dabei die Besonderheiten einer sexologischen Beratung aufzeigen.

Mit fortgeschrittenen sexologischen Kenntnissen könnte es für Psychiater:innen, Psycholog:innen, Psychotherapeut:innen oder andere Angehörige der Gesundheitsberufe nützlich sein, diese doppelte Evaluation vornehmen zu können, da sie zwei verschiedene Bereiche der Gesundheit berührt, wie sie von der WHO definiert werden. Dann gehen Therapeut:innen entweder zur Evaluation und Behandlung der festgestellten sexuellen Störung über, wenn sie über das sexoklinische Instrumentarium verfügen, oder überweisen die Patient:innen an eine:n kompetente:n Sexualwissenschaftler:in, wenn dies nicht der Fall ist. Ist es nicht das Wichtigste, die allgemeine Gesundheit unserer Patient:innen zu verbessern?

Darüber hinaus könnte die breitere Akzeptanz der grundlegenden Beobachtung der Einheit »Körper-Hirn-Körper« unter Berücksichtigung der drei Gesetze des Körpers, von denen wir in der klinischen Sexologie ausgehen, die Lehre und die psychotherapeutische Klinik revolutionieren – eine Beobachtung, die zweifellos bereits von Prof. Juan de Ajuriaguerra vor mehr als 20 Jahren in Genf gemacht wurde.

Übersetzung aus dem Französischen von Soraya Gradolf

25 Die konkrete Anwendung dieses doppelten Evaluationsrasters und die Anwendung wirksamer Behandlungen, die damit zusammenhängen, haben nicht nur die Verbesserung des Sexuallebens vieler Menschen ermöglicht, sondern sogar dazu beigetragen, die Dissoziationen zu verringern, die einige von ihnen auf der Ebene ihrer psychischen Gesundheit erlebten, seien es Probleme der Präpsychose (Schizoidismus) oder der Psychose (Schizophrenie, Manie). Diese doppelte Bezeichnung (psychische Gesundheit, sexuelle Gesundheit) kann Psychiater:innen auch für die Auswahl von Psychopharmaka sensibilisieren, die auf die Verbesserung der psychischen Gesundheit abzielen, aber auch starke hemmende Auswirkungen auf die sexuelle Funktion haben können.

Literatur

Crépault, C. (1997). *La sexoanalyse*. Paris: Payot.

Desjardins, J.-Y. (1996). Approche intégrative et sexocorporelle. *Sexologies, 5*(21), 43–48.

Fleisher, D.R. & Morrison, A. (1990). Masturbation mimicking abdominal pain or seizures in young girls. *Journal of Pediatrics, 116*(5), 810–814.

Kaplan, H.S. (1979). *La nouvelle thérapie sexuelle*. Paris: Buchet/Chastel.

Kinsey, C.A., Pomeroy, W.B. & Martin, C.E. (1948). *Sexual behavior in the human male*. Philadelphia: WB Saunders Company.

Kinsey, C.A., Pomeroy, W.B., Martin, C.E. & Gebhard, P.H. (1953). *Sexual behavior in the human female*. Philadelphia: WB Saunders Company.

Kolodny, R.C., Masters, W.H. & Johnson, V.E. (1979). *Textbook of sexual medicine*. Boston: Little, Brown and Co.

Masters, W. & Johnson, V.E. (1966). *Human sexual response*. Boston: Little, Brown and Co.

Meizner, I. (1987). Sonographic observation of in utero fetal »masturbation«. *Journal of Ultrasound in Medicine, 6*(2), 111.

Money, J. (1996). Sexology of ictal masturbation in infancy. *Journal of Sex & Marital Therapy, 22*(4), 280–283.

Pasini, W. & Crépault, C. (1987). *L'imaginaire en sexologie clinique*. Paris: PUF.

Reich, W. (1952). *La fonction de l'orgasme*. Paris: L'Arche Editeur.

Trudel, G. (2003). *Les dysfonctions sexuelles. Evaluation et traitement par des méthodes psychologiques interpersonnelle et biologique*. Ste-Foy (Québec): Presses de l'Université du Québec.

White, R.W. (1960). Competence and the psychosexual stages of development. *Nebraska Symposium on Motivation, 8*, 97–141.

Biografische Notizen

Dominique Chatton, Psychiater und Psychotherapeut FMH, klinischer Sexologe, Inhaber des Inter-Universtiät-Diploms für Sexologie an der Universität Claude-Bernard, Lyon 1; ehemaliger Leiter der Abteilung für psychosomatische Gynäkologie und Sexologie der Universitätskliniken Genf; Präsident des Internationalen Instituts für Sexocorporel Jean-Yves Desjardins (ISI), ordentliches Mitglied der Association des Sexologues Cliniciens Francophones (ASCliF) und der Association Inter-Hospitalo-Universitaire de Sexologie (AIHUS).

Jean-Yves Desjardins, Doktor in Kriminologie, Psychologe, klinischer Sexologe, Professor für klinische Sexologie, Gründer der Abteilung für Sexologie an der Universität von Quebec in Montreal (UQAM); Ehrenpräsident des ISI, Gründungsmitglied der ASCliF, Mitglied des AIHUS und Mitglied des Ordens der Psychologen von Quebec.

Lise Desjardins, Bachelor- und Master-Abschluss in Sexologie (Schwerpunkt Beratung) im Sexologie-Departement des UQAM, klinische Sexologin in privater Praxis, Gründungsmitglied des ISI, Mitglied der Association des Sexologues du Québec von Quebec (ASQ).

Mélanie Tremblay, MA klinische Sexologie, zertifiziert als klinische Sexologin ISI, arbeitet in eigener Praxis als Sexologin und Psychotherapeutin. Sie ist Mitbegründerin des Institut Sexocorporel International Jean-Yves Desjardins (ISI) (2004) und als Ausbilderin, Referentin und klinische Supervisorin für Sexocorporel in Kanada und Europa tätig.

Sexocorporel: Erotische Kompetenz für alle zugänglich gemacht

Jean-Yves Desjardins, Dominique Chatton, Lise Desjardins & Mélanie Tremblay

Einleitung

Sexualität fasziniert uns alle, doch ihre private oder sogar tabuisierte Seite kann auch Unbehagen auslösen. Geben wir unter den Körperteilen den Genitalien nicht die meisten Ausdrücke und alle möglichen Namen, um sie nicht mit den richtigen Worten benennen zu müssen? In der heutigen Gesellschaft hört man oft von verschiedenen sexuellen Schwierigkeiten und neuen Medikamenten, die helfen sollen, die sexuelle Funktionalität wiederzuerlangen. Aber was ist mit der sexuellen Gesundheit? Gibt es ein Modell der sexuellen Gesundheit, auf das wir unsere Evaluationen und Behandlungen in der Sexualtherapie stützen können? Genau das ist es, was Sexocorporel bietet. Auf der Grundlage objektiver Erkenntnisse über die Sexualität von Männern und Frauen ermöglicht uns diese neue Sichtweise der sexuellen Gesundheit nun, die Art und Weise zu ändern, wie wir Sexualität wahrnehmen und erleben.

Das vorliegende Kapitel soll eine sehr kurze Zusammenfassung von Sexocorporel sein. Dieser umfassende sexoklinische Ansatz bietet ein strenges Modell der sexuellen Gesundheit und eine präzise Semantik. Die Darstellung der Grundlagen von Sexocorporel ermöglicht es dem Leser, diese globale und integrative Vision, die diesen sexologischen Ansatz zu einem der wirksamsten in der Behandlung verschiedener sexueller Störungen macht, besser einzuordnen.

Sexocorporel wurde von Jean-Yves Desjardins entwickelt, dem Mitbegründer der Abteilung für Sexologie an der Universität von Quebec in Montreal. Im Laufe der Jahre wurde Sexocorporel mithilfe zahlreicher Mitarbeiter sowohl in Quebec als auch in Europa strukturiert und weiterentwickelt. Professor Jean-Yves Desjardins unterrichtet diesen Ansatz seit mehr als 40 Jahren in Quebec und seit mehr als 20 Jahren in mehreren europäischen Ländern, und die Nachfrage nach diesem Ansatz wächst ständig. Im

Jahr 2004 wurde in Genf das Institut Sexocorporel International – Jean-Yves Desjardins (ISI) gegründet. Dieses Institut bringt Fachleute aus verschiedenen Ländern zusammen, die Sexocorporel in ihrer beruflichen Praxis verwenden. Sexocorporel bietet eine innovative Vision der Sexualität und zielt darauf ab, Männer und Frauen zu einer befriedigenden erotischen Handlung auf einer persönlichen und beziehungsbezogenen Ebene zu bringen.

I Die Grundlage des Sexocorporel

1 Die fundamentale Einheit: Körper-Hirn

Das Postulat, auf dem der Sexocorporel basiert, ist die grundlegende Einheit von Körper und Hirn. In der Existenz eines jeden von uns sind das Hirn und der Körper nicht zwei getrennte Realitäten, sondern ein Ganzes, eine Einheit, die den Menschen ausmacht. Im Allgemeinen und manchmal auch im akademischen Diskurs werden Körper und Geist oft als zwei getrennte Einheiten betrachtet. In der Realität eines jeden von uns ist der Geist (oder genauer gesagt das Hirn) jedoch untrennbar mit unserem Körper verbunden, so wie unsere Wirbelsäule oder unsere Hand. Sie behaupten, das sei offensichtlich? Natürlich ist das offensichtlich! Bei vielen therapeutischen Ansätzen werden jedoch der Körper und der Geist (das Hirn) als zwei getrennte Einheiten betrachtet. Das Hirn wird in seiner ganzen Komplexität behandelt, wobei der Körper, der mit ihm verbunden ist, vergessen wird. In der Therapie werden die Gedankensysteme, die Ideologien und das Intrapsychische angesprochen, aber meistens wird die im Körper niedergeschriebene Erfahrung nicht bewertet oder berücksichtigt, außer in Form von Verhaltensweisen, was nicht dem entspricht, was unter einer sexologischen und »Körper-Hirn«-Vision verstanden werden kann. Nehmen wir das Beispiel eines Therapeuten, der an negativen Vorstellungen und Furcht im Zusammenhang mit Ängsten arbeitet. Einerseits arbeitet er vielleicht nebenbei an einigen willentlichen Körperveränderungen im Bereich der Atmung, aber nur wenige berücksichtigen zum Beispiel die Körperhaltung, die Körperzentrierung, das Spiel mit dem Muskeltonus oder der Körperfluidität, um eine unmittelbare Wirkung auf das empfundene Angstniveau[1] zu erzielen.

---

1 Beim Sexocorporel wird bezüglich Angst zwischen »peur« und »anxiété« unterschieden. Die erste Form der Angst ist ein Gefühl der Aktivierung, einhergehend mit erhöhter At-

Jede Intervention, die auf der kognitiven oder emotionalen Ebene (impliziter Körper) erfolgt, findet ihre Entsprechung im physischen Körper (expliziter Körper). Wir nennen dies den spiegelnden Körper. Ein großer Philosoph und Theologe, Thomas von Aquin, hat diese Beobachtung offensichtlich bereits Ende des 15. Jahrhunderts angetreten,[2] als er sagte: »Nihil in intellectu nisi prius in sensu.« – »Es gibt nichts im Bewusstsein, was nicht zuerst durch die Sinne geht.« Dies ist ein gutes Beispiel für die grundlegende Einheit von Körper und Hirn. Nehmen wir zum Beispiel eine Person, die Freude oder Traurigkeit empfindet. Diese beiden Emotionen können von außen wahrgenommen werden, ohne dass die Person ihre Gefühle verbal ausgedrückt hat. Ihr spiegelnder Körper, den wir auch als explizite Manifestationen bezeichnen, wird die Freude oder Traurigkeit durch eine Entfaltung, ein Lächeln, eine Geste oder durch einen Rückzug, ein trauriges Gesicht, eine Verschlossenheit und eine generalisierte Hypotonie[3] des Körpers ausdrücken.

In der Therapie ist es möglich, auf der Ebene der Kognitionen und Emotionen zu arbeiten, um den spiegelnden Körper zu verändern. Es ist aber auch möglich, auf der »expliziten« Ebene zu arbeiten (z. B. an der Zentrierung, der Haltung oder dem Gang der Person), um Veränderungen in den Emotionen, der Wahrnehmung oder den Gedankensystemen zu bewirken. Es folgt ein Beispiel für die Arbeit, die auf der »expliziten« Ebene geleistet werden kann. Eine Person, die in die Sprechstunde kommt und sich deprimiert fühlt, sitzt in der Regel in einer hypotonen Position, zurückgezogen, den Blick auf den Boden gerichtet und mit wenig Mimik. Wenn man die Person bittet, sich aufrechter hinzusetzen, den Blick nach vorne zu richten und großzügig zu atmen, wird sich dies sofort auf ihren Zustand der Depression und Traurigkeit auswirken. Sie wird sich weniger überfordert fühlen und mehr Selbstvertrauen haben. Dies ist nicht die einzige Lösung für ihre Depression, aber es ist eine unmittelbare und sehr wirksame Mög-

---

mung, insbesondere Brustatmung, dazu weit offene Augen, um der Angst zu begegnen und als Mittel zur Flucht. Im Gegensatz dazu sehen wir bei der zweiten eine reduzierte Atmung, einen angespannten und blockieren Bauchraum mit sehr oberflächlicher Brustatmung.

2 Anm. d. Ü.: Dieses »Leitprinzip des Empirismus« wurde von Aristoteles im 4. Jahrhundert v. u. Z., von Thomas von Aquin im 13. Jahrhundert u. Z. und nachfolgend von weiteren Gelehrten geteilt.

3 Hypotonie bezieht sich auf einen niedrigen Muskeltonus. Im Gegensatz dazu bezeichnet Hypertonie eine sehr hohe Muskelspannung.

lichkeit, die spätere Arbeit mit ihr zu verbessern. Diese bewussten Veränderungen werden sie in eine Aktivität und Lebendigkeit versetzen, die es ihr ermöglichen werden, viel schneller voranzukommen.

Sexocorporel schlägt vor, mit der Person als Ganzes zu arbeiten, auf der Grundlage eines klar definierten Modells der sexuellen Gesundheit, das auf den Erkenntnissen der grundlegenden »Körper-Hirn«-Einheit beruht. Wir sollten nicht vergessen, dass jeder Mann und jede Frau ihre Sexualität durch den »impliziten« und »expliziten« Körper auslebt.

2 Die sexuelle Gesundheit

Um eine wirksame Sexualtherapie anbieten zu können, ist es notwendig, sich auf ein Modell der sexuellen Gesundheit zu stützen und die Komponenten zu kennen, die bei der Ausübung der menschlichen Sexualität beteiligt sind und zusammenwirken.

Eine Vision der »sexuellen Gesundheit« ist eine weitere Grundlage von Sexocorporel. Sexuelle Gesundheit ist definiert als die Entstehung, Entwicklung, Interaktion und Harmonisierung aller Komponenten der Sexualität. Auf der Grundlage langjähriger klinischer Erfahrung, zahlreicher Lektüren und der Aussagen von Tausenden von Männern und Frauen wurden die verschiedenen Komponenten des in Sexocorporel vorgestellten Modells der sexuellen Gesundheit ermittelt und definiert. Bevor man jedoch die einzelnen Komponenten definiert, muss man sich vergegenwärtigen, dass sie sich im Laufe der sexuellen Entwicklung eines Menschen entwickeln, entfalten und verändern können. Aus all diesen Gründen scheint es wichtig, ein paar Worte über die sexuelle Entwicklung selbst zu verlieren.

2.1 Die sexuelle Entwicklung

Anhand objektiver Beobachtungen konnte festgestellt werden, dass der genitale Erregungsreflex (Vasokongestion in den Genitalien) bei allen Kindern von Geburt an vorhanden ist. Außerdem ist dieser genitale Erregungsreflex bereits vor der Geburt vorhanden – dies zeigen Bilder, die im Uterus der Mutter (in utero) aufgenommen wurden, auf denen männliche Föten mit einer Erektion zu sehen sind (Meizner, 1987).

Der genitale Erregungsreflex ist ein unwillkürliches Phänomen, das durch das neurovegetative System gesteuert wird und ohne Beteiligung von Kognitionen, Affekten oder Gedanken auftreten kann. Nehmen wir das Beispiel eines Teenagers, der mitten im Schwimmunterricht eine spontane Erektion bekommt. Diese Situation, die gelinde gesagt peinlich ist, verdeutlicht den unwillkürlichen Charakter dieses Reflexes. Der Reflex der Vasokongestion der Genitalien kann durch sensorische Reize (Berührung, Sehen, Hören, Schmecken, Riechen) oder durch die Fantasie ausgelöst werden. Dies ist wichtig, denn selbst wenn der Fötus oder das Neugeborene entwicklungsmäßig nicht zur Symbolisierung oder Erotisierung fähig ist, kann es dennoch eine genitale Vasokongestion erfahren.

Ebenso kann das Kleinkind durch rhythmisches Spiel und Muskelanspannung den genitalen Erregungsreflex auslösen (z.B. durch das Springen auf einem Schaukelpferd). Wenn diese Rhythmus- und Spannungsspiele anhalten, kann die genitale Erregung zunehmen und manchmal sogar eine orgastische Entladung[4] erreichen, die sich durch unwillkürliche Krämpfe äußert. Auch dieser Anstieg der genitalen Erregung wird ohne Träume, Symbole oder mentale Vorstellungen auftreten. Es handelt sich um ein einfaches physiologisches Phänomen, dass das Kind nach und nach zu erforschen lernt, so wie es das auch bei den übrigen motorischen Fähigkeiten tut.

Es gibt mehrere Theorien, die versuchen, die sexuelle Entwicklung des Kindes zu erklären. Ein gemeinsames Merkmal fast aller dieser Theorien ist jedoch, dass sie die Manifestation dieses genitalen Erregungsreflexes nicht berücksichtigen. Nehmen wir zum Beispiel das Freud'sche Modell mit seinen verschiedenen Phasen der sexuellen Entwicklung (Freud, 1980). Dieses Modell berücksichtigt nicht die reale Erfahrung der Sexualität und insbesondere die fortschreitende Anlage der Genitalien beim Kind, ein Prozess, der in den ersten Lebensmonaten beginnt. Dies beruht auf Beobachtungen, die hauptsächlich an weiblichen Babys in der zweiten Hälfte des ersten Lebensjahres gemacht wurden. Dies hängt wahrscheinlich damit zusammen, dass die weiblichen Geschlechtsorgane hauptsächlich im Unterbauch im Körperinneren liegen, wodurch sie relativ leicht innerlich aktiviert werden können, sobald es zu ausreichenden Spannungen im Bauch kommt (oft in Verbindung mit Stressbelastungen). Dies ist nicht bei allen

4 Die orgastische Entladung entspricht dem physiologischen Phänomen unwillkürlicher krampfartiger Kontraktionen der Becken- und Unterleibsmuskeln ab dem Moment, in dem die genitale Erregung den point of no return erreicht. Ab der Pubertät wird der orgastische Ausfluss bei Jungen von einer Ejakulation begleitet.

weiblichen Babys zu beobachten, da es mit dem Zufall der Entwicklung zusammenhängt und zum Beispiel nach dem Erleben von Juckreiz an der Vulva bei einer Pilzinfektion oder nach einer intensiveren Pflege, die dies erforderte, entdeckt wird. Ich denke, es geht darum, deutlich zu machen, dass diese Fähigkeit, einen Anstieg der sexuellen Spannung zu erleben, manchmal bis zur Entladung, absolut nicht bedeutet, dass sie durch äußere Maßnahmen (pädagogische oder andere) aktiviert werden muss …

Denken wir auch an das Modell von Claude Crépault, dem Vater der »Sexoanalyse« (Crépault, 1989), das die sexuelle Entwicklung als psychisches Konstrukt betrachtet. Diese Theorien erklären die sexuelle Entwicklung von Kindern, ohne jemals die genitale Erregung oder die Manifestation des genitalen Erregungsreflexes zu erwähnen. Implizit werden dem Kind Intelligenz und Symbolisierungsfähigkeiten zugeschrieben, die in Wirklichkeit mit den realen Fähigkeiten von Säuglingen und Kleinkindern nicht vereinbar sind.

Diese Theorien mögen sehr interessant sein und relevant erscheinen, aber unserer Meinung nach ist es sehr schwierig, eine objektive Erklärung der sexuellen Entwicklung zu geben, ohne über ihre Manifestation auf der Ebene des »expliziten« Körpers und ohne über Genitalität zu sprechen (im Sinne der Beziehung zur sexuellen Erregung und der expliziten Befassung mit den Genitalien). Schon vor der Geburt ist die genitale Vasokongestion im Körper verankert, und aus diesem Erregungsreflex heraus findet die sexuelle Entwicklung statt.

In der klinischen Sexologie für Erwachsene haben die Studien und Beobachtungen von Masters und Johnson einen wesentlichen Beitrag geleistet. Dank ihrer Laborbeobachtungen waren sie in der Lage, beschreibende Informationen über das tatsächliche Erleben sexueller Erregung bei Männern und Frauen zu liefern (Masters & Johnson, 1966). Diese Daten haben es uns ermöglicht, die Manifestationen auf der »expliziten« Ebene des genitalen Erregungsreflexes zu erkennen, vom Anstieg der Erregung mit ihren zahlreichen Manifestationen im ganzen Körper bis hin zur orgastischen Entladung. Es ist jedoch anzumerken, dass sich diese Untersuchung auf den quantitativen Aspekt der sexuellen Erregung konzentrierte, ohne den qualitativen Aspekt (angenehme oder unangenehme Wahrnehmungen in Bezug auf die genitale Erregung) zu berücksichtigen.

Trotz des Wissens, das wir über die sexuelle Entwicklung des Kindes haben, ist dieses Thema immer noch mit Missverständnissen, Verboten und vielen Tabus behaftet. Mehrere Studien haben sich mit der Entwicklung des Kindes auf verschiedenen Ebenen befasst (Entwicklung der Motorik, Entwicklung der Intelligenz, Entwicklung der Affektivität usw.). Piagets umfangreiche Arbeiten zur kindlichen Entwicklung sind ein gutes Beispiel (Piaget, 1959). Diese verschiedenen Formen der Entwicklung werden in der Regel von den Erwachsenen im Umfeld des Kindes gefördert. Denken Sie an ein kleines Kind, das seine ersten Schritte macht oder seine ersten Worte stottert. Die Erwachsenen fördern und unterstützen diese Entwicklung des Kindes. Wenn dasselbe Kind jedoch ein Interesse an seinen Genitalien entwickelt und den Unterschied zwischen den Geschlechtern durch Fragen oder Erkundungsspiele unter Kindern erforscht, sieht es mit der Unterstützung durch die Erwachsenen ganz anders aus. Oft wird die sexuelle Entwicklung des Kindes aus Unwissenheit oder Unbehagen nicht gefördert oder stillschweigend übergangen. Außerdem wird in vielen Fällen alles, was mit den Genitalien des Kindes zu tun hat, insbesondere was die Funktion der sexuellen Erregung betrifft, dem Kind als etwas Mysteriöses, Geheimes, ja sogar Schmutziges dargestellt, das nicht berührt oder besprochen werden sollte.

Glücklicherweise haben die meisten Kinder Fortschritte in der Entwicklung ihrer Sexualität gemacht, obwohl sie von den Erwachsenen in ihrem Umfeld verboten oder verschwiegen wird. Für die meisten hat diese Entwicklung zu einer angemessenen sexuellen Gesundheit geführt. Bei anderen hat diese Entwicklung jedoch zu einer Einschränkung der sexuellen Gesundheit geführt. Es sind diese sexuell eingeschränkten Menschen, die wir als klinische Sexologen in unseren Praxen sehen.

Wie bei allen anderen Aspekten der Entwicklung durchlaufen Kinder auch in der sexuellen Entwicklung verschiedene Stadien. Für die Zwecke dieses Kapitels werden wir nicht auf diese verschiedenen Stadien der sexuellen Entwicklung eines Kindes eingehen, aber es ist wichtig, sich vor Augen zu halten, dass sich die Sexualität durch Lernen entwickelt und im Laufe des Lebens verbessert.

2.2 Das Modell der sexuellen Gesundheit

Das in Sexocorporel vorgestellte Modell der sexuellen Gesundheit wurde hauptsächlich von Professor Jean-Yves Desjardins, später mithilfe zahlreicher Mitarbeiter, entwickelt. Zum besseren Leseverständnis wurde jede dieser Komponenten einzeln betrachtet und mit einer Definition versehen. Bei der Ausübung der Sexualität durch Männer und Frauen interagieren diese Komponenten jedoch auf zirkuläre und multidirektionale Weise miteinander und beeinflussen sich gegenseitig.

Dieses Modell der sexuellen Gesundheit hat auch den Vorteil, dass es eine sehr strenge Semantik anbietet. Wenn wir zum Beispiel von *genitaler Erregung* sprechen, geht es nicht um *sexuelle Lust*. Wir werden später sehen, dass sich diese beiden Begriffe auf völlig unterschiedliche Definitionen beziehen. Diese präzise Semantik ermöglicht es uns, die zahlreichen Unklarheiten, die derzeit im sexologischen Vokabular herrschen, ein wenig aufzuklären. Darüber hinaus ermöglicht uns die Verwendung spezifischer Begriffe eine präzise Evaluation und die Klärung zahlreicher Irrtümer oder falscher Informationen aufseiten der Menschen, die sich an uns wenden. Sie ermöglicht es auch den Fachleuten, dieselbe Sprache zu sprechen und so in einer Weise zu kommunizieren, die allen zugutekommt.

2.2.1 Die fundamentalen Komponenten: Identität und sexuelle Identität

Genetische Identität: Die menschliche Spezies setzt sich aus männlichen und weiblichen Individuen zusammen. Das ist es, was unserer Meinung nach die genetische Identität ausmacht. Diese Identität wird bei der Empfängnis durch die Gene (XX oder XY) festgelegt und ändert sich über den Tod hinaus nicht.

Sexuelle Identität: Für uns beinhaltet die sexuelle Identität die sexuelle Erregungsfunktion, die von Geburt an in Form des genitalen Erregungsreflexes vorhanden ist. Dieser Reflex drückt sich aufgrund der genetischen Identität nicht auf die gleiche Weise aus. Diese Differenzierung ist Teil des männlich-weiblichen Dimorphismus und bildet den ersten Anker der männlichen und weiblichen Sexualität.

2.2.2 Die Komponenten der sexologischen Entwicklung

Abgesehen von der genetischen Identität und der sexuellen Identität, die bei der Geburt festgelegt werden, sind alle anderen Komponenten des Modells Sexocorporel Teil der menschlichen Sexualentwicklung. Wir teilen sie in vier Hauptkategorien ein:

- *physiologische Komponenten:* der genitale Erregungsreflex, die sexuellen Erregungsquellen und die sexuellen Erregungsmodi
- *persönliche Komponenten:* das Gefühl, dem eigenen biologischen Geschlecht anzugehören, sexuelle Lust, sexuelles Begehren, sexuelle Fan-

tasie, sexuelle Anziehungscodes, emotionale und sexuelle Intensität und schließlich sexuelle Selbstsicherheit

- *kognitive Komponenten:* Wissen, Ideologien, Werturteile, Einstellungen und Idealisierungen, die die Gedankensysteme im Zusammenhang mit der Sexualität bilden
- *Beziehungskomponenten:* erotische und amouröse Kommunikation, amouröse Gefühle, Verführung und erotische Fähigkeiten

A Die physiologischen Komponenten

a) Die genitale Erregungsfunktion

Die genitale Erregungsfunktion ist von größter Bedeutung, wenn es um Sexualität geht. Wie wir bereits erwähnt haben, ist der Erregungsreflex der erste, der im Prozess der Sexualisierung des Individuums auftritt. Auf dieser genitalen Erregungsfunktion, die selbst entwicklungsfähig ist, werden alle Komponenten des Modells der sexuellen Gesundheit aufgebaut und entwickelt.

Die genitale Erregungsfunktion berücksichtigt zwei Aspekte: zum einen die Vasokongestion der Genitalien, die sich durch das Vorhandensein jeglicher genitaler Erregung manifestiert, und zum anderen die Rhythmen, die Nutzung des äußeren und inneren Raums und die Muskelspannungen, die sie begleiten und direkt beeinflussen. Es sind diese »Gesetze des Körpers«[5], die ein bewusstes Handeln im Rahmen des Anstiegs der sexuellen Erregungskurve ermöglichen, indem sie diese bis zur orgastischen Entladung gestalten und kanalisieren. Es ist auch möglich, das Erleben sexueller Erregung qualitativ zu beeinflussen, indem man die Reaktionen, die damit einhergehen, willentlich steuert.

b) Die sexuellen Erregungsquellen

Die sexuellen Erregungsquellen ermöglichen es, den genitalen Erregungsreflex zu wecken und die sexuelle Erregung zu steigern. Dazu gehören die

5 Mit den »Gesetzen des Körpers« wollen wir die Tatsache unterstreichen, dass unser Funktionieren in allen Lebensbereichen durch die Grenzen, die mit unserem expliziten Körper verbunden sind, bestimmt und eingeschränkt wird. Dies erlaubt uns, mit drei Parametern (den Gesetzen des Körpers) zu spielen: mit den Rhythmen, den Räumen durch die Amplitude unserer Bewegungen (äußerer Raum) und durch unsere Atmung (innerer Raum) sowie dem Muskeltonus der verschiedenen Muskeln.

Sinne (Sehen, Hören, Riechen, Schmecken, Tasten) ebenso wie die sexuelle Fantasie. Es ist zu beachten, dass die sexuellen Erregungsquellen bei einer Person sehr zahlreich sein können, bei einer anderen jedoch nur sehr begrenzt. In Bezug auf das Wissen und die Fähigkeiten, die im Zusammenhang mit der genitalen Erregung erworben wurden, werden die sexuellen Erregungsquellen eher breit gefächert oder eher begrenzt sein.

c) Die sexuellen Erregungsmodi

Auf der Grundlage von Beobachtungen und Beschreibungen aus sexologischen Evaluationen von Tausenden von Patienten wurde eine klinische Typologie entwickelt, die sechs verschiedene Arten der Steigerung und Modifikation sexueller Erregung identifiziert. Wir nennen dies die sexuellen Erregungsmodi.

Der archaische Erregungsmodus: Der archaische Modus ist der erste Modus, der bei Kindern in der sexuellen Entwicklung zu finden ist. Er kann auch bei Erwachsenen vorkommen, und zwar häufiger bei Frauen als bei Männern. Die archaische Form der sexuellen Erregung besteht darin, die sexuelle Erregung durch starken Druck oder Bewegungen im Genitalbereich zu steigern. Kennzeichnend für diesen Modus ist die umfassende Beteiligung von tiefen Innenrezeptoren[6]. Um erregt zu werden, übt die Person vor allem Druck aus, indem sie zum Beispiel ihre Beine zusammenpresst oder ein Kissen zwischen ihre Schenkel legt. Eine Frau kann ihre genitale Erregung bis zur orgastischen Entladung steigern, indem sie die Muskeln um ihre Genitalien anspannt und Druck auf ihren Unterleib und/oder ihre Genitalien ausübt. Sie kann auch ihre Faust oder einen Gegenstand zwischen ihren Schenkeln ballen, sich an einer Bettdecke oder einer anderen Oberfläche reiben oder Druck auf den Genitalbereich ausüben, indem sie ihr Becken in der Bauchlage hin und her bewegt. Die Person, die in diesem archaischen Modus erregt wird, benutzt normalerweise nicht ihre Hände, oder wenn doch, dann nur, um Druck auf ihre Genitalien auszuüben.

In Bezug auf die Anwendung der Gesetze des Körpers beinhaltet der archaische Modus einen sehr hohen Muskeltonus bis hin zur Hypertonie (totale Steifheit), die Nutzung eines kleinen Raums und eine kurze, eingeschränkte Atmung. Dieser Modus wird in der Regel mit schnellen Druck-

6 Die tiefen Innenrezeptoren können durch Druck, Kontraktion, Tasten oder Kneten aktiviert werden. Diese Rezeptoren befinden sich in der tiefen inneren Muskulatur.

rhythmen durchgeführt. Die sexuelle Erregungskurve des archaischen Modus ist in Abbildung 1 dargestellt.

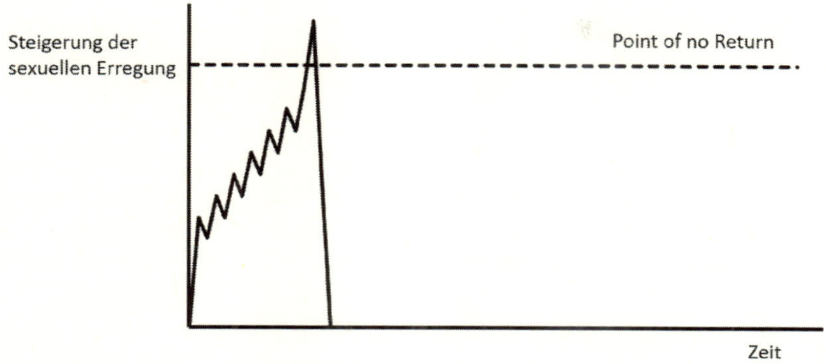

Abb. 1: Sexuelle Erregungskurve des archaischen Modus

Wenn der Modus exklusiv archaisch ist, wird er als einschränkend erachtet, da er weder für den Mann noch für die Frau sehr anpassungsfähig für den Koitus ist. Einige Männer, die hauptsächlich diesen sexuellen Erregungsmodus nutzen, haben Schwierigkeiten, ihre Erektion aufrechtzuerhalten oder während der Penetration zu ejakulieren. Da der von der Vagina ausgeübte Druck im Vergleich zu dem starken Druck, den sie selbst auf ihren Penis ausüben, wenn sie erregt sind, nicht ausreicht, wird die Aufrechterhaltung und der Anstieg ihrer genitalen Erregung schwierig. Oder im Gegenteil: Andere Männer üben so starke Druckreize auf ihren Penis aus, dass sie vor der vollen Erektion einen Samenerguss haben werden.

Ebenso haben viele Frauen, die ausschließlich mit diesem archaischen sexuellen Erregungsmodus funktionieren, kein koitales sexuelles Begehren. Wenn sie erregt sind, ziehen sich die Genitalmuskeln stark zusammen, wodurch sie das Gefühl haben, dass die Scheide verschlossen ist und sie kein Verlangen nach Penetration verspüren. Da dieser Modus in erster Linie die Tiefenrezeptoren mobilisiert, haben Menschen, die vor allem in diesem archaischen Modus erregt werden, im Allgemeinen keine Freude am Vorspiel und an oberflächlichen oder sanften Berührungen. Dadurch wird ihnen die ganze Bandbreite an Zärtlichkeiten und liebevollem Vorspiel vorenthalten, was das Risiko von Konflikten und Unzufriedenheit zwischen den Partnern erhöht, die in ihrem intimen und liebevollen Austausch eingeschränkt sind.

Schließlich kann dieser sexuelle Erregungsmodus sowohl bei Männern als auch bei Frauen das Gefühl der Zugehörigkeit zum eigenen biologischen Geschlecht stören. Bei sexueller Erregung können die mit den ausgeführten Bewegungen verbundenen Muskelkontraktionen Wahrnehmungen hervorrufen, die der anatomischen Beschaffenheit der Genitalien widersprechen – zum Beispiel eine Frau, die penetrieren will, wenn sie erregt wird, anstatt sich für die Penetration empfänglich zu fühlen, oder ein Mann, der penetriert werden will, anstatt selbst zu penetrieren. Dies kann zu geringfügigen Störungen des Gefühls der Zugehörigkeit zum biologischen Geschlecht führen (siehe das zweite Fallbeispiel in Abschnitt II), aber auch zu schwerwiegenderen Störungen, wie sie bei einigen Formen des Transsexualismus und der egodystonen Homosexualität auftreten.

Der mechanische Erregungsmodus: Dieser sexuelle Erregungsmodus wird »mechanisch« genannt, weil der Rhythmus der sehr schnellen (mechanischen) Stimulation präzise auf die Genitalien abgestimmt ist. Bei diesem sexuellen Erregungsmodus ist eine schnelle Stimulation erforderlich, um die sexuelle Erregung bis zum point of no return zu steigern, gefolgt von einer orgastischen Entladung. Im Gegensatz zum archaischen Modus, bei dem hauptsächlich die Tiefenrezeptoren beteiligt sind, sind beim mechanischen Modus die oberflächlichen äußeren Rezeptoren beteiligt.[7]

Der mechanische Erregungsmodus[8] ist der sowohl von Männern als auch von Frauen am häufigsten verwendete Modus. In Bezug auf die Anwendung der Körpergesetze ist ein sehr schneller und anhaltender Stimulationsrhythmus zu beobachten, eine mit zunehmender sexueller Erregung abnehmende Nutzung des Raumes und eine allgemeine Hypertonie (der Beckenmuskeln, des Gesäßes, der Oberschenkel und des Bauches). Die Atmung ist flach und ruckartig, in der Regel im Bauch auch blockiert. Männer werden in der Regel durch eine leichte, sehr schnelle und konstante reibende Bewegung der Hand, die wie eine Hülle um den Penis gelegt wird, erregt. Bei Frauen führt die Stimulation durch leichtes Reiben mit einem oder zwei, selten auch mehreren Fingern an der Vulva, in der Regel in der Nähe der Klitoris, zur orgastischen Entladung. In Abbildung 2 ist die sexuelle Erregungskurve des mechanischen Modus dargestellt.

7 Oberflächenrezeptoren befinden sich auf der Hautoberfläche und können durch oberflächliche Berührungen der Haut wie leichte Berührungen oder Streicheln aktiviert werden.

8 Die mechanische Stimulation ist eine sehr schnelle und anhaltende Stimulation, die automatisiert wird und das Bewusstseinsfeld auf ein Minimum reduziert.

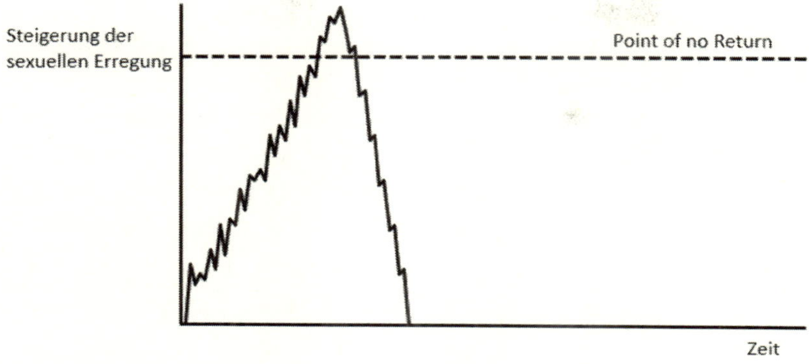

Abb. 2: Sexuelle Erregungskurve des mechanischen Modus

Auch dieser Modus wird aus mehreren Gründen als einschränkend angesehen. Das Bewusstseinsfeld[9] wird auf die Empfindungen in dem stimulierten Bereich reduziert. Während dieser besonderen Stimulation werden andere Liebkosungen oder Berührungen oft als störend empfunden. Wie der archaische Modus der sexuellen Erregung erlaubt auch dieser Modus während der Steigerung der sexuellen Erregung keine großen Empfindungen der sexuellen Lust oder Wollust. Der Körper ist in der Regel erstarrt und angespannt, und für das Entstehen der sexuellen Erregung ist große Konzentration erforderlich. Die orgastische Befreiung wird oft als Erleichterung nach dieser großen Spannung begrüßt.

Da der Mann seine Erregung durch schnelle und anhaltende Stimulation bis zum point of no return steigert, hat er nicht gelernt, sie zu modulieren[10], um sie zu verlängern und zu entscheiden, wann die orgastische Entladung stattfindet. Daher kann es zu einer frühen oder schnellen Ejakulation kommen. Da die genitale Stimulation der Frau sehr präzise sein muss, mit konstanten und anhaltenden Rhythmen, kann sie Schwierigkeiten haben, mit ihrem Partner zur orgastischen Entladung zu kommen. Die Frau, die nur diese Art der Erregung benutzt, wird Schwierigkeiten haben, durch vaginale Empfindungen erregt zu werden, und wird kaum in der Lage sein, durch Penetration zur orgasti-

9 Das Bewusstseinsfeld bezieht sich auf die bewusste Wahrnehmung, die wir durch unsere Empfindungen erfahren.

10 Die Modulation der sexuellen Erregung ist die Fähigkeit, die Intensität der sexuellen Erregung zu steigern oder zu verringern.

schen Entladung zu kommen (außer bei gleichzeitiger Stimulation ihrer Klitoris). Dieser sexuelle Erregungsmodus beinhaltet wenig oder keine Wahrnehmung der inneren vaginalen Empfindungen. Außerdem verringern die starken Kontraktionen der Muskeln, die ihre Vagina umgeben, während der Stimulation der Klitoris die Möglichkeit, dass sie ein koitales sexuelles Begehren entwickelt, das heißt den Wunsch, penetriert zu werden.

Der archaisch-mechanische Erregungsmodus: Man kann auch eine Art der Erregung beobachten, die den archaischen und den mechanischen Modus der sexuellen Erregung kombiniert, was als »archaisch-mechanisch« bezeichnet wird. Bei diesem Modus werden sowohl die Tiefenrezeptoren mobilisiert (durch Druck und Kontraktionen) als auch die Oberflächenrezeptoren durch sehr schnelles Reiben, das gleichzeitig auf die Genitalien ausgeübt wird. Im Allgemeinen wird die genitale Stimulation mit der Hand durchgeführt.

Auf der Ebene der Körpergesetze können die Rhythmen schnell und mechanisch sein, soweit dies möglich ist. Es besteht eine starke Muskelanspannung in den Gesäß-, perigenitalen und Bauchmuskeln sowie eine eingeschränkte Raumnutzung und eine flache und blockierte Atmung. Es handelt sich um eine einschränkende Form der sexuellen Erregung, die dieselben sexuellen und beziehungsbezogenen Schwierigkeiten mit sich bringt wie der archaische und der mechanische Modus. Die sexuelle Erregungskurve des archaisch-mechanischen Modus ist in Abbildung 3 dargestellt.

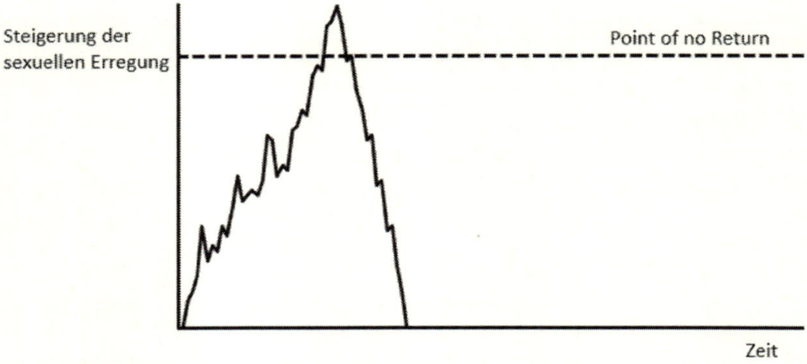

Abb. 3: Sexuelle Erregungskurve des archaisch-mechanischen Modus

Der vibrationsindizierte Erregungsmodus: Es gibt auch Menschen, die mit einem Duschstrahl oder mit einem Vibrator erregt werden. In diesem Fall würden wir sagen, dass es sich um einen »Vibrations«-Modus der sexuellen Erregung handelt, da die Frequenz der Stimulationsimpulse ultraschnell ist. Man könnte sagen, dass die genitale Erregung wie ein Pfeil nach oben schießt, bis zum point of no return. Wenn der Modus exklusiv vibrationsindiziert ist, sind die gleichen Einschränkungen und sexuellen Schwierigkeiten vorhanden wie beim archaischen sexuellen Erregungsmodus.

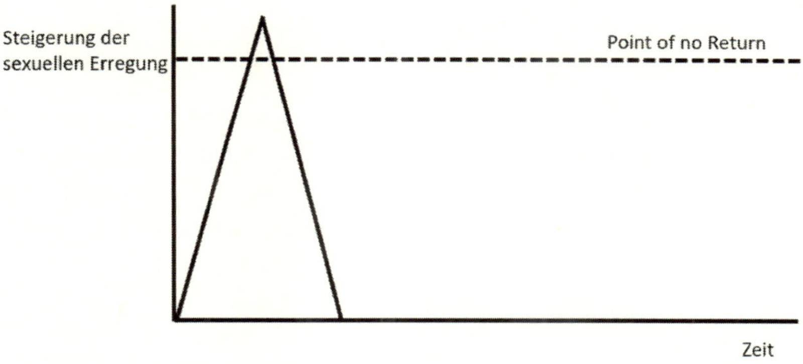

Abb. 4: Sexuelle Erregungskurve des vibrationsinduzierten Modus

Der ondulierende Erregungsmodus: In diesem Modus der sexuellen Erregung erlebt die Person die sexuelle Erregung in einem fließenden[11] und wohligen Körper, der ohne zu versteifen Bewegungen ausführt. Da die Person sich körperlich wohlfühlt, kann sie auf ein breiteres Spektrum an Bewusstsein und Quellen sexueller Lust und Wollust zugreifen.[12] Durch die fließenden, wellenförmigen Bewegungen breitet sich die sexuelle Erregung aus und verteilt sich im ganzen Körper. Dies nennen wir die Diffusion der sexuellen Erregung. Der Anstieg der genitalen Erregung erfordert keine große Konzentration und die Person kann sich bewegen und ihrer Fantasie freien Lauf lassen. Es handelt sich um eine Form der

11 Fließend bezieht sich auf Körperbewegungen, die geschmeidig in einer vielfältigen Bewegung und in unterschiedlichen Muskeltoni ausgeführt werden.

12 Sexuelle Wollust ist die Fähigkeit, während der Steigerung und der Aufrechterhaltung genitaler Erregung sexuelle Lust und Genuss zu empfinden.

sexuellen Erregung, die den Zugang zur sexuellen Lust erheblich erleichtert.

Was die Anwendung der Körpergesetze betrifft, so variieren die Rhythmen von langsam bis schnell, der Muskeltonus von schwach bis stark, die Bewegungen sind geschmeidig und variieren in der Amplitude. Schließlich ist die Atmung tief und angenehm. Da die Person nicht verpflichtet ist, ein bestimmtes Ritual der sexuellen Erregung zu befolgen, ist die Bandbreite der Möglichkeiten viel größer als bei den vorherigen Formen.

Der ondulierende Modus der sexuellen Erregung ist einschränkend, weil er eine zu starke Diffusion zulässt, die verhindert, dass die sexuelle Erregung kanalisiert wird, das heißt, dass sie bis zum point of no return ansteigt, um eine orgastische Entladung zu erreichen. Da dieser Modus außerdem große sexuelle Lustgefühle hervorruft, versuchen viele, dieses sinnliche sexuelle Vergnügen zu verlängern. Dies kann dazu führen, dass sie nicht in der Lage oder nicht willens sind, ihre sexuelle Erregung bis zum Orgasmus zu steigern.[13] Abbildung 5 zeigt die sexuelle Erregungskurve des ondulierenden Modus.

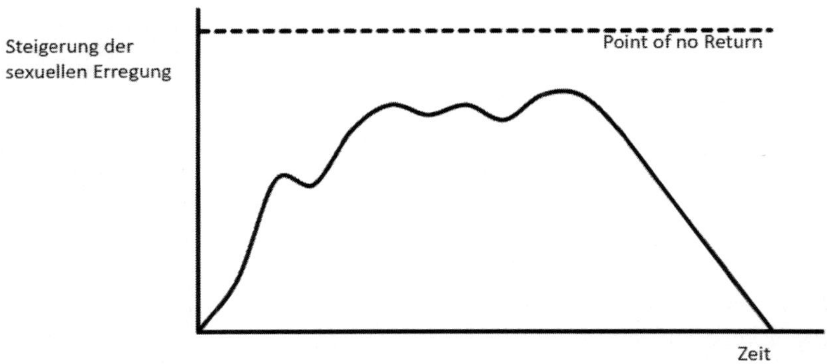

Abb. 5: Sexuelle Erregungskurve des ondulierenden Modus

Der wellenförmige Erregungsmodus: Der wellenförmige Modus der sexuellen Erregung besteht aus der Stimulation der oberflächlichen und der tiefen, der inneren und der äußeren Rezeptoren, wobei der Körper

13 Der Orgasmus ist eine doppelte Entladung: die Entladung der genitalen Erregung und die emotionale Entladung der damit verbundenen Lust.

als Ganzes genutzt wird. Die Bewegung der »doppelten Schaukel« ermöglicht es, die sexuelle Erregung in ein breiteres und fließenderes Körperregister zu kanalisieren, um eine orgasmische Entladung zu erreichen. Diese doppelte Schaukel wird durch eine Bewegung des Beckens ausgeführt, das hin und her wippt, verbunden mit einem Hin-und-her-Wippen der Schultern und einem Loslassen des Kopfes nach hinten. Die Bewegung wird begleitet von einer rhythmischen und tiefen Bauchatmung (Ausatmung). Diese Bewegung der »doppelten Schaukel« ist bei allen Menschen von Geburt an vorhanden und wird spontan ausgeführt, wenn ein Mensch in Lachen ausbricht, hustet oder schluchzend weint, und in allen anderen expulsiven Momenten, zu denen die orgastische Entladung gehört. Es ist eine Bewegung, die der Körper als Reflex in sich trägt. Das bewusste und freiwillige Erlernen dieser Technik durchläuft jedoch die oberen kortikalen Kerne und ermöglicht eine Verbesserung der Qualität der genitalen Erregung und der damit einhergehenden sexuellen Lust. Das Erlernen dieser Bewegung in einem sexualtherapeutischen Rahmen mit klar definierten Zielen ist ein einfaches, für alle zugängliches und sehr wirksames Mittel zur Behandlung der meisten sexuellen Schwierigkeiten.

Im wellenförmigen sexuellen Erregungsmodus wird die sexuelle Erregung durch ein Resonanzphänomen kanalisiert.[14] Das Gefühl der genitalen Erregung und der sexuellen Lust nimmt immer mehr zu und hinterlässt den Eindruck von »Wellen«, die sich bis zum endgültigen Orgasmus steigern (ähnlich wie bei einer Schaukel, bei der mit jedem Impuls die Intensität des Schaukelns zunimmt, wie dies aus der Physik bekannt ist).

Auf der Ebene der Anwendung der Gesetze des Körpers finden wir Bewegungen, Rhythmen und Muskelspannungen, die sich in aufeinanderfolgenden Wellen intensivieren. Die Person, die diesen sexuellen Erregungsmodus nutzt, kann ihre sexuelle Erregung modulieren, indem sie sie in eine fließende Bewegung kanalisiert, um in einer doppelten orgasmischen Entladung (genital und emotional) loszulassen. Die sexuelle Erregungskurve des wellenförmigen Modus ist in Abbildung 6 dargestellt.

14 Das Resonanzphänomen impliziert eine Koordination zwischen der Neigung des Beckens und der Neigung des Oberkörpers, die der doppelten Expulsion (genital und emotional) entspricht, welche sich um eine rhythmische Atmung herum artikuliert.

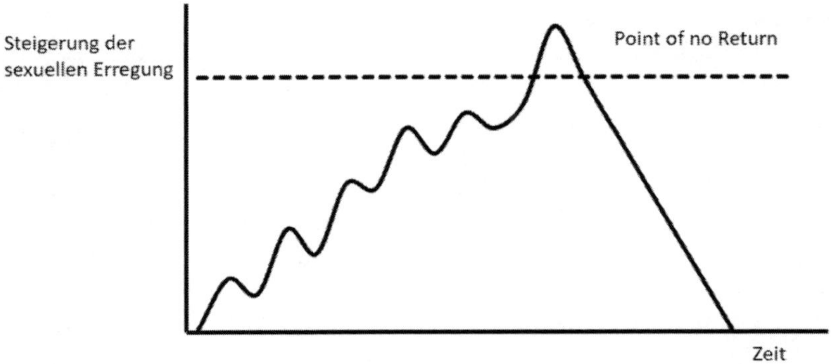

Abb. 6: Sexuelle Erregungskurve des wellenförmigen Modus

Zusammengefasst: Der archaische, mechanische, archaisch-mechanische sowie der vibrationsinduzierte Modus der sexuellen Erregung ermöglichen eine orgastische Entladung. Der ondulierende und der wellenförmige Modus der sexuellen Erregung ermöglichen den Zugang zu sexueller Lust. Der wellenförmige Modus der sexuellen Erregung kanalisiert sowohl die genitale Erregung als auch die damit verbundene sexuelle Lust. Dies führt in der Regel zu einer orgasmischen Entladung.[15] Im Hinblick auf die sexuelle Gesundheit bietet der wellenförmige Modus jedem Mann und jeder Frau die Möglichkeit, durch Selbststimulation (Stimulation durch die Person selbst) und Allostimulation (Partnerstimulation) zum Orgasmus zu kommen, aber auch zum koitalen Orgasmus, da er sowohl die Oberflächen- als auch die Tiefenrezeptoren miteinbezieht.

In der klinischen Sexologie ist eine umfassende Evaluation der Art und Weise der sexuellen Erregung wesentlich und entscheidend für die Entwicklung eines wirksamen sexoklinischen Behandlungsplans. Bei der überwiegenden Mehrheit der sexuellen Schwierigkeiten steht der sexuelle Erregungsmodus in direktem kausalen Zusammenhang[16] mit dem vorliegenden

---

15 Die orgasmische Entladung umfasst sowohl eine physiologische Entladung (krampfartige Reaktionen und/oder Ejakulation bei Männern) als auch eine emotionale Entladung, die sich auf die damit verbundene sexuelle Lust bezieht. Dieses Phänomen wird auch als »Orgasmus« bezeichnet.

16 Bei der sexologischen Untersuchung wird festgestellt, dass die vorliegenden sexuellen Schwierigkeiten in den meisten Fällen eine direkte Folge der Art der Erregung sind (direkte Kausalität). Die vorliegende Schwierigkeit kann indirekt beeinflusst worden sein, zum Beispiel durch Erziehung, Denksysteme usw. (indirekte Kausalität). Letztere Infor-

sexuellen Problem. Eine Evaluation, die die Art und Weise der sexuellen Erregung der Person, die sich in der Konsultation befindet, berücksichtigt, ermöglicht es, die Ursache der sexuellen Schwierigkeiten schnell zu erkennen und durch entsprechendes Lernen die Art und Weise zu ändern, wie sie sexuelle Erregung erlebt.

B Die persönlichen Komponenten

a) Das Gefühl der Zugehörigkeit zum biologischen Geschlecht

Das Geschlecht bezieht sich auf die Wahrnehmung der Männlichkeit oder Weiblichkeit von Männern und Frauen. Diese wichtige Komponente des Modells der sexuellen Gesundheit kann in zwei Unterkomponenten unterteilt werden: Geschlechterarchetypen und Geschlechterstereotypen. Sexuelle Archetypen stehen im Zusammenhang mit der Evolution der menschlichen Spezies und sind eng mit dem Überleben der Spezies verbunden.[17] Es handelt sich um die *sexuelle Intrusivität* bei Männern und die *sexuelle Rezeptivität* bei Frauen. Auf der Grundlage dieser jeweiligen Archetypen haben Männer und Frauen seit Anbeginn der Menschheit, noch vor dem Aufkommen der Erotik, miteinander koexistiert. Diese Realität wird durch die Beobachtung der geschichtlichen Entwicklung des Menschen belegt, die von der Präsenz und Manifestation dieser sexuellen Archetypen zeugt. In unseren modernen Gesellschaften sind die Archetypen nicht mehr vorherrschend, da das Überleben der menschlichen Spezies nicht mehr bedroht ist. Andererseits ist in ärmeren und weniger entwickelten Ländern, in denen die Kindersterblichkeitsrate sehr hoch ist, auch die Geburtenrate sehr hoch.

---

mation ist für die sexoklinische Behandlung von großer Bedeutung, aber der direkte kausale Zusammenhang zeigt deutlich, woran gearbeitet werden muss, um das sexuelle Erleben der beratenen Person zu verbessern. In der klinischen Sexologie steht die unmittelbare Ursache einer Schwierigkeit fast immer im Zusammenhang mit der sexuellen Erregungsfunktion.

17 Anm. d. A. Dominique Chatton zur Übersetzung: Heute wissen wir, dass eine genetische Programmierung von Archetypen nicht möglich ist. Nur einfache Verhaltensmuster können genetisch codiert werden (z. B. »pelvic trust« [Beckenkippung] bei Männchen, Lordose-Stellung bei der Stimulation der Flanken durch das Männchen während der fruchtbaren Zeit bei Weibchen bei niederen Säugetieren). Aus heutiger Sicht ist also der Teil hinfällig, in dem es darum geht, dass Archetypen mit dem Überleben der Art in Populationen mit hoher Kindersterblichkeit in Verbindung stehen. Kurz gesagt: Archetypen (Penetration und Rezeptivität) werden durch Lernen erreicht.

In diesen Gesellschaften, in denen das Überleben ein tägliches Anliegen ist, gibt es wenig oder gar keine Erotik oder Freude an der Ausübung der Sexualität. Dies hindert Männer und Frauen nicht daran, miteinander zu koitieren, da sie sich hauptsächlich von ihrer Programmierung im Zusammenhang mit sexuellen Archetypen leiten lassen. Diese Realität ist in den reicheren Ländern, in denen die sexuellen Archetypen für das Überleben der Spezies nicht mehr notwendig sind, nicht dieselbe. Dennoch sind sie für das sexuelle Erleben von Männern und Frauen wichtig, weil sie die Möglichkeit bieten, sexuelle Archetypen zu erotisieren.[18] Männer, die Penetranz erotisieren, haben mehr koitales sexuelles Begehren und fühlen sich in ihrer Sexualität sicherer. Frauen, die ihre Vaginalhöhle und ihr Verlangen nach Penetration erotisieren, haben ein koitales sexuelles Begehren und erleben viel mehr sexuelles Empfinden und Lust während der Penetration. Die Erotisierung des eigenen Archetyps in Übereinstimmung mit dem biologischen Geschlecht bietet also mehr Möglichkeiten für den Zugang zu einer besseren Sexualität.

Geschlechterstereotype beziehen sich eher auf die Art und Weise der Kleidung und der körperlichen Erscheinung, die kulturell mit Männlichkeit und Weiblichkeit assoziiert wird. Außerdem wirken sich diese Stereotype auf Interessen, Einstellungen, Körpersprache, Gangart und Körperform aus. Wenn von Stereotypen die Rede ist, werden die Worte weiblich oder männlich verwendet, um Eigenschaften zu bezeichnen, die im Allgemeinen mit Frauen oder Männern in Verbindung gebracht werden. Stereotype sind von einer Kultur zur anderen verschieden und können sich je nach Zeit und Gesellschaft weiterentwickeln.

In Bezug auf die sexuelle Gesundheit würden wir sagen, dass eine Person in ihrem Gefühl der Zugehörigkeit zu ihrem biologischen Geschlecht gut verankert ist, wenn sie ihren sexuellen Archetyp erotisiert hat (phallische Erotisierung beim Mann und Erotisierung der Höhlen bei der Frau) und in der Lage war, ein Minimum an Anpassung an die sozialen und kulturellen Stereotypen zu entwickeln, die in Übereinstimmung mit ihrem anatomischen Geschlecht vermittelt werden.

b) Die sexuelle Lust

Alle Männer, Frauen oder Paare, die in die sexologische Konsultation kommen, träumen von sexueller Wollust und Lust. Dies ist ein universel-

18 Siehe das Glossar zur phallischen Erotisierung und zur Erotisierung von Höhlen. [Anm. d. Ü.: Das Glossar ist nicht Bestandteil dieses übersetzten Beitrags.]

ler Traum. Um ihnen adäquat helfen zu können, muss man zunächst klar zwischen genitaler Erregung und sexueller Lust unterscheiden können. Bei der Ausarbeitung der verschiedenen sexuellen Erregungsmodi konnte festgestellt werden, dass eine Person genitale Erregung und sogar orgastische Entladungen erleben kann, ohne dass dies mit sexueller Lust einhergeht (archaischer, mechanischer, archaisch-mechanischer und vibrationsinduzierter Modus). In der Tat hängt die sexuelle Lust in erster Linie von der Anwendung der Gesetze des Körpers ab. Eine Person, die genitale Erregung mit großer muskulärer Steifheit des ganzen Körpers, großer Konzentration und reduzierter Atmung erlebt, wird es schwierig finden, angenehme Wahrnehmungen sexueller Lust zu erleben, obwohl sie genital sehr erregt scheint. Aus diesem Grund ist es unerlässlich, die Funktion der sexuellen Erregung der konsultierten Person zu beurteilen und zu unterscheiden, dass die genitale Erregung ein physiologisches Phänomen ist, während die sexuelle Lust eine angenehme emotionale Wahrnehmung ist, die mit ihr einhergehen kann oder auch nicht.

Eine weitere wesentliche Voraussetzung für das Entstehen von sexueller Lust ist das emotionale Engagement der Person für die sexuelle Begegnung mit der anderen Person oder mit sich selbst (Masturbation). Wenn eine Person einer sexuellen Begegnung nicht wohlgesonnen ist oder Schuldgefühle oder Scham der Selbstbefriedigung gegenüber empfindet, ist es unwahrscheinlich, dass sie in der Lage ist, sich der sexuellen Wollust oder der großen sexuellen Lust hinzugeben. Mit anderen Worten, die sexuelle Lust hängt von allen anderen Komponenten der Sexualität ab. Physiologische, persönliche, kognitive und Beziehungskomponenten verstärken oder beeinträchtigen die Fähigkeit einer Person, während der Steigerung der genitalen Erregung und während der Entladung sexuelle Lust zu empfinden.

In der Sexualtherapie ist es möglich, durch verschiedene Lernprozesse an dieser Fähigkeit zum Zugang zur sexuellen Wollust zu arbeiten. Diffusion und Kanalisierung sexueller Erregung sind sexuelle Fähigkeiten, die einfach erlernt werden können und die es einer Person ermöglichen, die Art und Weise, wie sie genitale Erregung und die damit einhergehende sexuelle Lust erlebt, direkt zu beeinflussen. Tabelle 1 gibt einen Überblick über die wichtigsten Fähigkeiten, die zu diesem Zweck eingesetzt werden können. Sie zeigt die zu vermittelnden genitalen Fähigkeiten (linke Seite) und ihre Auswirkungen auf die Wahrnehmung der sexuellen Lust (rechte Seite).

Tab. 1: Darstellung der genitalen Fähigkeiten und ihrer Auswirkungen auf die Wahrnehmung der sexuellen Lust

Fähigkeiten in Bezug auf die sexuelle Erregung		**Fähigkeiten in Bezug auf die Wahrnehmung der sexuellen Lust**
sexuelle Diffusion durch Fluidität	↔	Wollust
sexuelle Kanalisierung durch die Beckenbodenschaukel	↔	Steigerung des Genusses
durch das Schaukeln des Beckens unten loslassen	↔	Hingabe an die sexuelle, genitale Lust
durch das Schaukeln des Oberkörpers oben loslassen	↔	Hingabe an die sexuelle, emotionale Lust
doppeltes Loslassen (genital und oben) ↘	Orgasmus	↙ genitale und emotionale Lust

c) *Das koitale sexuelle Begehren*

Sexuelles Begehren ist eine positive mentale Erwartung, die den genitalen Erregungsreflex auslösen kann. Was die sexuelle Gesundheit betrifft, so kann man sexuelles Begehren in vier Bestandteile aufschlüsseln.

Die Erotisierung des eigenen sexuellen Archetyps: Die Erotisierung des eigenen sexuellen Archetyps führt dazu, dass die Person nach seiner Ergänzung sucht. Der Mann, der die Penetration erotisiert, wird eindringen wollen und eine Person suchen, die für die Penetration »empfänglich« ist. Die Frau, die ihre Höhlen erotisiert, wird versuchen, sich mit einer »penetrierenden« Person zu füllen, um ihrem Wunsch nach Penetration nachzukommen.

Die Erotisierung der Distanz: Die Erotisierung der Distanz ist definiert als die Fähigkeit, Distanz ohne große Angst oder Unruhe zu erleben. Durch die Erotisierung der Distanz kann die Person in Tagträumen oder erotischen Gedanken über ihre Rückkehr schwelgen. Im Hinblick auf die sexuelle Gesundheit setzt die Erotisierung der Distanz die Fähigkeit voraus, die Distanz des anderen positiv zu erleben, um davon träumen zu können, und auch die Fähigkeit, Intimität bei sexuellen und/oder romantischen Kontakten zu erotisieren.

Sexuelle Anziehungskraft: Sexuelle Anziehungskraft entsteht, wenn eine Person in ihrem Partner Elemente findet, die ihren sexuellen Anziehungscodes entsprechen, das heißt Elemente, die sie wahrscheinlich sexuell anziehen. Sexuelle Anziehung kann sich im Laufe der Zeit entwickeln und verändern. Sie kann durch die Verstärkung der Liebesbeziehung zwischen den Partnern gestärkt oder durch Wahrnehmungsverschleiß[19] oder verschiedene Veränderungen (Alter, Krankheit, Schwangerschaft usw.) geschwächt werden.

Die Identifizierung von Orientierungspunkten in der eigenen genitalen Erregung: Dies bezeichnet die Fähigkeit, die Manifestationen der Entstehung des genitalen Erregungsreflexes und des Anstiegs der sexuellen Erregung im eigenen Körper zu erkennen, sich diese bewusst zu machen und sie zu kodifizieren.

In Sexocorporel wird eine wichtige Unterscheidung in Bezug auf das sexuelle Begehren getroffen. In der Tat gibt es verschiedene Formen des Begehrens, die manchmal mit dem koitalen sexuellen Begehren verwechselt werden können. Es gibt zum Beispiel das sexuelle Begehren nach Liebe oder Verschmelzung, das sexuelle Begehren nach Entladung und das sexuelle Begehren nach einem Kind. Alle diese Formen des sexuellen Begehrens können dazu führen, dass eine Person eine koitale Beziehung mit einer anderen Person wünscht, das Bedürfnis nach Befriedigung jedoch wird unterschiedlich sein. Manche Menschen wollen Sex haben, um emotionale oder verschmelzende Bedürfnisse zu befriedigen. Andere wollen vielleicht Sex haben, um Spannungen abzubauen und eine orgastische Entladung zu erfahren. Manche Menschen, die ein sexuelles Begehren nach einem Kind haben, stellen fest, dass ihr Interesse an Sex völlig verschwindet, sobald das Bedürfnis nach einem Kind erfüllt ist. Die meisten Menschen, die sich wegen eines geringen oder fehlenden sexuellen Begehrens an uns wenden, wollen jedoch auch koitales sexuelles Begehren verspüren. Wenn wir ihre sexuelle Entwicklung evaluieren, stellen wir oft fest, dass sie entgegen ihren Aussagen nie dieses koitale sexuelle Begehren entwickelt haben, das aus einem genitalen Begehren nach Penetration mit einem Partner und der Erotisierung seines sexuellen Archetyps entsteht.

d) Die sexuelle Fantasie

Die sexuelle Fantasie ist eine wichtige Komponente, da sie sehr aufschlussreich für die von einer Person vorgenommenen sexuellen Kodifizierungen ist. *Die sexuelle Fantasie ist die Gesamtheit der Mentalisierungen und Vor-*

19 Wahrnehmungsverschleiß kann auftreten, wenn eine Person über einen langen Zeitraum mit demselben Partner Sex hat.

stellungen in Bezug auf Sexualität oder Intimität, die genitale Erregung auslösen oder begleiten. Diese Mentalisierungen werden in Form von Bildern, Empfindungen oder Szenarien hervorgerufen. Bei diesen Darstellungen handelt es sich um Erinnerungen, gesehene oder erlebte Szenen, Vorwegnahmen künftiger Ereignisse oder von uns selbst geschaffene Kreationen.

Der Inhalt der sexuellen Fantasie ist in der Regel entweder überwiegend affektiv oder überwiegend genital. Unabhängig davon, ob es sich um affektive oder genitale Bedürfnisse handelt, wird die genitale Erregung folgen. Die Person kann Teil dieser Szenarien sein (Subjekt) oder ihnen fernbleiben (Zeuge). In diesen Darstellungen kann sie sich selbst als genital stimuliert sehen, muss es aber nicht. Der Inhalt ist entweder kongruent mit ihrem biologischen Archetyp, neutral oder invertiert, dementsprechend sieht sich die Person als intrusiv, rezeptiv oder neutral. Der Gesundheitszustand der sexuellen Fantasie wird am Reichtum der entwickelten Szenarien, an der Erotisierung von Intimität und Genitalität sowie an der Beziehung zur Männlichkeit oder Weiblichkeit gemessen. Die sexuelle Fantasie und ihr Inhalt werden stark vom sexuellen Erregungsmodus beeinflusst.

e) Sexuelle Anziehungscodes

Die sexuellen Anziehungscodes sind die *Mentalisierungen*, die Wahrnehmungen, die man *in Bezug auf das, was man an einer Person, einem Szenario oder einem Objekt als sexuell attraktiv empfindet, erotisiert oder kodifiziert hat*, und die dazu führen, dass der *genitale Erregungsreflex* ausgelöst wird. Sie sind daher eine wichtige sexuelle Erregungsquelle.

Ohne diesen Reflex können wir uns zu einer Person hingezogen fühlen und Interesse an ihr empfinden, ohne uns *sexuell* zu ihr hingezogen zu fühlen. Die sexuellen Anziehungscodes bestimmen die sexuelle Orientierung, das heißt die sexuelle Anziehung zu Menschen des gleichen oder des anderen Geschlechts. Es sollte beachtet werden, dass sich sexuelle Anziehungscodes entwickeln, weiterentwickeln und beeinflusst werden können.

Im Hinblick auf die sexuelle Gesundheit muss das Spektrum der Anziehungscodes so vielfältig sein, dass sich eine Person sowohl zu emotionalen als auch zu genitalen Reizen sexuell hingezogen fühlt – mit anderen Worten, dass sie Intimität und Genitalität erotisieren kann. Die Palette der sexuellen Anziehungscodes kann jedoch klein oder sehr begrenzt sein (Fetischismus, Erotisierung einer bestimmten Art von Szenario wie Unterwerfung und Dominanz usw.), was dazu führen kann, dass sich eine Person in ihrem Sexualleben übermäßig benachteiligt fühlt.

f) Sexuelle Selbstsicherheit

Sexuelle Selbstsicherheit steht in engem Zusammenhang mit dem Gefühl der Zugehörigkeit zum eigenen biologischen Geschlecht. Es ist die Fähigkeit, stolz in seiner Weiblichkeit als Frau und in seiner Männlichkeit als Mann zu sein. Sexuelle Selbstsicherheit setzt zwei Fähigkeiten voraus: Narzissmus und Exhibitionismus.[20] Narzissmus bezieht sich auf die Fähigkeit, sich selbst mit Stolz zu betrachten, sich selbst schön zu finden und die eigenen Stärken als Mann oder als Frau wahrzunehmen. Exhibitionismus bezieht sich auf die Fähigkeit und das Vergnügen, sich in seiner Männlichkeit oder Weiblichkeit mit Stolz und Selbstvertrauen zu zeigen. Wie alle anderen Komponenten des Gesundheitsmodells kann auch die sexuelle Selbstsicherheit durch verschiedene Lernprozesse im Rahmen der Sexualtherapie entwickelt und gestärkt werden.

g) Emotionale und sexuelle Intensität

Emotionale und sexuelle Intensität (früher bekannt als sexuelle Aggression) bezieht sich auf die Fähigkeit von Männern und Frauen, eine emotionale Ladung in ihrem sexuellen Erleben aufrechtzuerhalten und zu steigern. Es ist die Fähigkeit, seine Träume, Wünsche und Emotionen mit einer sexuellen Konnotation durch emotionale Intensität körperlich auszudrücken. Diese emotionale Ladung findet ihren Niederschlag in den Gesetzen des Körpers, insbesondere in der Intensität des Muskeltonus, der mit der Amplitude der Bewegungen in den erotischen Spielen einhergeht.

C Die kognitiven Komponenten

Kognitive Komponenten spielen eine sehr wichtige Rolle in der Sexualität von Männern und Frauen. Zu den kognitiven Komponenten gehören nämlich alle Kenntnisse, Überzeugungen, Ideologien, Einstellungen und Werturteile im Zusammenhang mit der Sexualität. Es ist das, was unser Denksystem und unsere Art, mit Sexualität umzugehen, ausmacht. Auf der Grundlage dieses Gedankensystems werden Menschen in der Lage sein, zu definieren, was sie bei der Ausübung ihrer Sexualität für gut oder schlecht, für akzeptabel oder nicht akzeptabel halten. Bei einigen wird das Gedankensystem förderlich für eine offene und erfüllende Sexualität sein. Bei anderen spielen Überzeugungen, Ängste und falsche Vorstellungen in Hinblick auf Sexuali-

---

20 Narzissmus und Exhibitionismus werden hier im Sinne von Gesundheit und nicht von Pathologie dargestellt.

tät eine hemmende und einschränkende Rolle für ihre Fähigkeit, Sexualität mit sich selbst und/oder ihrem Partner angenehm zu erleben.

In Bezug auf die kognitiven Komponenten bedeutet sexuelle Gesundheit, dass eine Person über ein Mindestmaß an korrektem Wissen über Sexualität verfügt und sich in einem Denksystem bewegt, das ihr die Freiheit gibt, sich mit Erotik zu beschäftigen, ohne sich blockiert, gehemmt oder gar schuldig zu fühlen.

D Beziehungskomponenten

Die Beziehungskomponenten beziehen sich auf verschiedene Fähigkeiten. Sie beruhen in erster Linie auf der Fähigkeit, dem anderen die eigenen Bedürfnisse und Wünsche klar und objektiv mitzuteilen, anstatt Frustrationen zu äußern. Sie beziehen sich auch auf die Fähigkeit, die andere Person zu verführen und Verführungsstrategien zu entwickeln, um ein zuvor ermitteltes Bedürfnis zu befriedigen. Eine weitere Fähigkeit ist es, eine Liebesbeziehung mit dem Entstehen und Aufrechterhalten eines Gefühls der Liebe aufzubauen. Schließlich gibt es verschiedene erotische Fähigkeiten, die innerhalb des Paares entwickelt werden können und die eine größere Vielfalt an sexuellen Spielen ermöglichen.

Sexuelle Gesundheit wird erreicht, wenn die Partner über bestimmte erotische Fähigkeiten verfügen, wenn sie in der Lage sind, sich gegenseitig zu verführen, ein liebevolles Gefühl füreinander aufrechtzuerhalten und schließlich auf angemessene Weise erotisch zu kommunizieren. Viele Menschen äußern ihren Mangel oder ihre Frustration, anstatt ihre Bedürfnisse und Wünsche mitzuteilen. In diesen Fällen erlauben es die verwendeten Strategien leider nicht, ihre Wünsche und Bedürfnisse zu erfüllen. Sexocorporel hat effektive Methoden entwickelt, um erotische Kompetenz bei Männern und Frauen zu entwickeln, die in einer Beziehung leben und sowohl in der Liebe als auch beim Sex zufrieden sein wollen.

Zusammenfassung

Zusammenfassend lässt sich sagen, dass Sexocorporel ein präzises und vollständiges sexologisches Bewertungsraster verwendet, das alle Komponenten der menschlichen Sexualität umfasst. Durch die Identifizierung und Definition der einzelnen Komponenten des Modells der sexuellen Gesundheit ist es Sexocorporel gelungen, der klinischen Sexologie relevantes Wissen zu vermitteln und viele Unklarheiten hinsichtlich grundlegender sexologischer Konzepte auszuräumen. Im Gegensatz zu vielen Ansätzen, die bei der Evaluation einer sexuellen Störung nur indirekte Ursachen in Betracht ziehen, stützt sich dieser Ansatz auch auf direkte Ursachen, was unbegründete Interpretationen vermeidet und eine wesentlich objektivere Analyse ermöglicht. Indem die Ursache des Problems klar identifiziert wird, ermöglicht Sexocorporel eine korrekte Diagnose und setzt einfache und konkrete sexoklinische Mittel ein, um die Sexualität sowohl auf der »expliziten« körperlichen Ebene (physiologische Komponenten) als auch auf der »impliziten« Ebene (persönliche, kognitive und Beziehungskomponenten) zu verbessern.

In Bezug auf das sexologische Wissen und das Verständnis für die Sexualität von Männern und Frauen bietet Sexocorporel eine solide Grundlage für die Ausübung des Berufs des klinischen Sexologen. Sexocorporel hat sich auch in Sexualkliniken bewährt und zeichnet sich durch seine wirksame Behandlung verschiedener sexueller Probleme aus. Die Behandlungen zielen sowohl auf die vorzeitige Ejakulation als auch auf geschlechtsspezifische Störungen, einschließlich Transsexualismus, ab. Wenn man sexuelle Störungen mithilfe der Methode Sexocorporel beurteilt und behandelt, kann jeder zu dem Schluss kommen, dass Sexualität nicht so kompliziert ist, wie es auf den ersten Blick scheint, hingegen aber sehr komplex!

Wir werden unsere Ausführungen nun mit drei Fallbeispielen illustrieren.

II Klinische Fälle

In den dargestellten Fallgeschichten wird nicht auf die Evaluation aller Komponenten eingegangen, obwohl diese berücksichtigt wurden. Um den Text zu straffen, werden nur die für das klinische Verständnis wichtigsten Komponenten beschrieben.

Erster Fall: Vorzeitige Ejakulation mit starker Libido

Allgemeine Vorstellung des Klienten

37-jähriger Mann, seit acht Jahren verheiratet, seit einigen Monaten im Trennungsprozess von seiner Frau; Vater von zwei Kindern im Alter von drei bzw. fünf Jahren. Er ist Leiter der Verkaufsabteilung eines Lebensmittelunternehmens.

Dauer der Behandlung
Ein Treffen zur Evaluation, fünf Treffen für die sexoklinische Behandlung.

Grund für die Konsultation
Der Mann konsultiert die Beratungsstelle wegen vorzeitiger Ejakulation. Er erwähnt, dass er dieses Problem seit dem Beginn seines koitalen Sexuallebens hat. Wenn er in eine Vagina eindringt, kann er den Zeitpunkt seiner Ejakulation nicht kontrollieren und bestimmen. Normalerweise dauert die Penetration weniger als zwei Minuten.

Vorhergehende Konsultationen
Er hat noch nie einen Arzt zu diesem Thema konsultiert. Dies ist das erste Mal, dass er einen Sexualtherapeuten trifft. Er hat jedoch einige desensibilisierende Cremes und sogar Viagra ausprobiert, um zu versuchen, seine schnelle Ejakulation zu regulieren.

Sexologische Evaluation (ein Treffen)

Körperbeobachtungen [lecture corporelle]
Er ist ein Mann, der aufgrund seiner Kleidung und Körperhaltung gepflegt und sportlich aussieht. Er hat einen zentrierten Gang und eine zentrierte Körperhaltung, die einen selbstbewussten und maskulinen Eindruck vermittelt.

Psychische Gesundheit[21]
Er ist psychisch gesund. Er hat einen Job, der mit viel Verantwortung verbunden ist, sowohl in der Finanzverwaltung als auch in der Mitarbeiterführung. Er ist auch zu einer liebevollen und emotionalen Bindung zu seiner Frau und seinen Kindern fähig.

Sexuelle Entwicklung
Seit seinen frühesten Erinnerungen fühlt er sich zu Mädchen und später zu Frauen hingezogen. Mit etwa 13 Jahren entdeckt er seine sexuelle Erre-

21 Der Grad der psychischen Gesundheit wird anhand von zwei Kriterien beurteilt, die von der Weltgesundheitsorganisation herausgearbeitet wurden und hier abgekürzt werden: Arbeitsfähigkeit und Liebesfähigkeit. Diese beiden Kriterien setzen eine Reihe anderer persönlicher und sozialer Fähigkeiten voraus.

gung und erregt sich etwa ein Jahr lang mithilfe eines Vibrators an seinem Penis. Danach masturbiert er mit seiner Hand (siehe unten). Im Alter von 16 Jahren hat er seinen ersten Geschlechtsverkehr. Er berichtet, dass er beim Geschlechtsverkehr schon immer schnell ejakuliert hat.

Genitale Erregungsfunktion
Er bekommt schnell und leicht gute Erektionen, sowohl wenn er sich allein sexuell erregt als auch wenn er Sex mit einer Partnerin hat.

Sexueller Erregungsmodus
Er ist ein Mann, der angibt, während seiner Ehejahre kaum masturbiert zu haben. Er erregt sich allein, wenn er auf Geschäftsreise ist, und schaut sich dabei einen pornografischen Film an.

Die Masturbation erfolgt auf sehr schnelle Weise. Er liegt auf dem Rücken und stimuliert sich mit seiner Hand, zur Scheide geformt, an seinem Penis durch schnelle Hin-und-her-Bewegungen. Er übt mit seiner Hand einen mittleren Druck auf sein Geschlechtsteil aus, der dem Druck ähnelt, den die Vagina auf seinen Penis ausübt (5/10). Die Muskeln seines Gesäßes und seiner Oberschenkel, seine Bauchmuskeln und die Muskeln, die den Genitalbereich umgeben, werden mit zunehmender sexueller Erregung immer angespannter. Auch der Rhythmus der Stimulation nimmt zu, bis er mechanisch wird, und seine sexuelle Erregung wird intensiver. Zum Zeitpunkt der Ejakulation befindet er sich in einer allgemeinen Muskelhypertonie. Seine Atmung befindet sich während der gesamten Masturbation auf Brusthöhe und pausiert im Moment der Ejakulation. Er befindet sich in einem mechanischen Erregungsmodus.

Sexuelle Erregungsquellen
Direkte oberflächliche Berührungen sind die Hauptquelle seiner sexuellen Erregung. Er verwendet auch Filmszenen, in denen er sieht, wie ein Mann in eine Frau eindringt.

Sexuelle Fantasie
Wenn er sich erregt, benutzt er seine Vorstellungskraft wenig, da er sich Szenen aus pornografischen Filmen ansieht. Wenn er sich eine Szene vorstellt, sieht er sich selbst mit einer Frau. Er hat Oralsex mit ihr und dringt in sie ein. Das Drehbuch setzt vor allem auf Penetration und er ist Akteur in seiner Geschichte.

Sexuelles Erleben des Paares
Während seiner gesamten Ehejahre legte er großen Wert auf das Vorspiel, insbesondere auf Oralsex bei seiner Frau. Er achtete darauf, ihr viele Zärtlichkeiten entgegenzubringen, damit sie vor der Penetration einen Orgasmus bekam, da er wusste, dass die Penetration nur von kurzer Dauer sein würde. Seine Frau ließ ihm wenig genitale Zärtlichkeiten zukommen, um seine genitale Erregung nicht noch weiter zu steigern, in der Hoffnung auf eine längere Penetration.

Gefühl der Geschlechtszugehörigkeit: Erotisierung seines Archetyps
Er ist ein Mann, der fest in seiner phallischen Erotisierung verankert ist. In seiner Vorstellungswelt sieht er sich in einer Schauspielerrolle, in der er in eine Frau eindringt. Er fühlt sich stolz auf seine Erektion und möchte seine sexuelle Erregung verlängern, um länger eindringen zu können, damit er sich und seiner Partnerin eine größere sexuelle Lust bereiten kann.

Sexuelle Selbstsicherheit: Narzissmus und Exhibitionismus
Er ist ein Mann, der einen »gesunden« Narzissmus und Exhibitionismus aufweist. Er ist in der Lage, sich selbst und seine Stärken wahrzunehmen. Er fühlt sich in seiner Männlichkeit gut verankert und empfindet Selbstsicherheit gegenüber den Frauen, die er trifft. Er fühlt sich auch in einer Gruppe von Männern wohl. Wenn es darum geht, eine Frau zu verführen, fühlt er sich angesichts des Bildes, das er projiziert, sicher. Er fühlt sich auch sicher in Bezug auf das, was er als Mann und als Liebespartner zu bieten hat. Als Liebhaber fühlt er sich angesichts seiner Schwierigkeiten, seine sexuelle Erregung zu steuern, etwas eingeschränkter in der Penetration.

Sexuelle Anziehungscodes
Er ist ein Mann, der Frauen in ihren Kurven und Höhlen erotisiert. Er möchte mit einer rezeptiven Frau zusammen sein, die sexuelles Begehren hat und mit ihm Sexualität erleben möchte.

Sexuelles Begehren
Er hat koitales sexuelles Begehren nach Frauen. Er hat mehrmals pro Woche Lust auf Geschlechtsverkehr. Er sagt, dass er die intime und sexuelle Nähe zu seiner Frau liebt, sowohl bei zärtlichen und liebevollen Berührungen als auch bei genitalen Berührungen und beim Eindringen.

Kognitive Komponenten

Mehrere Jahre lang dachte er, dass seine Störung der vorzeitigen Ejakulation die Ursache für die Schwierigkeiten in der Ehe war. Er fühlte sich dafür verantwortlich und verspürte angesichts dessen viele Schuldgefühle. Während der Evaluation sagte er, dass seine Frau kein sexuelles Begehren mehr habe, seit sie zu Beginn ihrer Ehe einen Burn-out erlitten habe. Er kam zu dem Schluss, dass seine Schwierigkeiten wahrscheinlich nicht dazu beigetragen hatten, Harmonie in der Ehe zu schaffen oder aufrechtzuerhalten, dass er aber auch nicht die Ursache für das fehlende sexuelle Begehren seiner Frau war.

Bilanz

Stärken

Er ist ein Mann mit guter mentaler Gesundheit. Er weist eine gute erektile Funktionalität mit einem vorhandenen und häufigen koitalen sexuellen Begehren auf. Phallische Erotisierung ist vorhanden. Ein Mann, der Stärken als Liebespartner und Familienvater aufweist.

Logik des Systems[22]

Er verwendet seit mehreren Jahren einen mechanischen Erregungsmodus. Seine seltenen Masturbationen und sexuelle Beziehungen haben ihm keine Chance gegeben, zu lernen, wie er seine genitale Erregung modulieren kann. Seine Erregungsmodus ist in gewisser Weise ein »Training« für eine vorzeitige Ejakulation. Er erkennt die Orientierungspunkte nicht, die mit dem Anstieg seiner sexuellen Erregung in seinem Körper verbunden sind, oder den point of no return, der das bevorstehende Eintreten der Ejakulation ankündigt, da die Masturbation oder Penetration zu schnell abläuft.

Bei der Penetration mit einer Partnerin wird der Anstieg seiner genitalen Erregung häufig als unangenehm erlebt, da er die Ejakulation gerne verhindern und hinauszögern würde. Die Ejakulation wird ebenfalls mit

22 Die Logik des Systems bezieht sich auf die Interaktion aller Komponenten untereinander. Dabei bildet diese Interaktion eine Logik in der Funktionsweise der Person. Die Erklärung der »Logik des Systems« in der Sexualtherapie ist für die Zustimmung der Person zur Behandlung von entscheidender Bedeutung. Wenn die Person ihre Funktionslogik versteht, werden die vorgeschlagenen therapeutischen Mittel viel interessanter und die Motivation, sich auf die Sexualtherapie einzulassen, ist größer.

Unlust erlebt, da sie für ihn wieder einmal einen Misserfolg darstellt und er verzweifelt versucht, sie zu blockieren. Unlust entsteht auch dadurch, dass er den erregenden Anstieg in einer negativen Vorahnung des Misserfolgs erlebt. Sein Körper ist angespannt und seine Atmung eingeschränkt. Bei der Masturbation ist seine gesamte Aufmerksamkeit auf die genitale Empfindung gerichtet, was ihm nicht erlaubt, seiner sexuellen Fantasie freien Lauf zu lassen oder angenehme Gefühle der Lust und der Diffusion seiner sexuellen Erregung auf den ganzen Körper zu empfinden.

In der sexuellen Beziehung ist er heterozentriert[23]. Er möchte seine Unfähigkeit, seine sexuelle Erregung zu verlängern, durch ein längeres Vorspiel und genitale Berührungen für seine Partnerin kompensieren.

Kurz gesagt, er ist ein Mann, der in Bezug auf die meisten der bewerteten Komponenten eine gute sexuelle Gesundheit aufweist, seine sexuelle Erregung jedoch in einem einschränkenden Modus, dem mechanischen Modus, erlebt.

Neuformulierung des therapeutischen Projekts

Zunächst soll die sexuelle Erregung so gesteuert und moduliert werden, dass die Dauer der Penetration verlängert und mit sexuellem Vergnügen verbunden wird. Anschließend soll über den Zeitpunkt der Ejakulation bestimmt werden können.

Behandlung

Ziel: Erweiterung seines sexuellen Erregungsmodus

Schritt 1 (ein Treffen)

Mithilfe des Spiels mit den Gesetzen des Körpers lernen, den point of no return in seiner genitalen Erregung und die verschiedenen Stufen seiner sexuellen Erregung zu erkennen (niedrige, mittlere, hohe Erregung)

Indem wir ihn baten, das Tempo der Stimulation bei der Masturbation zu verlangsamen, brachten wir ihn dazu, sich bewusst zu machen, was in

23 Heterozentriert zu sein bedeutet, sich auf den anderen, auf die Lust und das Wohlbefinden des anderen zu konzentrieren und dabei den Kontakt zu sich selbst zu verlieren. Egozentrisch zu sein bedeutet, sich auf sich selbst zu konzentrieren, ohne den anderen in Betracht zu ziehen. Selbstzentriert zu sein bedeutet, mit sich selbst und seinen Gefühlen in Kontakt zu sein, während man gleichzeitig Intimität und Sexualität mit dem anderen teilt.

seinem Körper passiert, wenn er genital erregt ist. So konnte er auf den verschiedenen Ebenen des Anstiegs seiner sexuellen Erregung Anhaltspunkte entwickeln und den point of no return erkennen. Später konnte er bei der Masturbation ein Gleitmittel verwenden, um die weiche, feuchte Beschaffenheit der Vagina nachzuahmen, den Anstieg seiner genitalen Erregung zu erforschen und den point of no return zu identifizieren.

Schritt 2 (zwei Treffen)

Erlernen der »doppelten Schaukel« mit Atmung und Muskeltonus, um seine genitale Erregung zu modulieren und die Qualität seiner genitalen Erregung und der damit einhergehenden sexuellen Lust zu verbessern

Erlernen der Bewegung der Beckenschaukel, der Schulter- und Kopfschaukel, verbunden mit einer Bauchatmung und Brustausatmung. Es fiel ihm sehr leicht, diese Bewegung zu erlernen. Da er sehr sportlich ist, erkennt er leicht die verschiedenen Muskelgruppen in seinem Körper. Allerdings hat er angesichts seiner recht großen Muskelmasse im Schulter- und Nackenbereich etwas Schwierigkeiten beim Loslassen des Kopfes.

Das Erlernen dieser doppelten Schaukel hat es ihm ermöglicht, genitale Erregung in einem variablen Muskeltonus ohne Hypertonie zu erleben. Diese Bewegung ermöglichte es ihm auch, eine tiefe Atmung und eine konstante Körperbewegung aufrechtzuerhalten. Auch das emotionale Erleben wurde, trotz der anfänglichen Schwierigkeiten beim Loslassen im Nacken, intensiviert.

Schritt 3 (ein Treffen)

Lernen, wie die sexuelle Erregung fließt und sich ausbreitet

Ausgehend von den neu erworbenen Lernerfahrungen baten wir ihn, die »doppelte Schaukel« mit seiner sexuellen Erregung bei der Masturbation zu vereinen. In einer tonischeren Position (z. B. im Stehen) baten wir ihn, sich aus dieser Beckenbewegung heraus zu erregen.

Wir baten ihn auch, flüssigere Bewegungen in seine sexuelle Erregung einzubeziehen, um nicht in eine Muskelstarre zu geraten und die sexuelle Erregung auf seinen ganzen Körper zu verteilen und so die Zeit seiner sexuellen Erregung zu verlängern.

Bilanz (ein Treffen)

Bereits nach dem zweiten Treffen konnte er deutliche Veränderungen im Erleben seiner genitalen Erregung feststellen. Er hatte mehr Freude an seiner Erregung und empfand sie zunehmend als angenehm. Das Erlernen der doppelten Schaukel half ihm dabei, nicht in eine Starre zu verfallen, und er konnte seine Muskelspannungen verringern. Anstatt die Atmung zu blockieren, um nicht zu ejakulieren, atmete er tiefer, was ihm ermöglichte, seine Emotionen zu steuern und die Bewegung der doppelten Schaukel zu verstärken. Durch die doppelte Schaukel gelang es ihm, mit seiner genitalen Erregung in Kontakt zu bleiben (anstatt zu versuchen, ihr zu entfliehen oder an etwas anderes zu denken), und er empfand viel mehr sexuelle Lust. Bei unserem Treffen zur Bestandsaufnahme sagte er, dass er es bereue, nicht früher in die Konsultation gegangen zu sein. Er war nun in der Lage, eine sexuelle Beziehung mit Penetration zu haben, die etwa zehn Minuten dauern konnte. Er war sehr zufrieden mit der Arbeit, die wir gemeinsam geleistet hatten, und wir beendeten die Treffen einvernehmlich.

Zweiter Fall: Ambivalenz im Gefühl der Zugehörigkeit zum biologischen Geschlecht und Fragen zur sexuellen Orientierung

Allgemeine Vorstellung der Klientin

34-jährige Frau, seit zwölf Jahren verheiratet, Mutter von zwei Kindern im Alter von sieben bzw. elf Jahren; Lehrerin für Teenagergruppen.

Dauer der Behandlung

Drei Evaluationstreffen und 14 Sexualtherapietreffen über fünf Monate verteilt.

Grund für die Konsultation

Zur ersten Konsultation kommt diese Frau in einem stark ängstlichen Zustand. Seit einigen Monaten beschäftigt sie sich ernsthaft mit der Frage, ob sie sich ihrem biologischen Geschlecht zugehörig fühlt und welche sexuelle Orientierung sie hat. Nachdem sie einiges gelesen und einige Gespräche im Internet geführt hat, fragt sie sich, ob sie vielleicht eher ein Mann als eine Frau oder zumindest homosexuell ist. Diese Überlegungen machen ihr große Angst und stellen alles infrage, was sie derzeit als Ehefrau und Mutter erlebt. Sie fühlt sich nicht bereit, ihre Ehe oder ihr Familienleben aufzugeben, aber sie kann sich auch nicht vorstellen, mit all diesen Fragen, die sie quälen, weiterhin ihre Rolle als Ehefrau und Mutter zu erfüllen.

Vorhergehende Konsultationen

Sie hat sich einige Male mit Fachleuten getroffen, die ihr sagten, dass sie möglicherweise an einer schweren Persönlichkeitsstörung leidet oder dass sie homosexuell orientiert ist und zu ihrer Orientierung stehen soll und lernen muss, damit zu leben. In beiden Fällen wurde ihr ein langer und aufwändiger therapeutischer Weg vorgeschlagen. Sie war von all diesen Offenbarungen etwas deprimiert und wollte eine weitere Meinung einholen, um Klarheit zu gewinnen.

Sexologische Evaluation (drei Treffen)

Körperbeobachtungen

Es handelt sich um eine Frau, die sich in einer ziemlich tonischen Haltung präsentiert, während sie durch ihre Kurven eine feminoide Morphologie aufweist. Sie spricht und bewegt sich recht schnell mit manchmal abrupten Gesten, wenn sie zum Leben erwacht. Diese Spannkraft und Schnelligkeit können einen maskulinen Eindruck vermitteln.

Psychische Gesundheit

Diese Frau ist in der Lage, stabil zu arbeiten, indem sie angemessenen Kontakt zu Vorgesetzten und Arbeitskollegen aufbaut. Sie ist auch in der Lage, mit anderen Menschen in Kontakt zu treten, und kann sich sowohl an ihre Kinder als auch an ihren Ehemann binden. Insgesamt weist sie eine gute psychische Gesundheit auf.

Sexueller Erregungsmodus

Um sich sexuell zu erregen, verwendet diese Frau einen archaischen sexuellen Erregungsmodus. Sie nimmt allein ein Kissen oder eine Decke und legt sie zwischen ihre Beine und auf ihren Unterbauch. Sie liegt flach auf dem Bauch und übt durch Beckenbewegungen starken Druck auf den Genitalbereich aus. Gelegentlich (in jedem dritten Fall) kommt sie so innerhalb von wenigen Minuten zum Höhepunkt.

Wenn sie mit ihrem Mann schläft, muss sie sich in der Reiterstellung oder seitlich vor ihm auf ihn legen, um ihre genitale Erregung zu steigern. Sie presst ihr Becken dann rhythmisch zusammen, um sich zu erregen. Indem sie ihr Becken gegen den Unterleib ihres Mannes drückt, versucht sie, Druck auf ihren Unterleib und ihr Geschlecht auszuüben (wie sie es auch tut, wenn sie allein ist).

Sexuelle Fantasie

Ohne sehr ausgefeilt zu sein, ist angesichts ihrer sexuellen Erregungsmuster der Inhalt ihrer Fantasie eine Komponente, die für sie eine Quelle von Angst und Fragen darstellt. Ihre Mentalisierungen erfolgen hauptsächlich in Form von Bildern und nicht in Form von Szenarien. Je mehr sich ihre Selbstwahrnehmung in der Realität verändert und ihre Fragen zunehmen, desto mehr unterschiedliche Bilder tauchen in ihren sexuellen Fantasien auf.

Sie nimmt sich selbst in einer sexuellen Beziehung wahr, in der sie ein Mann mit einem Penis ist, der in eine Frau eindringt.

Gefühl der Zugehörigkeit zu ihrem biologischen Geschlecht: Erotisierung ihres sexuellen Archetyps

Für diese Frau ist die Erotisierung ihrer Höhlen nicht entwickelt. Durch die Verwendung des archaischen sexuellen Erregungsmodus hat sie ihre Vagina nie erforscht und sich ihr inneres Vaginalgefühl nie angeeignet. Wenn sie erregt ist, spürt sie eher einen Ball als eine Höhle an der Stelle ihrer Vagina. Daher nimmt sie ihre vaginale Höhle nicht wahr und verspürt kein koitales sexuelles Begehren, das heißt den Wunsch, penetriert und ausgefüllt zu werden. Sie befindet sich vielmehr in einem umgekehrten Archetyp, in dem sie sich als penetrierend sieht (siehe weiter unten).

Sexuelles Begehren

Bevor die Kinder kamen, hatte sie zweimal pro Woche Sex mit ihrem Mann in der Hoffnung, schwanger zu werden. Als die Kinder da waren, hatte sie einmal pro Woche Sex, um ihrem Mann zu gefallen, ohne vorher positive Erwartungen oder Vorstellungen gehabt zu haben.

Sexuelle Anziehungscodes

Sie ist eine Frau, die schon immer ein Interesse an Männern verspürt hat. In der Realität hatte sie nie den Wunsch und das Verlangen, auf Frauen zuzugehen. Der Inhalt ihrer Fantasie, in der sie sich selbst beim Sex mit einer Frau sieht, ist für sie umso beunruhigender.

Kognitive Komponenten

Ihre Fragen in Bezug auf ihr Zugehörigkeitsgefühl zu ihrem biologischen Geschlecht und in Bezug auf ihre sexuelle Orientierung setzten anderthalb Jahre vor Beginn unserer Treffen ein. Durch Lektüren, Internetrecherchen und Fernsehsendungen über Transsexualismus wurden ihre Fragen immer präsenter. Da sie nicht viel über männliche und weibliche Sexualität wusste, kam sie zu dem Schluss, dass der Inhalt ihrer Fantasie die Realität darstellen sollte und dass sie entweder ein Mann im Körper einer Frau oder homosexuell orientiert war.

Bilanz

Stärken

Es handelt sich um eine psychisch gesunde Frau, die über emotionale Fähigkeiten in Bezug auf ihre Kinder und Liebesfähigkeit in Bezug auf ihren Ehemann verfügt. Sie besitzt auch eine orgastische Fähigkeit, trotz des einschränkenden Erregungsmodus, den sie verwendet.

Logik des Systems

Da sie einen sexuellen Erregungsmodus hat, der der männlichen Koitusbewegung ähnelt (Kippen des Beckens mit Vorwärtsdruck), mit dem Gefühl einer (vollen) Kugel zwischen den Beinen, hat dies dazu geführt, dass ihre Selbstwahrnehmung beeinträchtigt ist. Durch den Druck und die Bewegungen fühlte sie sich beim Sex wie ein Mann, der eindringt, und nicht wie eine Frau, in die eingedrungen wird. Einige Internetlektüren über Transsexuelle haben bei ihr Zweifel an ihrem Gefühl der Zugehörigkeit zu ihrem biologischen Geschlecht und erhebliche Ängste ausgelöst. Sie sagte sich: »Da ich Sex wie ein Mann habe ..., liegt es vielleicht daran, dass ich im Grunde ein Mann bin, ohne es zu wissen.« Indem sie sich auf maskulinoide Weise erregte, sah sie sich eher in einer »penetrierenden« Rolle als in sexueller Empfänglichkeit. Außerdem verstärkten bestimmte maskulinoide Züge in ihrer Gestik und ihrem Gang ihre Fragen.

Im archaischen Modus neigen alle Muskeln, die die Vagina und die Gebärmutter umgeben, dazu, sich bei steigender sexueller Erregung maximal zusammenzuziehen. Diese Muskelsteifheit führt zu vaginaler Steifheit und Gefühllosigkeit. In Bezug auf die Wahrnehmung kann die Frau das Gefühl haben, dass die Vagina geschlossen oder kugelförmig ist, anstatt dass sie eine Höhle wahrnimmt, die beim Eindringen gefüllt werden muss.

In Kongruenz und in direkter Beziehung zu ihrem sexuellen Erregungsmuster enthält ihre sexuelle Vorstellungswelt keine erotisierenden Bilder von ihrer Höhle, sondern eher eine Wahrnehmung von ihr selbst in der Rolle eines Mannes, der in eine Frau eindringt. Daraus resultiert ihre Frage nach ihrer sexuellen Orientierung. Sie denkt, dass sie vielleicht homosexuell ist, da sie in ihrer Vorstellung Sex mit Frauen hat. In der Realität fühlt sie sich jedoch vom weiblichen Geschlecht nicht sexuell angezogen.

Wir konnten feststellen, dass ihre Ambivalenz in Bezug auf ihr Gefühl der Zugehörigkeit zu ihrem biologischen Geschlecht und in Bezug auf ihre sexuelle Orientierung direkt mit den Selbstwahrnehmungen, die in ihrer besonderen Art der Erregung zum Ausdruck kommen, und den daraus resultierenden mentalen Vorstellungen zusammenhängt.

Neuformulierung des Anliegens

Ihr Anliegen wurde auf der Grundlage ihres tiefen Wunsches formuliert, ihre Ehe und ihr Familienleben fortzusetzen. Sie ist eine Frau, die stolz auf ihre Kinder ist und sehr an ihnen hängt. Sie sagt auch, dass sie an ihrem Mann hängt und nicht den Wunsch hat, die Ehe zu brechen. Ihre Bitte ist daher, ihre Weiblichkeit zu bestätigen und ihr koitales sexuelles Begehren nach ihrem Mann zu verstärken.

Behandlung (14 Treffen)

Die Bestandsaufnahme und das kognitive Reframing in Verbindung mit der sexologischen Evaluation haben wesentlich dazu beigetragen, ihre Angst zu lindern. Sie verstand, dass ihre Art, sich zu erregen, sie dazu brachte, sich selbst zu hinterfragen, und ihr den Eindruck vermittelte, dass sie ein Mann sein könnte. Sie hat auch verstanden, dass sich mentale Vorstellungen in der Fantasie nicht unbedingt erotisch in der Realität niederschlagen: Nur weil sie Bilder hat, in denen sie sich penetrierend mit einer Frau sieht, heißt das nicht, dass sie sich in der Realität sexuell von Frauen angezogen fühlt. Ihre Vorstellungswelt ist lediglich kongruent mit den genitalen Empfindungen, die sich aus ihrem sexuellen Erregungsmuster ergeben.

Ziele:

- ➢ sich voll und ganz in ihrem biologischen Geschlecht, in ihrer Weiblichkeit fühlen
- ➢ koitales sexuelles Begehren nach ihrem Mann entwickeln

Schritt 1 (sechs Treffen)

Von einem archaischen Modus der sexuellen Erregung zu einem wellenförmigen Modus der sexuellen Erregung wechseln

Diese Arbeit erfolgte schrittweise in den ersten beiden Monaten (insgesamt sechs Treffen). Wir ließen sie an der Erweiterung ihres sexuellen Erregungsmodus arbeiten und begannen mit der Erforschung verschiedener sexueller Erregungsquellen. Im archaischen Modus steigerte sich ihre sexuelle Erregung nur durch ein Spiel mit schnellen Rhythmen und starkem Druck. Wir brachten sie dazu, die Rhythmen allmählich zu verringern, um in Richtung Langsamkeit zu gehen und sich der Empfindungen sexueller Erregung, die in ihrem Körper vorhanden waren, bewusst zu werden. Wir brachten sie auch dazu, die oberflächlichen Rezeptoren (große Geschlechtslippen, kleine Geschlechtslippen, Umriss der Klitoris) zu erforschen, anstatt nur auf der Suche nach den tiefen Muskelrezeptoren zu bleiben, die sie durch Druck aktivierte. Ebenfalls in dieser ersten Phase brachten wir sie allmählich dazu, Bewegung und sexuelles Fließen mit ihrer sexuellen Erregung zu verbinden. Im archaischen Modus der sexuellen Erregung sind die Bewegungen aufgrund der großen Muskelsteifheit sehr reduziert. Als sie nach und nach lernte, bei der sexuellen Erregung flüssiger in ihren Bewegungen zu sein, sah sie, wie sich die Steifheit allmählich auflöste, während sie in einem tonischen Körper blieb.

Nachdem diese Fähigkeiten etabliert waren, führten wir die Bewegung der »doppelten Schaukel« ein, um die sexuelle Lust zu steigern, die mit dem Ausdruck ihres emotionalen Erlebens verbunden war, wenn sie sexuell erregt wurde. Sie war nun in der Lage, sexuelle Erregung durch starke oder leichte Berührungen zu erreichen, wobei sie von langsamen bis schnellen Rhythmen in verschiedenen Muskeltoni Gebrauch machte. Sie hatte auch Zugang zu einem breiteren Spektrum an sexuellen Erregungsquellen, indem sie ein weicheres Abtasten durch Streicheln und zartes Berühren ihrer Vulva und der Konturen ihrer Klitoris hinzufügte. Durch das körperliche Wohlbefinden und die nun möglichen Bewegungen bei der sexuellen Erregung genoss sie die erotischen Spiele mit ihrem Mann mehr.

Schritt 2 (drei Treffen)

Vermittlung von Werkzeugen, um ihre vaginale Erregbarkeit besser zu erkennen

Wie im ersten Schritt bestand diese Arbeit darin, dass sie sich durch verschiedene Lernprozesse persönliche Aneignungen machte. Wir haben sie schrittweise dazu gebracht, zunächst ihre Finger (oder die Finger ihres Mannes bei Sexspielen) zu benutzen, um das Innere ihrer Vagina abzutasten und leicht zu drücken. Während die Vagina nur sehr wenige oberflächliche Rezeptoren besitzt, kann der genitale Erregungsreflex durch Druck auf die tiefen Rezeptoren im Inneren entstehen und sich steigern. Durch diese Lernerfahrungen konnte sie schnell eine starke Lubrikation erreichen, die sie vorher praktisch nicht hatte. Sie konnte auch spüren, wie sich ihre Vagina veränderte und sich innerlich bewegte, wenn sie erregt war. Diese Erkennungsarbeit führte sie allmählich zu der Fähigkeit, durch vaginale Penetration zu einer orgastischen Entladung zu gelangen.

Schritt 3 (drei Treffen)

Einweihungen in Fantasien über sexuelle Empfänglichkeit

Durch allerlei symbolische Darstellungen und erotische Literatur gelang es dieser Frau, nach und nach eine Erotisierung ihrer Höhle zu entwickeln. Durch die persönlichen Aneignungen, die sie vorgenommen hatte, spürte sie nun ihre vaginale Höhle und konnte sie mit erotischen Mentalisierungen in Verbindung bringen. Sie konnte also das Becken kippen und ihre Finger oder den Penis benutzen, um von ihrer Vagina aus zum Höhepunkt zu kommen. So entwickelte sie ihr koitales sexuelles Begehren und den Wunsch nach Penetration.

Arbeit an ihrer sexuellen Selbstsicherheit

Parallel zur Arbeit an der Erweiterung ihrer sexuellen Erregungsmuster haben wir die Frau dazu gebracht, ihren Narzissmus und ihren Exhibitionismus als Frau weiterzuentwickeln. Durch direkte Arbeit an ihrer Haltung und ihrem Gang konnte sie spüren, dass sie sehr weiblich sein kann und dass sie eine flüssigere und langsamere Gestik entwickeln kann, um den maskulinen Eindruck, den sie manchmal vermitteln konnte, zu verringern.

Bilanz der Sexualtherapie (ein Treffen)

Nach den verschiedenen Behandlungsschritten hatte diese Frau keine Ambivalenzen mehr in Bezug auf ihr Gefühl der Geschlechtszugehörigkeit. Sie fühlte sich als Frau, weiblich und stolz darauf.

Abschließendes Gespräch

Bilanz der Treffen und Rückblick auf die Ziele. Nachdem wir festgestellt hatten, dass die Ziele durch eine Neuformulierung ihres ursprünglichen Anliegens erreicht worden waren, beendeten wir die Sexualberatung einvernehmlich.

Dritter Fall: Egodystonische Homosexualität

Allgemeine Vorstellung des Klienten
47-jähriger Mann, Ingenieur, seit 22 Jahren verheiratet; Vater von zwei Kindern im Alter von 16 bzw. 18 Jahren.

Dauer der Behandlung
zwei Evaluationstreffen und 18 Sexualtherapietreffen

Grund für die Konsultation
Vor etwa zwei Jahren hat dieser Mann begonnen, sich in Kreisen von homosexuell orientierten Männern aufzuhalten, um mit ihnen genitale Kontakte zu haben. Seit drei Jahren hat er in seiner sexuellen Fantasie eher Bilder von Männern als von Frauen, was ihn dazu gebracht hat, in der Realität sexuelle Handlungen mit Männern auszuführen. Die sexuellen Kontakte mit diesen Männern bleiben strikt genital, weil er einen großen Widerstand dagegen hat, sich emotional auf sie einzulassen.

Seine Frau stellt eine Veränderung bei ihm fest und fragt sich zunehmend, ob sie ihre Ehebeziehung fortsetzen will. Diese Sorge um seine Ehe hat ihn auch in die Beratung gebracht. Er weiß, dass es zu einer Scheidung kommen wird, wenn seine Frau eines Tages erfährt, dass er Kontakt zu Männern hat. Er fühlt sich seiner Frau und seinen Kindern sehr verbunden und möchte nicht mit einem Mann zusammenleben.

Vorhergehende Konsultationen
Er war bereits dreimal bei einer Beratungsstelle, hat aber keine dieser Bemühungen fortgesetzt. Man hatte ihm Medikamente angeboten, um seine Ängste zu lindern. Man hatte ihm auch gesagt, dass er seine beginnende Homosexualität akzeptieren und lernen müsse, mehr in die Gefühlswelt eines Mannes zu investieren. Nach einigen Treffen brach er die Behandlung ab, weil er sich nicht verstanden fühlte und auch sich selbst nicht verstand.

Sexologische Evaluation (zwei Treffen)

Körperbeobachtung
Der Mann präsentiert sich mit einem gepflegten Äußeren. In der Körperbeobachtung ist er oben leicht zusammengesunken (Schultern hängen, der

Kopf ist nach vorne gerichtet). Seine Stimme ist etwas zittrig, was einen fiebrigen, beklemmten oder ängstlichen Eindruck vermittelt.

Psychische Gesundheit

Er ist ein Mann, der mental gesund ist. Er funktioniert bei der Arbeit sehr gut und schafft es, angenehme Beziehungen zu seinen Arbeitskollegen zu haben. Als Ehemann und Vater von zwei Kindern ist er außerdem in der Lage, eine starke Liebes- und Bindungsbeziehung aufzubauen.

Sexueller Erregungsmodus

Wenn er allein ist, erregt er sich in sitzender Position, meist auf der Toilette. Er berührt seinen Penis mit der Hand, mit Druckspielen und Reibebewegungen, mit schnellen Hin-und-her-Bewegungen, die von Spannungen in der Gesäßmuskulatur begleitet werden. Er masturbiert etwa einmal pro Woche und ejakuliert innerhalb weniger Minuten. Er befindet sich in einem archaisch-mechanischen Modus.

Sexuelles Erleben des Paares

In den ersten vier Jahren der Ehe hatten er und seine Frau etwa zweimal pro Woche Geschlechtsverkehr. Die Häufigkeit des Geschlechtsverkehrs hat im Laufe der Jahre allmählich abgenommen. In den letzten fünf Jahren hatte das Paar zwischen acht und zwölf Sexualkontakte pro Jahr, wobei der Mann immer häufiger Erektionsschwierigkeiten hatte. Zum Zeitpunkt der Konsultation war der letzte Geschlechtsverkehr drei Monate her.

Seit etwa zwei Jahren hat er ohne das Wissen seiner Frau etwa einmal pro Woche genitale sexuelle Kontakte mit Männern. Diese Kontakte bestehen hauptsächlich aus Oralsex, den er erhält.

Sexuelle Fantasie

Was seine sexuelle Fantasie angeht, so hat er sich zu keiner Zeit in eine Frau eindringen sehen. Er stellte sich eher in einem Kontext von Zärtlichkeit und Zuneigung vor. Er hatte keine Erotisierung von weiblichen Höhlen und keine phallische Erotisierung (bislang eine Neutralität seines sexuellen Archetyps). In den letzten fünf Jahren sind nach und nach Bilder von Männern in seinen Vorstellungen aufgetaucht. Er stellt sich vor, mit einem sehr männlichen, phallischen Mann zusammen zu sein, der sich um ihn kümmert und ihn anal penetriert (letztlich eine Umkehrung seines sexuellen Archetyps).

Gefühl der Zugehörigkeit zu seinem biologischen Geschlecht: Erotisierung seines sexuellen Archetyps
Er ist ein Mann, der seine phallische Erotisierung und sein Verlangen nach Penetration nicht entwickelt hat. Er erotisiert mehr die sentimentale, verliebte und verschmelzende Seite der sexuellen Begegnung. Da er sich in seinen sexuellen Fantasien vorstellt, von einem phallischen Mann penetriert zu werden, befindet er sich in einem umgekehrten sexuellen Archetyp.

Sexuelle Anziehungscodes
Mit seiner Frau hat er immer den liebevollen, emotionalen, zärtlichen und warmen Austausch dem genitalen Kontakt vorgezogen, den er als zweitrangig ansieht. Seine sexuellen Anziehungscodes sind vorwiegend affektiv.

Sexuelles Begehren
Er lebt viel Liebes- und Verschmelzungssehnsucht nach seiner Frau, hat aber sein koitales sexuelles Begehren nicht entwickelt.

Bilanz

Stärken
Er ist ein psychisch gesunder Mann, da er die Fähigkeit hat, zu arbeiten, soziale Beziehungen aufzubauen und eine emotionale und warme Beziehung zu seiner Frau und seinen Kindern zu pflegen. Er besitzt auch die Fähigkeit, allein und mit Partnerin zur orgastischen Entladung zu gelangen. Er hat auch Stärken als Liebespartner seiner Frau und als Vater für seine Kinder.

Logik des Systems
Ein erster Befund der sexologischen Evaluation war, dass dieser Mann weder eine homosexuelle noch eine heterosexuelle Orientierung hat, da er nur Liebe und Zuneigung erotisiert.

Auf der historischen Ebene wurde festgestellt, dass er sich selbst vor und zu Beginn seiner Ehe nie als penetrierend mit einer Frau gesehen hat. Das hindert ihn jedoch nicht daran, sich in seine Frau verliebt zu haben und sich ihr sehr zugetan zu fühlen. Er erlebt viel Zärtlichkeit und Zuneigung, aber nie aus der Perspektive von Penetranz und sexueller Aufdringlichkeit. Er hat sexuelle Lust am Sex, aber diese Lust wird hauptsächlich durch die zärtliche und liebevolle Seite der sexuellen Beziehung genährt.

Der »archaisch-mechanische« Modus der sexuellen Erregung, den er mit nach hinten gerichtetem Becken verwendet, ermöglicht es ihm nicht, seine phallische Erotisierung zu entwickeln. Er nimmt Empfindungen an seinem Penis wahr, aber auch an seinem Anus durch die Kontraktionen der Muskeln, die den Anus umgeben, und durch die sitzende Position mit zurückgezogenem Becken. Diese Haltung erlaubt es ihm nicht, sich als aufdringlich und penetrierend zu empfinden. Dadurch werden eher anale Empfindungen geweckt, und auf diese Weise entstehen nach und nach Vorstellungen, in denen er sich von einem Mann penetriert sieht.

In der Realität hat er die anale Penetration mit einem Mann bereits versucht. Dies brachte ihm weder eine Erektion noch Vergnügen. Stattdessen hat er starke Schmerzen verspürt. Trotz dieser Erfahrung hält er diese Fantasie weiterhin aufrecht.

Diese Nichterotisierung der aktiven Penetration war bereits in seinen Lernprozessen durch die Grenzen in seinem sexuellen Erregungsmodus verankert. So war die Tür für ihn offen, nach und nach den Wunsch zu entwickeln, penetriert zu werden.

Da er ein vorwiegend emotionaler und verschmelzender Mann ist, träumt er davon, von einer Frau sexuell betreut zu werden, während er sich selbst als passiv erlebt. Da er mit einer Frau zusammenlebt, die ihre eigene sexuelle Empfänglichkeit gut entwickelt hat, kann er dieses Bedürfnis nicht mit ihr zusammen befriedigen. Außerdem möchte er sich nicht emotional auf einen Mann einlassen, da er sich in seine Frau verliebt fühlt und die Beziehung zu ihr aufrechterhalten möchte.

Neuformulierung des Anliegens

Dieser Mann macht uns deutlich, dass er nicht die Absicht hat, mit einem Mann zusammenzuleben oder sich liebevoll auf eine homosexuelle Beziehung einzulassen. Er möchte auch kein Doppelleben führen, da er sich dabei unbehaglich oder sogar gefährdet fühlt. Er möchte bei seiner Familie bleiben und die Beziehung zu seiner Frau festigen. Er möchte mit ihr koitales, sexuelles Begehren und sexuelle Lust finden.

Seine Bitte geht also in die Richtung, aus dem egodystonischen Zustand angesichts seiner homosexuellen sexuellen Anziehungscodes, in dem er sich seit einiger Zeit befindet, herauszukommen und Zugang zu koitalem sexuellem Begehren und der Lust am Sex mit seiner Frau zu finden. Diese Neuformulierung seines Anliegens fand seine kognitive und emotionale Zustimmung. Beim dritten Treffen konnten wir die sexoklinische Behandlung mit zwei klaren Zielen beginnen.

Behandlung (16 Treffen)

Ziele:

- phallische Erotisierung entwickeln
- sein koitales sexuelles Begehren nach seiner Frau entwickeln

Schritt 1 (fünf Treffen)
Verstärkung seiner genitalen Erregung durch Erweiterung seines sexuellen Erregungsmodus

Wir begannen diesen Schritt der Behandlung mit dem Paradoxon. Wir baten den Mann, sich nur durch Berührungen an den Konturen und im Inneren seines Anus zu erregen, ohne seinen Penis zu berühren, wie er es sich in seinen Szenarien vorstellte. Er stellte dann fest, dass er in der Realität keine genitale Erregung (keine Erektion und keine Ejakulation) allein durch diese Berührungen am Anus erlebte.

Wir baten ihn daraufhin, sich nur von seinem Penis aus zu erregen, indem er seine Hand hin und her bewegte. Wir baten ihn auch, die Position zu wechseln, in der er sich erregte (stehend oder kniend), da die sitzende Position am »antiphallischsten« ist, insbesondere wenn das Becken nach hinten geworfen wird. Durch diese Art der Stimulation gelang es ihm, bessere Erektionen und eine Ejakulation zu bekommen.

Wir arbeiteten dann mit ihm an der Erweiterung seines sexuellen Erregungsmodus durch das Spiel mit den drei Gesetzen des Körpers (Erforschung der verschiedenen Rhythmen, Muskelspannungen und Bewegungen) und durch das Erlernen der »doppelten Schaukel«. Er konnte nun in einer tonischeren und aufdringlicheren Position masturbieren (im Stehen oder Knien), indem er die Rhythmen und Muskelspannungen in seinem Körper variierte und den Raum durch die Bewegungen der doppelten Schaukel nutzte, während er sexuell erregt war. Er erlebte nicht nur eine gute genitale Erregung, sondern konnte dies auch mit sexueller Lust verbinden.

Diese Veränderungen in der Art und Weise, wie er sich erregte, wirkten sich direkt auf die mentalen Bilder aus, die seine genitale Erregung begleiteten. Da er sich in einer anderen Position befand und eine Beckenkippung zur Erregung nutzte, kamen ihm immer häufiger Bilder von Penetration mit einer Frau in den Sinn.

Schritt 2 (zehn Treffen)

Entwicklung seiner phallischen Erotik und seines koitalen sexuellen Begehrens

Nachdem er die Bewegung der »doppelte Schaukel« erlernt hatte, brachten wir ihn schrittweise dazu, seinen Penis und seine genitale Erregung, das heißt seine Erektion, stärker zu spüren. Wir setzten konkrete Mittel ein, um seinen Stolz auf den Ausdruck seiner Männlichkeit zu entwickeln, sowohl im Gang und in der Haltung als auch in seiner Erektionsfähigkeit. Durch die Bewegung des Beckenkippens brachten wir ihn dazu, sein Geschlechtsteil in seiner Hand besser zu spüren (das Becken in der Hand zu bewegen, anstatt seinen Penis mit der Hand und bei unbeweglichem Becken zu stimulieren). Er lernte, sich intensiver zu erregen, indem er mehr Nachdruck auf Penetrationsszenarien mit einer Frau legte (da dies sein Wunsch war), bei denen er zum Hauptakteur wurde. So konnte er seine männliche Potenz bei der Penetration spüren, seine phallische Erotisierung, während er seine Liebesgefühle und seine zärtliche und liebevolle Seite beibehielt. Er verstand, dass das eine das andere nicht ausschließt, und es war ihm möglich, sehr verliebt in seine Frau zu bleiben und gleichzeitig den Wunsch zu haben, in sie einzudringen.

Schritt 3 (zwei Treffen)

Erotisierung der weiblichen Höhlen

Ausgehend von der Arbeit an der Erweiterung des sexuellen Erregungsmodus und seiner phallischen Erotisierung beinhalteten seine Anziehungscodes nun klarer Frauen. Die Herausforderung für ihn bestand darin, eine Harmonie zwischen seinen Liebesgefühlen und seinem koitalen sexuellen Begehren herzustellen. Das koitale sexuelle Begehren des Mannes beinhaltet eine Erotisierung der phallo-vaginalen Verbindung, also der weiblichen Höhle, die er anschauen und in die er eindringen möchte. Indem er seiner genitalen Erregung mehr Bedeutung beimaß, konnte er seine Bindungs- und Liebesfantasien damit verknüpfen. Die Verwendung von positiven Symbolen zur Definition des Geschlechts der Frau war ebenfalls förderlich. Außerdem konnte er sich durch die Aneignung von Wissen über die Sexualität und Genitalien der Frau bei den verschiedenen Sexspielen mit seiner Frau kompetenter fühlen.

Abschließendes Gespräch

Nach der sexoklinischen Behandlung hatte der Mann nicht mehr das Bedürfnis, seine genitalen sexuellen Bedürfnisse mit Männern zu befriedigen, da er dies mit seiner Frau sehr gut konnte. Das Paar nahm wieder koitale sexuelle Aktivitäten mit einer Häufigkeit von etwa zweimal pro Woche auf. Nachdem die Ziele erreicht waren, beendeten wir die Treffen in gegenseitigem Einvernehmen.

Zusammenfassung

Bei der Aufarbeitung dieser Fallgeschichten und bei der Behandlung vielfältiger anderer sexueller Schwierigkeiten stellen wir fest, dass der direkte kausale Zusammenhang fast immer mit der sexuellen Erregungsfunktion verbunden ist. Die Evaluation dieser sexuellen Erregungsfunktion ist in unseren sexologischen Evaluationen unerlässlich und unumgänglich. Es sind die Korrekturen, die an den Lernerfolgen im Umgang mit der genitalen Erregung unter Berücksichtigung der Gesetze des Körpers vorgenommen werden, die es ermöglichen, die eigentliche Quelle der sexuellen Schwierigkeiten in der Sexualtherapie zu behandeln. Dies gilt für die Fälle, die wir gerade besprochen haben, aber auch für andere Fälle, die komplexer erscheinen können, wie zum Beispiel die sexuelle Zwanghaftigkeit (z. B. Pornomanie, Exhibitionismus, zwanghafte Pädophilie usw.).

Das Modell der sexuellen Gesundheit in Sexocorporel umfasst alle Komponenten, die sowohl die physiologischen, intrapsychischen, kognitiven als auch die relationalen Dimensionen der Sexualität von Männern und Frauen betreffen. Es berücksichtigt die Person in ihrer Gesamtheit, indem es durch einfache und wirksame Mittel auf ein richtiges Verständnis ihrer Realität und auf die Verbesserung ihres sexuellen und Liebeserlebens setzt. Der Wunsch, die Qualität ihres Liebes- und Sexuallebens zu verbessern, steht im Mittelpunkt des Anliegens aller Männer und Frauen, die sich in der klinischen Sexologie beraten lassen. Sexocorporel ermöglicht es ihnen, dieses Ziel und noch mehr zu erreichen.

Übersetzung aus dem Französischen von Soraya Gradolf

Literatur

Bakwin, H. (1973). Erotic feelings in infants and young children. *The American Journal of Diseases of Children, 126*(1), 52–54.

Chatton, D., Desjardins, J.-Y., Desjardins, L. & Tremblay, M. (2005). La sexologie clinique basée sur un modèle de santé sexuelle *Psychothérapies, 25*(1), 3–19.

Crépault, C. (1989). *La Sexoanalyse*. Paris: Payot.

Desjardins, J.-Y. (1996). Approche intégrative et sexocorporelle. *Sexologies, 5*(21), 43–48.

Desjardins, L. & Tremblay, M. (2006). Les sexologues à l'unisson ... vers un modèle de santé sexuelle. *Santé Sexuelle, 1*, 8–17.

Freud, S. (1980). *Trois essais sur la théorie sexuelle*. Paris: Gallimard.

Masters, W. H. & Johnson, V. E. (1966). *Human sexual response*. Boston: Little, Brown and Company.

Meizner, I. (1987). Sonographic observation of in utero fetal »masturbation«. *Journal of Ultrasound in Medicine, 6*(2), 111.

Piaget, J. (1959). *La formation du symbole chez l'enfant, imitation, jeux et rêve. Image et représentation*. Paris: Delachaux & Niestlé.

Biografische Notizen

Dominique Chatton, Psychiater und Psychotherapeut FMH, klinischer Sexologe, Inhaber des Inter-Universtiät-Diploms für Sexologie an der Universität Claude-Bernard, Lyon 1; ehemaliger Leiter der Abteilung für psychosomatische Gynäkologie und Sexologie der Universitätskliniken Genf; Präsident des Internationalen Instituts für Sexocorporel Jean-Yves Desjardins (ISI), ordentliches Mitglied der Association des Sexologues Cliniciens Francophones (ASCliF) und der Association Inter-Hospitalo-Universitaire de Sexologie (AIHUS).

Jean-Yves Desjardins, Doktor in Kriminologie, Psychologe, klinischer Sexologe, Professor für klinische Sexologie, Gründer der Abteilung für Sexologie an der Universität von Quebec in Montreal (UQAM); Ehrenpräsident des ISI, Gründungsmitglied der ASCliF, Mitglied des AIHUS und Mitglied des Ordens der Psychologen von Quebec.

Lise Desjardins, Bachelor- und Master-Abschluss in Sexologie (Schwerpunkt Beratung) im Sexologie-Departement des UQAM, klinische Sexologin in privater Praxis, Gründungsmitglied des ISI, Mitglied der Association des Sexologues du Québec von Quebec (ASQ).

Mélanie Tremblay, MA klinische Sexologie, zertifiziert als klinische Sexologin ISI, arbeitet in eigener Praxis als Sexologin und Psychotherapeutin. Sie ist Mitbegründerin des Institut Sexocorporel International Jean-Yves Desjardins (ISI) (2004) und als Ausbilderin, Referentin und klinische Supervisorin für Sexocorporel in Kanada und Europa tätig.

Auszüge aus den Gesprächen von Nicole Audette und Dr. Jean-Yves Desjardins

Nicole Audette & Jean-Yves Desjardins

Einleitung

Ich hatte oft die Gelegenheit mit Dr. Jean-Yves Desjardins, der zunächst mein Lehrer und später mein Supervisor war, über Sexologie zu sprechen. Auch hatte ich das Privileg, viele Jahre lang mit ihm zusammen Sexocorporel-Ausbildungen und -Workshops zu leiten und sogar an der Erstellung eines Videos über die Ejakulationskontrolle mitzuwirken (1996).

Dr. Desjardins sagte einmal zu mir: »Ich mag es, wenn du mir Fragen stellst, denn du bringst mich dazu, Dinge zu sagen, von denen ich nicht wusste, dass ich sie wusste«. Es macht mich sehr glücklich, wenn meine Neugier (und sicherlich auch Gespräche mit anderen Personen …), diesem großen Denker geholfen haben, das »Konzept der sexuellen Gesundheit« zu entwickeln – ein Konzept, auf dessen Grundlage es möglich ist, in der Sprechstunde eine genaue Diagnose zu stellen und wirksam zu intervenieren, um Frauen und Männern zu einer erfüllten Sexualität und zu sexueller Gesundheit zu verhelfen.

Im Laufe der Zeit begann ich, unsere Gespräche aufzuzeichnen, und seine Antworten führten zu neuen Fragen meinerseits. Später schrieb ich die Gespräche auf über 100 Seiten nieder.

Während ich diese Zeilen schreibe, befinden wir uns im Januar 2024. Ich bewahre diese Aufzeichnungen nun seit über 25 Jahren auf. Als ich sie wieder las, wurde mir klar, wie sehr einige Elemente des *Konzepts der sexuellen Gesundheit* schon lange vor ihrer Konzeptualisierung in Jean-Yves' Kopf präsent waren. Möglicherweise hat der Inhalt unseres Austauschs zur konkreten Ausarbeitung des Konzepts der sexuellen Gesundheit, seiner fünf Komponenten und ihrer Elemente beigetragen, wie Dr. Desjardins sie in einem Seminar in Montreal Anfang der 2000er Jahre beschrieben hat. Das war eine Erleuchtung für mich!

Ich habe dieses Konzept der sexuellen Gesundheit im ersten Teil meines Buches *Atteindre l'extase, grâce à l'approche sexocporporelle*[1] (Audette, 2005; »Mit dem Ansatz Sexocorporel zur Ekstase«) aufgegriffen, dessen Ziel es ist, die frühzeitige Ejakulation durch den Ansatz Sexocorporel zu beheben.

Die folgenden Seiten sind eine Zusammenfassung meiner Gespräche mit Dr. Desjardins. Um den Text nicht zu überfrachten, habe ich meine Fragen durch einfache Überschriften ersetzt. Außerdem habe ich die verschiedenen »Antworten« zu gemeinsamen Themen zusammengefasst und synthetisiert. Da es sich jedoch um Gespräche handelt, die zu verschiedenen Zeitpunkten stattgefunden haben, werden einige Elemente manchmal unterschiedlich wiedergegeben.

Vor allem sollte der Leser nicht aus den Augen verlieren, dass dieser Austausch vor etwa 25 Jahren stattfand, und den Inhalt nicht an den heutigen Trends messen.

Es ist mir eine große Freude, diese Überlegungen von Dr. Jean-Yves Desjardins mit Ihnen zu teilen, da ich weiß, welche Auswirkungen sie später auf die moderne Sexologie hatten.

Nicole Audette, M. A.
Sexologin und Psychotherapeutin im Ruhestand

Das »Begehren« in Bezug auf die Erotisierung des Unterschieds von Mann und Frau

Begehren ist die Erotisierung des Unterschieds, die sich in einer positiven, sexuell konnotierten Antizipation äußert, die mit diesem Unterschied verbunden ist. Es besteht zuallererst eine universelle Feststellung. So gibt es in allen Kulturen, unabhängig von ihren Ideologien, nur wenige, die den morphologischen Unterschied nicht erotisieren. Tatsächlich ist der größte Unterschied bei den Menschen der Dimorphismus. Da Heterosexualität in allen Bevölkerungsgruppen vorkommt, kann man also sagen, dass im Hinblick auf die sexuelle Gesundheit die Erotisierung des morphologischen Unterschieds eine nahezu universelle Tatsache ist. Dieser Unterschied

1 Dieses Buch liegt als französisches Original im PDF-Format vor. Eine deutsche Übersetzung ist vorgesehen.

kann verschiedene Formen annehmen. Es gibt auch Individuen, die in der Lage sind, den Unterschied innerhalb des gleichen Geschlechts zu erotisieren (Homosexualität).

Die Anziehung

Die Anziehung umfasst zwei Dimensionen: einerseits die Anziehung im Sinne einer rein sexuellen Anziehung und andererseits die Vorfreude darauf, mit dem anderen die Erregung zu erleben, die mit den Bedürfnissen nach Intimität und Verschmelzung verbunden ist. Diese beiden Aspekte machen im Hinblick auf die sexuelle Gesundheit die Fähigkeit aus, sich auf sexueller und verschmelzender Ebene angezogen zu fühlen. Diese Anziehung kann sich jedoch in der Realität auf mehr oder weniger einschränkende Weise ausdrücken. Es gibt zum Beispiel Menschen, die sich aufgrund einer positiven Erwartung, die mit Liebe, Verschmelzung und Intimität zusammenhängt, von einem anderen Menschen angezogen fühlen, aber nur sehr wenig in Bezug auf die Sexualität. Man würde dann von einem limitierenden Begehren sprechen, da die erregende Funktion oder die sexuelle Anziehung bei diesen Personen sehr begrenzt ist.

In anderen Fällen ist es genau umgekehrt. So gibt es Menschen, vor allem Männer, die nicht in der Lage sind, Intimität und den Austausch von Gefühlen, Romantik oder Liebe zu erotisieren. Andere Menschen, vor allem Frauen, erleben eine sehr starke emotionale Anziehung und erotisieren Intimität enorm, was sich jedoch nicht in ihrer erregenden Funktion niederschlägt. Die sexuelle Anziehung steht also im Mittelpunkt des Begehrens und zielt auf die Harmonisierung von Verschmelzungserwartungen und sexuellen Erwartungen ab.

Ein weiteres Element des Begehrens ist das »Gefühl« für den eigenen Körper, das sich in einer positiven Vorfreude und der Idealisierung, die man sich vom anderen macht, äußert, um dessen Bedürfnisse zu erfüllen. Diese Bedürfnisse äußern sich im Körper auf verschiedenen Ebenen. Wenn jemand also sexuelle Bedürfnisse hat, wird sein Empfinden genitaler Natur sein. Wenn seine Bedürfnisse romantisch sind, wird sich sein Gefühl eher im Oberkörper manifestieren. Das Gefühl für den eigenen Körper ist, auch wenn man sich dessen nicht bewusst ist, ein Element des sexuellen Begehrens. Es ist das Gefühl für den eigenen Körper, das dem Begehren Halt gibt.

In der Realität umfasst das sexuelle Begehren insbesondere die Erotisierung von Unterschieden, die sexuelle und verschmelzende Anziehung sowie das Gefühl für den eigenen Körper. Ob über den physiologischen oder den intrapsychischen Körper, das Begehren wird eine mentale Antizipation hervorrufen, die im Körper wurzelt und mit einem gewissen Erregungszustand einhergeht.

Im Allgemeinen fällt es den meisten Männern schwerer, die Intimität zu erotisieren, während es Frauen schwerer fällt, die Genitalität zu erotisieren. Die Ursachen können vielfältig sein. Man könnte einen Zusammenhang mit der Erziehung herstellen, aber das ist wahrscheinlich nicht die Hauptursache. Es könnte eher mit der Physiologie zusammenhängen. Frauen haben innere Organe wie die Vagina und die Gebärmutter, die einerseits an der Erregungsfunktion beteiligt sind, andererseits aber auch etwas mit Mutterschaft zu tun haben. Bei Männern liegt ihr Kopulations- und Erregungsorgan, der Penis, außen. Dies könnte erklären, warum bei Frauen eine mehr verschmelzende und bei Männern eine mehr genitale Tendenz zu finden ist.

Das ist an sich kein Problem, denn die gegensätzlichen Polarisierungen ermöglichen eine gewisse Komplementarität zwischen Männern und Frauen. Dadurch entsteht genügend Raum, Begehren zu wecken. Wenn man von begrenzendem Begehren spricht, dann, wenn diese attraktiven Polarisierungen wenig Wirkung haben.

Nehmen wir den Fall einer liebenden und verschmelzenden Frau, die kein genitales sexuelles Verlangen hat, sondern eher eine Anziehung, die mit Intimität verbunden ist. Das Gefühl für ihren Körper besteht eher in einem Bedürfnis nach Wärme, Zärtlichkeit und emotionaler Sicherheit. Mit dem Ansatz Sexocorporel wäre es möglich, diese Frau dazu zu bringen, ihr Becken zu spüren und ihr genitales Gefühl zu polarisieren, um ihre Selbstsicherheit und durch die Erotisierung des Unterschieds zu einem Mann ihr Stärkegefühl zu entwickeln.

Formen von Liebesgefühlen

Liebesgefühle äußern sich in der Erwartung, dass der andere unsere Bedürfnisse nach Sex und Intimität erfüllen wird. Wir können uns jedoch auf verschiedene Arten verlieben.

Manche Menschen verlieben sich fast augenblicklich, weil der andere ihrem erträumten Ideal entspricht. Es ist die berühmte »Liebe auf den ersten Blick«, auch wenn die Person den anderen in der Realität nur sehr wenig kennt. Es ist wichtig, zwischen Traum und Wirklichkeit zu unterscheiden.

Andere erleben nach einigen Begegnungen einen »Liebesschock«. Man sieht also, dass der Wunsch oder der Traum immer einen wichtigen Platz im Liebesgefühl einnimmt.

Viele erleben nach und nach, in Etappen, einen »Liebesimpuls«, je mehr sie den anderen entdecken. Diese Begegnungen führen dazu, dass sie die Realität des anderen besser kennenlernen. Faszination, Bewunderung und Erregung bleiben bestehen, wenn sie an den geliebten Menschen denken und von ihm träumen.

Irgendwann kommt der Moment, in dem sie sich sagen: »Ich bin verliebt.« Dann spricht man von einem »Verliebtheitszustand«. Dieser Zustand ist in der Regel dauerhafter, da es ein Gleichgewicht zwischen dem gibt, was man über den anderen weiß, seinen Grenzen, seiner Realität und den Anpassungen, die man in Bezug auf diese Grenzen vornehmen muss. Dennoch kann man weiterhin träumen, fasziniert sein und ein Bedürfnis nach Intimität und Sexualität mit dieser Person haben. Daher ist manchmal ein gewisser Idealisierungsprozess mit entsprechenden Anpassungen erforderlich.

Zur Bewertung des Begehrens und des Liebesgefühls

Als Redner und im Lichte dessen, was in Bezug auf das Begehren und die Liebesgefühle gesagt wurde, könnte man aus einer Frau, die mehrere Beziehungen eingeht und jedes Mal unsterblich verliebt ist, schließen, dass es einfach ihre eigene Realität ist, die sich zeigt. Das heißt, sie erlebt bei jeder neuen Begegnung »Liebe auf den ersten Blick«.

Die Verwechslung der Abnahme oder des Verlusts eines Liebesgefühls mit den persönlichen Grenzen könnte Menschen dazu verleiten, sich zu trennen, obwohl das Problem, das sie erleben, nicht mit den Grenzen des anderen zusammenhängt.

Liebesgesundheit und Routine

Es ist möglich, dass sich mit der Zeit Gewohnheiten und Routine entwickeln, die zu einem Rückgang der Anziehung und des Begehrens führen können. Dies kann auch das Register erotologischer Ausdrucksformen verringern, das aufgrund von Nähe und Routine zu Stereotypen neigen kann.

Wenn der Traum des anderen, der aus Ritualen und Symbolen besteht, nicht genährt wird, kann die Routine mit dem anderen sehr viel Raum einnehmen. Dies könnte dazu führen, dass das Paar ohne Begehren lebt, auch wenn die erregende Funktion erhalten bleibt. Es ist daher sehr wichtig, den Traum eines Paares zu nähren, das den Alltag miteinander teilt.

Auch in einer Situation, in der man zusammenlebt, ist es empfehlenswert, dass jeder seine persönlichen Aktivitäten hat. Diese vorübergehende Distanz ermöglicht es, später besser zueinander zu finden.

Das Begehren und den Zustand der Verliebtheit aufrechterhalten

Um den Zustand der Verliebtheit zu nähren und weiterhin vom anderen zu träumen, sollte ein Paar Rituale entwickeln, die ein erotisierendes, positiv antizipiertes Wiedersehen ermöglichen. Es ist auch wichtig, die weibliche und männliche Verführungskraft zu kultivieren. Dies ermöglicht es, das eigene sexuelle Begehren und die Liebesgefühle gegenüber dem Partner einzuschätzen und entsprechend zu reagieren.

Die Natur des Begehrens gemäß den Inhalten des Imaginären

Die Vorstellungswelt offenbart persönliche erotische Besonderheiten. Nehmen wir als Beispiel einen Mann und eine Frau mit einer sexuellen Vorstellungswelt, die heterosexuelle Inhalte hat. Dies zeigt uns bereits die Grundlage ihres Begehrens. Ein weiteres Merkmal, das es zu erforschen gilt, ist, ob sie in ihren jeweiligen imaginären Inhalten »Zeugen« oder »Akteure« sind.

Wenn sie Akteure sind, ist dies beim Mann im Sinne von Intrusivität und bei der Frau im Sinne von Rezeptivität? Ist es in einer sehr statischen Weise, wie wenn ein Mann sich vorstellt, mit einer sehr passiven Frau Sex zu haben? Erlebt die Frau in ihren Fantasien keine Penetration und möchte nur umarmt werden?

So gibt uns die Fantasie Hinweise auf die individuellen Bedürfnisse und ermöglicht es uns, die persönlichen Eigenschaften der weiblichen und männlichen Sexualität zu entdecken, darunter den Grad der Rezeptivität und der Intrusivität.

Rezeptivität und Intrusivität

Nehmen wir einen Mann, der sowohl in der Realität als auch in seiner Vorstellung nie aktiv oder penetrierend wäre. Er wäre nur »rezeptiv« und würde sich wünschen, dass es immer seine Partnerin ist, die ihn streichelt. Das ist eine Konstante bei Männern, die kein sexuelles Begehren mehr haben: Sie stellen sich nie vor, intrusiv zu sein.

Andererseits würde ein Mann, der in seiner sexuellen Realität immer aktiv ist und nie gestreichelt wird, aber in seinen Fantasien eher rezeptiv ist, ein Bedürfnis nach Empfangen zeigen. Dieses Beispiel bestätigt einmal mehr, dass die Fantasie eine Fotokopie unserer Bedürfnisse ist.

Begrenzendes Begehren und das Gefühl für den eigenen Körper

Ein Mann könnte in der Lage sein, Distanz, Differenz, sexuelle Attraktivität und das Gefühl für seinen Körper zu erotisieren, aber nur in sehr begrenztem Maße – in dem Sinne, dass das Register seiner Antizipationen gering wäre, was sich in einer eingeschränkten Vorstellungswelt manifestieren würde.

Kriterien für sexuelle Gesundheit auf der Ebene der erotischen Vorstellungswelt

Die erotische Vorstellungswelt kann also sowohl Bedürfnisse nach Intimität als auch sexuelle Bedürfnisse ausdrücken, aber auch das Ausmaß des eigenen erotologischen Registers offenbaren. So wäre ein Mann, der angibt, keine erotische Fantasie und kein Begehren nach Penetration, also nach Intrusivität, zu haben, wahrscheinlich sexuell sehr langweilig, da er weder auf romantischer noch auf sexueller Ebene etwas vorwegnimmt. Seine Partnerin müsste alles in Gang setzen. Diese Männer haben eine sehr schlechte

Vorstellungskraft und sind nicht mit ihren Triebbedürfnissen verbunden. Für sie ist das Träumen auf diese Weise eine Zeitverschwendung. Die erotische Vorstellungswelt spiegelt unsere Bedürfnisse in Bezug auf sexuelle und Liebeswünsche wider. Zu beachten ist jedoch, dass manche Männer sich aufgrund einer Ideologie, die der Lust entgegensteht, keine sexuellen Träume erlauben.

Therapie und Inhalt der Imagination; Natur des Begehrens

Viele Therapeuten beschäftigen sich nicht so sehr mit dem Inhalt der Imagination. Daher können sie die erotische und sexuelle Dynamik, die so aufschlussreich ist, nicht herausarbeiten. Nehmen wir zum Beispiel einen Mann, der sagt: »Es erregt mich sehr, wenn ich einen erotischen Film anschaue oder wenn ich an drei Frauen gleichzeitig denke.« Im ersten Fall wird dieser Mann durch den Film erregt, während es im anderen Fall seine Vorstellung ist, die ihn erregt. Man könnte also leicht ableiten, dass dieser Mann bei Frauen erregbar ist, aber seine Vorstellungswelt könnte noch viel mehr aussagen. Was macht er mit den Frauen? Ist er aktiv oder lässt er sich alles gefallen? Stellt er sich vor, mit den Frauen Sex zu haben, oder ist er Zeuge, wenn er andere Männer beim Sex mit ihnen beobachtet? Was ihn erregen würde, könnte also nicht darin bestehen, aktiv zu sein, sondern vielmehr darin, ein Voyeur zu sein. Das Imaginäre spiegelt alle möglichen Fantasien wider.

Wenn wir die erotische Vorstellungswelt untersuchen, geht es natürlich um ihren Inhalt, der uns die Natur und die verschiedenen Merkmale des sexuellen und Liebebegehrens sowohl bei Männern als auch bei Frauen offenbart. Ein Beispiel wäre ein Mann, der den Wunsch hat, seine Frau zu erregen oder von ihr erregt zu werden, aber ohne Penetration. Oder ein anderer Mann würde sich wünschen, in seine Frau einzudringen, aber sonst nichts. Im zweiten Beispiel würde man eine fast ausschließliche genitale imaginäre Polarisierung finden und im ersten Beispiel einen imaginären Inhalt ohne Penetration, bei dem die Frau nur geküsst und gestreichelt wird.

Wenn Menschen sagen, dass sie keine Vorstellungen haben, ist es eher so, dass sie sich dessen nicht bewusst sind.

Inhalt der Fantasie und Polarisierung

Im Hinblick auf die sexuelle Gesundheit könnte eine Person Fantasien entwickeln und diese polarisieren oder in ihrer eigenen Sexualität widerspiegeln, insbesondere durch die Erotisierung der Intrusivität bei Männern und der Rezeptivität bei Frauen. Eine Polarisierung bedeutet jedoch nicht Ausschließlichkeit.

Imagination und Anziehungscodes

Während die Vorstellungswelt uns einen wichtigen Einblick in die sexuelle Dynamik einer Person gibt, sind auch die Anziehungscodes Teil der sexuellen Gesundheit. Unter »Anziehungscodes« versteht man einen Typ Mann oder Frau, der uns je nach den Bedürfnissen, die er erfüllt, erotisch erregen oder bewegen kann. Diese Codes können jedoch mehr oder weniger einschränkend sein. So gibt es Männer, deren Anziehungscodes sehr weit gefasst sind, in dem Sinne, dass sie von mehreren Frauentypen erregbar sind, während andere nach sehr spezifischen Kriterien suchen würden. Wieder andere brauchen nur ein »Loch«, um einzudringen. Für sie ist das »Loch« der Anziehungscode.

Eingeschränkte Anziehungscodes und Fetischismus

Während es Männer gibt, die sehr weite Anziehungscodes haben, haben andere im Gegenteil sehr selektive Anziehungscodes. Bei manchen sind diese Codes sogar auf eine einzige Assoziation reduziert. In Fällen extremer Selektivität spricht man dann von »Fetischismus«. Die Anziehungscodes werden daher als »leicht einschränkend« bis »sehr einschränkend« bewertet, wobei der Fetischismus der einschränkendste Fall ist.

Kriterien für sexuelle Gesundheit und Anziehungscodes als Störungen

Wir alle haben sexuelle Anziehungscodes. Man könnte sogar eine Kurve vom aufregendsten zum am wenigsten aufregenden erstellen. Ein Mann, der nur von einer einzigen Assoziation erregt wird, wie zum Beispiel dem Fetisch für High Heels, muss nicht zwangsläufig eine Störung des Begehrens haben. Tatsächlich wäre er in der Lage, den Unterschied zu erotisieren und ein Gefühl für seinen Körper zu haben, aber sein Begehren würde sich auf nur eine Assoziation beschränken. Er hätte jedoch eine »Anziehungsstörung« aufgrund seiner sehr eingeschränkten Anziehungscodes. Sein Problem wäre, dass sein Erregbarkeitsniveau nur mit einem sehr spezifischen Element verbunden wäre. Er wäre also nicht in der Lage, eine Frau zu begehren, wenn dieses eine Element nicht vorhanden ist. Andererseits könnte er in Bezug auf das allgemeine Aussehen von Frauen wenig wählerisch sein, solange sie dieses Fetisch-Element haben und es eine gute Funktionalität besitzt.

Eingeschränkte Anziehungscodes bei Frauen

Frauen, die keine Anziehungskraft in Bezug auf die Erregung durch das Aussehen des Mannes haben, drücken bereits eine sehr eingeschränkte Anziehung aus. Denken wir insbesondere an die großen Romantikerinnen, die von einem Mann träumen, der alle möglichen Eigenschaften besitzt. Da leider kein Mann eine solche Perfektion erreichen kann, werden diese Frauen ihn niemals erotisieren. Man kann nicht sagen, dass es sich hierbei um einen Fall von Fetischismus handelt, aber sicherlich um einen Fall eines deutlich limitierenden Anziehungscodes.

Selbstsicherheit und sexuelle Aggressivität

Diese beiden Elemente sind insbesondere mit der Lustfunktion verbunden. Selbstsicherheit ist eine geistige Antizipation mit sexueller Konnotation sowie eine Fähigkeit, die darin besteht, sich selbst als begehrenswerte Person wahrzunehmen. Sie ist eine der Komponenten des sexuellen Begehrens, die sich in der »Zentrierung«, der Körperhaltung und der Gangart ausdrückt. Diese grundlegenden Fähigkeiten stehen im Zusammenhang mit Intimität, wenn eine Person sowohl sentimentale als auch erregende Träume hervorruft. Man kann in der Selbstsicherheit sogar eine »exhibitionistische« Komponente im Sinne von »Stolz« sehen, indem sie beim anderen ein Gefühl der Bewunderung, eine Vorliebe für Intimität und sexuelles Begehren hervorruft.

Selbstsicherheit sowie die Möglichkeiten, sie über den Körper auszudrücken, sind besonders wichtig in Kulturen, in denen Intimität, Zärtlichkeit, Zuneigung und Gefühle sehr geschätzt werden. Selbstsicherheit wäre im Hinblick auf die sexuelle Gesundheit ein »gesunder Exhibitionismus« im Gegensatz zu einem pathologischen System. Hier handelt es sich eher um eine erotische Qualität der Lustfunktion, die dazu dient, Erregung zu erzeugen.

So ist das Gleichgewicht der Selbstsicherheit die Fähigkeit einer Person, sich begehrenswert, inspirierend, faszinierend, betörend und aufregend zu zeigen. Und das gilt für Männer und Frauen gleichermaßen, auch wenn sich ihre Selbstsicherheit auf unterschiedliche Weise äußert. So wirken die Körperfülle eines Mannes und ein sehr maskuliner Gang auf Frauen oft sehr anziehend. Bei Frauen zeigen sich Exhibitionismus und Selbstsicherheit eher in einem wellenförmigen Gang, ihrem Make-up oder anderen Attributen, die den Blick des Mannes auf sich ziehen und sein Begehren wecken können.

In der Werbung wird übrigens häufig der kantige Aspekt beim Mann und der kurvige bei der Frau hervorgehoben. Das ist das Prinzip der Pornografieindustrie, die mit der Zerlegung des Körpers arbeitet. In Videos dieser Art werden Oralsex in Großaufnahme, orale, vaginale oder anale Penetrationen gezeigt, um nicht Emotionen, Affekte oder Liebesgefühle zu wecken, sondern Erregung über die visuelle Sinneswahrnehmung.

Begehren ist keine Entscheidung, sondern das Ergebnis einer Reihe von Reizen

Bestimmte Reize, wie sich selbst als begehrenswert darzustellen, können beim anderen einen Zustand der Vorfreude hervorrufen. Allerdings könnte jemand auch sagen: »Ich kann nichts tun, um sein Begehren zu wecken.« Dies bringt uns dazu, zwischen attraktiven und natürlich unattraktiven Personen zu unterscheiden. Letztere entsprechen nämlich in der Regel nicht den kulturellen Kriterien für plastische Schönheit, während attraktive Menschen diese normalerweise erfüllen. Diese Personen, meist Frauen, werden oft nicht angesprochen, weil sie es wollen, sondern weil sie von Natur aus attraktiv sind, was bei ihnen manchmal reaktive Haltungen hervorrufen kann.

Andererseits können auch Personen, die nach dem kulturellen Kanon nicht attraktiv sind, die Aufmerksamkeit auf sich ziehen, um ihr Bedürfnis, geliebt und begehrt zu werden, zu befriedigen. Es gibt also einen Unterschied zwischen verführerisch und Verführer/in. Das eine ist eine Fähigkeit, das andere ein Zustand.

Die Erotisierung von persönlichen Eigenschaften

Ein Liebesgefühl kann entstehen, wenn eine Person Eigenschaften oder Affekte entdeckt oder Emotionen empfindet, die bei ihr ein Gefühl der Bewunderung auslösen, das über die Ebene der körperlichen Anziehung hinausgeht. Dies ist die »allmähliche Entwicklung des Liebesgefühls«, die nicht nur die physiologischen Komponenten der sexuellen Erregung über körperliche Vorzüge einbezieht, sondern auch die Erotisierung der Qualitäten einer Person. Diese Qualitäten können das Lächeln, die Spontaneität, der Glanz der Augen, die Intelligenz, die Persönlichkeit sein, also bezaubernde Aspekte, aus denen durch Assoziation die sexuelle Erregung hervorgeht.

Die Abnutzung der Wahrnehmung

In allen Kulturen gibt es eine generell stärkere Polarisierung der Frauen in Bezug auf Innerlichkeit wie Gefühle, Zuneigung und Intimität und eine stärkere Polarisierung der Männer in Bezug auf die Genitalisierung und Erregung beim Geschlechtsverkehr.

Nach einer gewissen Anzahl von Jahren kann eine Abnutzung der Wahrnehmung auftreten, die sich vor allem auf die männliche Erregungsfunktion auswirkt. Was früher ausreichend war, um Erregung hervorzurufen, kann aufgrund der Wiederholung der gleichen Handlungen beim Geschlechtsverkehr immer weniger ausreichend sein.

Der Mann kann dann Erektionsstörungen zeigen, was die Frau nicht immer versteht. Es kommt jedoch vor, dass sich einige Frauen ihrer eigenen Hemmungen nicht bewusst sind, die die erregende Funktion des Mannes beeinflussen können. Manche sagen zum Beispiel: »Ich werde mich doch nicht wie eine Hure anziehen!« Das bringt uns zu dem alten Konzept zurück, das sich durch die gesamte Geschichte des Christentums zieht: »die Jungfrau und die Hure« – die Jungfrau als die Reine, Edle und Ehrenhafte, die Hure als die Frau, die den Mann sexuell erregen will. In einem guten Gleichgewicht sollten beide Aspekte, der betörende und der erregende, nebeneinander existieren. Der erregende Aspekt sollte sogar stärker zum Tragen kommen, vor allem bei Langzeitpaaren, um den allmählichen Rückgang der Libido beim Mann auszugleichen. Der Mann muss seine erregende Funktion nähren, da er nicht willentlich auf eine Erektion zugreifen kann.

Während viele ihre erregenden Aspekte durch bestimmte Mittel hervorheben, neigen andere dazu, ihre betörenden und faszinierenden Aspekte zu vernachlässigen. Dies findet man sowohl bei Männern als auch bei Frauen, die ihrem Aussehen keine Aufmerksamkeit mehr schenken.

Unterschiedliche Wege von Mann und Frau

Der Weg, auf dem Frauen zur Erregung gelangen, ist in der Regel nicht derselbe wie bei Männern. Tatsächlich sind viele Frauen erregbar, wenn sie sich einen Film anschauen, in dem Sexualität, aber auch Affekte, Emotionen und Verführung vorkommen. Dahingegen reicht es für die meisten Männer aus, sich eine sexuell erregende Szene anzusehen. Eine große Anzahl von Männern »ernährt« sich übrigens von Pornografie.

Zur Anpassung der weiblichen und männlichen Bedürfnisse

Um gemeinsam eine harmonische Sexualität zu leben, ist es daher wichtig, sich an die Bedürfnisse des anderen anpassen zu können. Eine Studie von S. M. Jourard – wahrscheinlich: *Divulgation de soi et attouchements* (1967, »Selbstoffenbarung und Berührungen«) – zeigte, wie schwierig diese Anpassung ist. Jourard war aufgefallen, dass Männer in einer Größenordnung von über 50 Prozent dazu neigten, Frauen so zu behandeln, wie sie gerne von ihnen behandelt werden würden. Das Gegenteil war ebenso der Fall. Frauen neigten dazu, Männer so zu streicheln, wie sie es wünschten und mochten, dass Männer sie streichelten. Deshalb streichelten Frauen ihre Männer eher am Oberkörper, während diese sich wünschten, dass sie nach unten kämen ... Männer streichelten ihre Frauen eher genital, die sich wünschten, dass er sie zuerst am Oberkörper streichelte. Diese Dissonanzen hängen zum Teil damit zusammen, dass es Männern unangenehm ist, sich auf emotionaler und sentimentaler Ebene begehrenswert zu zeigen. Sie hätten das Gefühl, sich zu »entmännlichen«, während Frauen, die sich exhibitionistisch und aufreizend verhalten, das Gefühl hätten, sich zu »verhuren«. Dies sind wichtige Unterscheidungen, die Probleme verursachen können und die beachtet werden müssen.

Assoziation von Selbstsicherheit – Verführung – Zentrierung – Körperhaltung

Es wurde bereits erwähnt, dass die weibliche sexuelle Selbstsicherheit die Fähigkeit ist, erotisierende Körperhaltungen einzunehmen, mit dem Ziel, betörend und aufregend zu sein. Erwähnt sei, dass der Ansatz Sexocorporel in Verbindung mit einer Visualisierung es einer Frau möglich macht, sich in einer Situation vorzustellen, in der sie das Objekt sexueller Anziehung ist. Je bewusster einer Frau ist, dass sie das Bild einer begehrenswerten Frau projiziert, desto mehr Macht gibt ihr das über ihre Fähigkeit, erregend zu sein. Wenn eine Frau hingegen Schuldgefühle hat, wenn sie sich selbst als aufregend wahrnimmt, könnte sie sich in der Ausübung ihrer Beziehungssexualität einschränken, was zu Problemen in der Partnerschaft führen könnte. Dies erfordert natürlich ein gewisses kognitives Reframing.

Sexuelle Aggressivität versus sexuelle und emotionale Intensität

Ein Element, das mit der sexuellen Gesundheit und der Lustfunktion zusammenhängt, ist »sexuelle Aggressivität«, die in der Regel als sexuelle Intensität ausgedrückt wird. Wenn man diese Intensität auf die intrapsychische Ebene überträgt, wird sie zur Intensität der Affekte, Emotionen, Wünsche und des Vergnügens, die mit dem Erregungsprozess verbunden sind. Die emotionale Intensität kann bei leidenschaftlichen Liebesspielen mit der muskulären Intensität einhergehen. Dies wird als sexuelle Aggressivität bezeichnet.

Feindseligkeit und negative Kraft

Wenn wir »Feindseligkeit« als Triebfeder der Erregung betrachten, befinden wir uns in einer ganz anderen Welt. Da die Feindseligkeit dann gegen die Person gerichtet ist, im Gegensatz zum Ausdruck eines positiven Affekts gegenüber einer Person. Feindseligkeit kann zu einer Manifestation werden, bei der die psychische und physische Integrität durch gewalttätige Worte oder Verhaltensweisen gefährdet werden könnte. Das wäre dann Gewalt, die dem Gefühl der Liebe und den starken Affekten zuwiderläuft, die mit sexueller Aggression einhergehen können, die in der Regel eine positive Kraft ist.

Intensität als positive Kraft

Sexualität ist nicht nur mit Sanftheit und Zärtlichkeit verbunden. Sie beinhaltet auch ihre Ladung an Macht und Intensität, die auf physiologischer Ebene manchmal starke Reaktionen hervorruft. Daher findet man auf der symbolischen Ebene ein Vokabular, das einer Form von »Gewalt« entspricht, die durch den erregenden Prozess hervorgerufen wird. So sagt man zum Beispiel: »Ich könnte dich auffressen.« Dies ist nicht mit Feindseligkeit, sondern mit Affektivität verbunden, ohne das Risiko feindseliger Verhaltensweisen.

Da also sowohl die weibliche als auch die männliche Sexualität sich manchmal stark ausdrückt, könnte sie fast gewalttätig erscheinen, wenn sie nicht in einem erregenden, mit Lust und Vergnügen aufgeladenen Kontext erlebt wird.

Es ist wichtig, diese Unterscheidung zu betonen. Es besteht die Gefahr, dass bei dem Versuch, die gesamte Sexualität zu respektieren oder in Zärtlichkeit zu kanalisieren, die sexuelle Intensität vergessen wird, die Männer und Frauen durch ihren Wunsch, penetrierend zu sein oder penetriert zu werden, zum Ausdruck bringen müssen. Viele Frauen kommen in die Beratung, weil sie sich gerade von ihrem Mann wünschen, dass er sexuell intensiver und aufdringlicher ist. Dies würde ihre tiefe Weiblichkeit bestätigen. Man muss also in diesem Begriff der sexuellen Aggressivität auch die Notwendigkeit eines Reframings sehen.

Erotische Imagination und sexuelle Aggressivität

Sexuelle Aggressivität wird auch in der Fantasie ausgedrückt, sowohl von Männern als auch von Frauen, wenn sie zum Beispiel glauben, in den anderen einzudringen oder von ihm überrannt zu werden. Das Buch *L'imaginaire érotique et ses secrets* (»Die erotische Fantasie und ihre Geheimnisse«) von Dr. Claude Crépault (1981) enthält Beispiele dafür.

Die erotische Fantasie schließt sexuelle Aggression ein, keine Feindseligkeit

Wie bereits erwähnt, erotisieren sich sexuell gesunde Männer und Frauen nicht durch Feindseligkeit, auch wenn bestimmte Worte und Gesten, die von einer starken Körperintensität begleitet werden, gewalttätig erscheinen können. Die gleichen Worte und Gesten, die nicht in einem Kontext der Erregung erfolgen, könnten jedoch Unbehagen oder sogar Schmerzen verursachen.

Im Zustand der Erregung verträgt der Körper intensivere und kraftvollere Berührungen besser. Frauen würden sich von der Intensität ihres Partners erstickt fühlen, wenn sie nicht sexuell erregt wären. Wenn sie erregt sind, empfinden manche das Gewicht ihres Mannes nicht nur als sehr erträglich, sondern drücken ihn sogar noch fester an sich. Wir sehen also, dass der Körper im Zustand der Erregung Druck aushält und sogar verstärkt, zu dem er ohne Erregung nicht in der Lage wäre.

Aggression in einem Kontext der Liebe versus einem Kontext des Hasses

In der erotischen Kunst findet man manchmal sehr starke Symbole, die oft sogar an die Grenze zur Gewalt gehen, die aber in einem Kontext von Liebe, Zuneigung, Sexualität und harmonischen Beziehungen ausgedrückt werden. Das ist etwas ganz Anderes als die Feindseligkeit, die mit Hass und der Erotisierung des Schmerzes des anderen verbunden ist. Leider neigen wir oft dazu, sexuelle »Aggressivität« und »Feindseligkeit« miteinander zu verwechseln.

Sexuelles Begehren bei einem Mann, der befürchtet, dass er seine Affekte nicht voll zum Ausdruck bringen kann

Die sexuelle Aggressivität beim Mann beeinflusst seinen Erregungsprozess und damit auch seine Muskelintensität. Wenn ein Mann fast alle Formen von kraftvollen Gedanken ausschließt, wird dies nicht nur gegen seine eigene Intensität, sondern auch gegen sein sexuelles Begehren spielen. Seine Vorfreude wird nur noch sentimental und liebevoll sein und sein Körper wird nur noch Sanftheit ausdrücken, wodurch eine hemmende Wirkung auf sein Verhalten und sein Verlangen entsteht. Das ist paradox, denn die meisten Frauen bevorzugen intensive Männer, die sie in ihrer Weiblichkeit und ihrer Fähigkeit, zu gefallen und begehrenswert zu sein, bestätigen.

Hemmung der männlichen Erregungsfunktion und die Fähigkeit, starke Intensität auf harmonische Weise zu erleben

Es ist für eine Frau sehr unterschiedlich, ob sie ihre Erregung mit einem Mann erlebt, dessen Körper sich starr bewegt, oder mit einem anderen, der sich fließend bewegt und dabei eine hohe Intensität ausdrückt. Das liegt daran, dass Letzterer über die in der Sexualwissenschaft so genannten »grundlegenden und integrierten Fähigkeiten« in Bezug auf seine Erregungsfunktion verfügt. Einmal erlernt, ermöglichen diese Fähigkeiten körperlich steifen Männern, starke emotionale Spannungen auszudrücken, während sie mit ihrer Partnerin und ihrem eigenen Körper in Harmonie sind. Der Ansatz Sexocorporel ist hier sehr geeignet.

Unterscheidung zwischen Feindseligkeit, Aggressivität und Gewalt

Im Hinblick auf die sexuelle Gesundheit ist es sehr wichtig, diese dreifache Unterscheidung zu treffen, sowohl im Wortschatz als auch in den Symbolen. Es ist bekannt, dass es Gewalt in Verbindung mit Feindseligkeit gibt, die mit Hass sowie der Erotisierung des Schmerzes des anderen verbunden ist. Es handelt sich also um eine »destruktive« Gewalt, die Defizite zum Ausdruck bringt und das Gegenteil von positiver sexueller Aggressivität ist. Es gibt aber eine »konstruktive« Gewalt, die mit dem Erregungsprozess von großer Intensität in Bezug auf Affekte und Emotionen verbunden ist. Es ist daher angebracht, »Gewalt« nicht als vorwiegend destruktiv zu betrachten. Es bedarf jedoch manchmal einiger Lernprozesse, um die Intensität auf positive, harmonische und liebevolle Weise zum Ausdruck zu bringen.

Eine weibliche Grenze und sexuelle Unlust

Hier handelt es sich um heterosexuelle Frauen, die nie wirklich Freude an ihren sexuellen Beziehungen hatten, weil sie den Mann und seinen Penis nicht erotisieren können. Stattdessen erleben sie die Penetration passiv und sogar feindselig, als gewaltsames Eindringen in ihren Körper und nicht als Gelegenheit, den Mann und seinen Penis zu genießen. Da diese Frauen nicht in der Lage sind, ihre eigene sexuelle Intensität zu erleben und Zugang zu ihrem eigenen inneren Gefühl zu finden (das es ihnen ermöglichen würde, ihre Vertiefungen zu erotisieren und ihre eigene vaginale Potenz zu erforschen), leben sie oft mit persönlichen sexuellen Grenzen.

Probleme aufgrund mangelnder sexueller Aggressivität

Männer, die die Frau benutzen, um sich zu »entleeren«, verfügen offensichtlich nicht über eine konstruktive sexuelle Aggression. Diese Problematik findet sich bei Männern, denen es nie gelungen ist, die Intimität zu erotisieren, und die einen Mangel oder eine Grenze haben, die mit sexuellem Begehren verbunden ist. Dies ist auch bei Männern und Frauen der Fall, die in Bezug auf ihre Gefühle eingeschränkt sind, die in der Regel mit ihren sexuellen Erregungsmustern verbunden sind.

Physiologische Reaktionen von Frauen und Männern

Es ist bekannt, dass der Ausdruck der Sexualität auf der Ebene der Erregung im Körper von Mann und Frau unterschiedlich erlebt wird und sich unterschiedlich äußert. Der Mann drückt sich durch die Erektion seines Penis aus, die Frau durch eine Reihe von inneren Reaktionen, die ihre Erregung begleiten.

Bei Männern treten bei sexueller Erregung vasokongestive Reaktionen am Penis auf. Bei der Frau führt die Erregung aufgrund ihrer besonderen inneren Organisation nicht nur zu äußeren Reaktionen wie Lubrikation und Schwellung der Vulva, der Klitoris und der Brustwarzen, sondern auch zu inneren uterinen und vasomuskulären Reaktionen.

Evaluation der Intrusivität und der Rezeptivität

Um den Grad seiner Intrusivität zu evaluieren, wird der Mann zu seinem sexuellen Begehren, seinen mentalen Antizipationen und dem Inhalt seiner Fantasie befragt. So wird ein Mann, der sehr wenig oder gar nicht intrusiv ist, die Penetration in seinen Fantasien nicht erotisieren. Aus klinischer Erfahrung weiß man, dass Männer, die das Eindringen nicht erotisieren, diese Antizipation nicht haben.

Diese Situation findet sich bei Paaren, die eine Beratung aufsuchen und bei denen der Mann sich gerne streicheln lässt oder Oralsex empfängt, aber sehr wenig Interesse an Penetration zeigt, da er nicht intrusiv ist. Dieselbe Lücke zeigt sich bei einigen Männern, die sich nur visuell erregen. Dasselbe gilt für Frauen, die ihre vaginale Empfänglichkeit nicht entwickelt haben. All dies wird sich in ihrer Vorstellungswelt manifestieren.

Archetyp

Ein »Archetyp« ist in allen Kulturen zu finden, im Gegensatz zu »Stereotypen«, die eher aus jeder einzelnen Kultur stammen. Der Begriff des Archetyps findet Anwendung, wenn es um Penis und Vagina geht. Denn beim Penis denkt man spontan an Intrusivität, während die Vagina sich auf Empfangen und Rezeptivität bezieht.

Das koitale Verhalten »Intrusivität/Rezeptivität« findet sich angeboren bei allen Völkern. Es findet sich sogar in archäologischen Graffiti aus einer Zeit, in der man keine Ahnung hatte, worin die Ursache der Zeugung von Kindern liegt. Man glaubte zum Beispiel, dass Frauen gebären konnten, weil sie in einer Vollmondnacht im Freien geschlafen hatten und ein Gott des Himmels sie befruchtet hatte; oder weil es bestimmte Zeiten im Monat gab, die mit den schwangerschaftsbegünstigenden Mondphasen übereinstimmen konnten.

Aber schon damals verband man Weiblichkeit mit Kurven und Männlichkeit mit Ecken und Kanten. So wurde selbst bei Tieren mit Hörnern allen eleganten Tieren, wie zum Beispiel Rehen, Weiblichkeit zugeschrieben. Der Penis spielte in den Vorstellungen keine Rolle, da man nicht wusste, welche Rolle er bei der Zeugung eines Kindes spielt. Trotz dieser völligen Unkenntnis der grundlegenden Elemente der penetrierenden/penetrierten sexuellen Funktionalität koitierten Männer vermehrt, wenn Frauen sich zu bestimmten Zeiten des Monats sexuell empfänglicher fühlten, und es wurden Kinder geboren.

In Bezug auf »Geschlechtlichkeit« ist die Intrusivität bei Männern ein äußerst wichtiges Element des Ausdrucks ihrer Männlichkeit, ebenso wie die Rezeptivität bei Frauen ein wichtiges Element des Ausdrucks ihrer Weiblichkeit ist.

Therapeutische Evaluation

Um zu verstehen, wo die weiblichen und männlichen sexuellen Probleme liegen, müssen Sexualtherapeuten alle oben genannten Situationen untersuchen. *(Später definiert Jean-Yves Desjardins die Komponenten der sexuellen Gesundheit und ihre Elemente).*

Dank

Ich hatte das Privileg und die große Befriedigung, während meiner 40-jährigen beruflichen Laufbahn mit dem *Ansatz Sexocorporel* zu arbeiten. Dieser Ansatz hat es mir ermöglicht, die Funktion der Lust zu erleichtern und zu verbessern, sowohl auf der Ebene der Liebe als auch auf der Ebene der Erregung, indem ich Männern und Frauen geholfen habe, entweder ihre Selbstsicherheit, ihre Rezeptivität, ihre Intensität, ihre Intrusivität, ihre sexuelle Aggressivität, ihre Verführungsfähigkeit, einen gesunden Exhibitionismus, ihre erotische Vorstellungskraft sowie alle Themen, die in diesem Kapitel angesprochen wurden und von denen wir alle mehr oder weniger bewusst betroffen sind, zu entwickeln.

Ich bin Dr. Jean-Yves Desjardins, der im September 2011 verstorben ist, zu großem Dank verpflichtet. Er hat mit der Entwicklung des Ansatzes Sexocorporel und der Ausarbeitung seines Konzepts der sexuellen Gesundheit mit all seinen Komponenten und Elementen einen großen Beitrag zur modernen Sexologie geleistet.

Ich hoffe, dass diese Lektüre Ihr Denken bereichert hat und Ihnen als Therapeut einige zusätzliche Werkzeuge an die Hand gegeben hat, wie es bei mir der Fall war.

Übersetzung aus dem Französischen von Soraya Gradolf

Literatur

Audette, N. (2005). *Atteindre l'extase grâce à l'approche sexocorporelle*, Montréal: Les Éditions Logiques.

Crépault, C. (1991). *L'imaginaire érotique et ses secrets*. Sillery, Québec: Presses de l'Université du Québec.

Biografische Notizen

Nicole Audette, klinische Sexologin (MA) und Sexualpädagogin (BA), mittlerweile im Ruhestand, hat fast 40 Jahre lang als klinische Sexologin gearbeitet. Sie hat sich auf die Behandlung der Ejakulationskontrolle über den Ansatz Sexocorporel spezialisiert. Als Sexualtherapeutin bevorzugte Nicole Audette den sexualanalytischen und den körperorientierten Ansatz. Sie ist Mitbegründerin des Institut Sexocorporel International Jean-Yves Desjardins (ISI) (2004), ist akkreditierte ISI-Trainerin und hat international mehrere Ausbildungen geleitet. Nicole Audette hat gemeinsam mit Dr. Jean-Yves Desjardins das Video *Le Contrôle éjaculatoire, une histoire d'amour* (1996) hergestellt. Sie ist außerdem die Autorin des Buches *Atteindre l'Extase grâce à l'approche sexocorporelle* (2005) sowie des Videos *Solution pour en finir avec l'éjaculation précoce* (2010).

Jean-Yves Desjardins, Doktor in Kriminologie, Psychologe, klinischer Sexologe, Professor für klinische Sexologie, Gründer der Abteilung für Sexologie an der Universität von Quebec in Montreal (UQAM); Ehrenpräsident des ISI, Gründungsmitglied der ASCliF, Mitglied des AIHUS und Mitglied des Ordens der Psychologen von Quebec.

II
Sexocorporel in der Sexualberatung

Anwendungen des Modells Sexocorporel in der Sexualberatung und -therapie

Eine Einführung

Ben Kneubühler

Wer unter diesem Kapitel eine nach Störungen des ICD-11 geordnete Sammlung an Aufsätzen erwartet, muss enttäuscht werden. Wie die Titel auch der folgenden Beiträge erkennen lassen, geht es bei den Anwendungen des Modells Sexocorporel in der Sexualtherapie vor allem um unterschiedliche Zielgruppen, allenfalls unterschiedliche Settings, für welche eine Sexualtherapie auf Grundlage des Modells Sexocorporel angewendet wird. Bereits der Psychotherapieforscher Klaus Grawe (2000) bemerkte, dass »der störungsspezifische Ansatz sich zu Tode siegen würde«, und hat damit gemeint, dass der von der Medizin abgeschaute Versuch, bei Therapien den Fokus zu sehr auf die Diagnose zu legen, scheitern wird. An anderer Stelle hat Karoline Bischof (2017) beschrieben, wie das Modell Sexocorporel und insbesondere dessen Komponenten in der Beratungspraxis angewendet werden können.

Wie in den übersetzten Originalbeiträgen ersichtlich wurde, hat Desjardins (2005; 2011) in seinen Fallbeispielen keine störungsspezifischen Anleitungen vorgelegt. Er hat vielmehr beschrieben, wie er durch Befragen, aber auch durch genaue Körperbeobachtung die Stärken und Grenzen der Klientinnen und Klienten herausgeschält und daraus ein individuelles Verständnis und eine Erklärung für das Anliegen erarbeitet hat. Der Ansatz ist also prozessdirektiv (Chatton et al., 2005; Desjardins et al., 2011).

Meine eigene therapeutische Grundhaltung, die von Desjardins inspiriert ist und von ihm ausgehend weiterdenkt, basiert auf einem humanistischen Menschenbild. Die Menschen in der Praxis werden als beziehungsorientierte, freiheits- und entscheidungsfähige Wesen gesehen, die nach persönlicher Entfaltung streben. Ganzheitlichkeit und Autonomie spielen eine bedeutende Rolle. Die von Rogers (1946) betonte Empathie, bedingungslose positive Wertschätzung und Echtheit (Kongruenz) in der Beziehung zwischen Therapeut*in und Klient*in spielen auch bzw. gerade in der Sexualtherapie eine wichtige Rolle für eine erfolgreiche Therapie.

Grawe hat nebst der therapeutischen Beziehung vier weitere zentrale allgemeine Wirkfaktoren identifiziert, die maßgeblich zum Therapieerfolg beitragen: Ressourcenaktivierung, Problemaktualisierung, motivationale Klärung und aktive Hilfe zur Problembewältigung (Grawe et al., 1994; Grawe, 2000; 2004). Diese Wirkfaktoren sind nicht auf eine bestimmte Therapierichtung beschränkt, sondern gelten schulenübergreifend. Nachfolgend eine kurze Erläuterung sowie Einordung, wie in der Therapie nach Sexocorporel der jeweilige Faktor berücksichtigt wird.

Problemaktualisierung: Hierbei geht es um die konkrete Auseinandersetzung mit den aktuellen Problemen und Schwierigkeiten des Patienten bzw. der Patientin im Rahmen der Therapie. Durch die Aktualisierung der Probleme können diese bewusst gemacht und bearbeitet werden. Gemeint ist hier nicht nur eine kognitive Auseinandersetzung, sondern vielmehr eine ganzheitliche Aktivierung. Bei vielen Anliegen im Bereich der Sexualtherapie entsteht die Problemaktualisierung »von allein« im konkreten Therapiesetting. Weiter kann das Modell der Komponenten allenfalls als Unterstützung für den Therapeuten bzw. die Therapeutin dienen. Die Erlebnisorientierung bzw. das experienzielle Vorgehen und »Arbeit im Hier und Jetzt« fördern die Problemaktualisierung.

Ressourcenaktivierung: Dieser Wirkfaktor bezieht sich auf die Mobilisierung der inneren und äußeren Ressourcen des Patienten bzw. der Patientin. Ziel ist es, die Fähigkeiten und Stärken des Patienten zu fördern und zu nutzen, um Probleme zu bewältigen und positive Veränderungen zu erreichen. Diesem Aspekt wird in der Sexualtherapie nach Sexocorporel besondere Bedeutung zugemessen, gerade weil die Hilfesuchenden oftmals bereits ein ausgeprägtes problemfokussiertes Selbstbild haben. Das Komponentenmodell Sexocorporel bietet auch bei der Suche nach Ressourcen Unterstützung. Weiter hilft auch hier das experienzielle Vorgehen, da dieses Ressourcen direkt im Prozess nicht nur benennt, sondern erlebbar macht (Gassmann & Grawe, 2006).

Aktive Hilfe zur Problembewältigung: Dieser Wirkfaktor beinhaltet konkrete Strategien und Interventionen, die dem Patienten bzw. der Patientin helfen, die eigenen Probleme zu bewältigen. Ziel ist es, Patient*innen zu befähigen, aktive Schritte zur Lösung der Probleme zu unternehmen. Das Sexocorporel-Modell bietet beispielsweise durch die Körperübungen praktische und effektive Mittel zur Verbesserung des sexuellen Handelns und Erlebens und unterstützt Klient*innen dabei, positive Bewältigungserfahrungen im Umgang mit ihren Problemen zu machen.

Motivationale Klärung: Dieser Wirkfaktor bezieht sich unter anderem auf die Klärung der Motivation des Patienten bzw. der Patientin zur Veränderung. Es geht darum, die Bereitschaft und den Wunsch zur Veränderung zu fördern und zu stärken, allenfalls auch motivationale Konflikte, die das Anliegen erklären, ausgelöst haben oder aufrechterhalten, herauszuarbeiten und aufzulösen. Zu Beginn einer Sexocorporel-Therapie wird gemeinsam eine ausführliche Evaluation durchgeführt und die Logik des Systems herausgearbeitet, wobei Interdependenzen klar werden können. Die nicht pathologisierende Sichtweise von Sexocorporel unterstützt einen offeneren Blick auf die eigene Person und die eigene Sexualität. Der Fokus auf die direkten Kausalitäten, also die Erregungsfunktion, entlastet die Therapierenden, komplexe motivationale Konflikte in der Psyche oder Kindheit der Hilfesuchenden finden zu müssen.

Um noch einmal auf die therapeutische Beziehung zurückzukommen: Diese soll kollaborativ und auf Augenhöhe stattfinden. Menschen, die heutzutage den direkten Kontakt im therapeutischen Setting suchen, tun dies nicht nur aus Wissensdurst oder um Ratschläge zu erhalten, wie sie in zahlreichen Fachbüchern oder Onlineselbsthilfen zu finden wären. Sie suchen bewusst oder unbewusst auch ein Gegenüber, das den Veränderungsprozess professionell begleitet.

Das Modell Sexocorporel bietet einen Rahmen, in dem zwischenmenschliche Grundbedürfnisse berücksichtigt werden, welche für den Therapieerfolg maßgeblich sind (Stucki & Grawe, 2007). Die (gemeinsame) Evaluation befriedigt das Bedürfnis nach Orientierung und Kontrolle. Die ressourcenorientierten Rückmeldungen und angeleiteten und erlebten Übungen erhöhen das Selbstwerterleben, und ermöglichen angenehme Erfahrungen direkt in der Therapie. Die Art und Weise, wie der Therapeut oder die Therapeutin die Beziehung gestaltet, schafft eine sichere Bindung.

Es wird deutlich, dass es keinen »One fits all«-Ansatz gibt. Das Modell Sexocorporel mit der umfassenden Evaluation, der ganzheitlichen Sichtweise, dem Ressourcenfokus und der Körperorientierung ermöglicht es, maßgeschneiderte Interventionen für die Bearbeitung der Anliegen der zu Therapierenden bereitzustellen. Darüber hinaus verfügt das Modell selbst bereits über die allgemeinen Wirkfaktoren und fördert schon an sich die Beziehungsgestaltung. Alternativ können auch Inspirationen aus dem Modell Sexocorporel in andere sexualtherapeutische Ansätze integriert werden.

Umsetzung in der beraterischen Praxis

Bei der Anwendung des Modells Sexocorporel in der Praxis wird ausgehend vom Anliegen der Hilfesuchenden zuerst gemeinsam ein umfassendes Verständnis der Sexualität der Person erarbeitet. Diesen Prozess nennen wir »Evaluation«, das Resultat nennen wir die »Logik des Systems«. Anschließend werden konkrete Therapieziele abgeleitet, die mit unterschiedlichen Interventionen umgesetzt werden.

Fallbeispiel: Thomas und die Wiederentdeckung seiner sexuellen Lust

Thomas, ein 37-jähriger Mann, suchte eine Sexualtherapie auf, weil er eine abnehmende sexuelle Lust und Schwierigkeiten beim Erhalt einer Erektion festgestellt hatte. Seit jeher habe er in der Partnerschaft ebenfalls Schwierigkeiten zum Höhepunkt zu kommen. Diese Probleme begannen sein Selbstvertrauen und seine Beziehung zu seinem Partner zu beeinträchtigen.

Erstgespräch und Evaluation: In den ersten Sitzungen wurden Thomas' sexuelle Geschichte und sein aktuelles Erleben ausführlich besprochen. Die ganzheitliche Evaluation ergab erst einmal ein Bild vieler Ressourcen und Fähigkeiten. So hatte Thomas in den vergangenen zwei Jahrzehnten ein sehr ausgeprägtes und funktionierendes Sexualleben gehabt. Er hatte Kontakt mit über hundert Partnern. Diese Interaktionen hätten allesamt außerhalb einer festen Beziehung stattgefunden. Teilweise seien es gänzlich anonyme Kontakte gewesen, unter anderem an einschlägigen Orten. Zum Teil seien es auch Menschen aus dem Bekanntenkreis gewesen. Thomas habe in diesen Situationen vor dem Sex sehr viel Aufregung und Lust verspürt, die Erektion sei zuverlässig gewesen und er habe auch den Zeitpunkt der Ejakulation steuern können.

Seit zwei Jahren befinde er sich nun in einer sehr glücklichen Beziehung mit einem 32-jährigen Mann. Die Sexualität habe lediglich die ersten wenigen Male wie gewünscht funktioniert.

Die Paarsexualität zeigte sich als sehr verschieden von der sonst gelebten Sexualität: Mit dem Partner ist er emotional verbunden, es ist ein hohes Maß an Vertrauen und Vertrautheit vorhanden. Der Klient erlebt dies als wertvoll, aber nicht sexuell erregend. Er gestand, dass er während des Sex mit dem Partner manchmal Fantasien an vergangene Treffen mit anonymen Partnern zu Hilfe nahm, was ihm ein schlechtes Gewissen machte.

Weiter wurde auch die Art und Weise der sexuellen Erregungssteigerung erhoben (Erregungsmodus). Bei der Solosexualität zeigte sich ein Bild eines archaisch-mechanischen Modus. Es gelang Thomas problemlos, sich sexuell zu erregen, und die Erregung innerhalb kurzer Zeit bis zum Höhepunkt zu steigern. Er rieb dabei seinen Penis und spannte die Muskeln in den Beinen, dem Gesäß, Bauch und teilweise bis in die Arme an. Dabei holte er in der Fantasie Erinnerungen an Cruising-Momente hervor. Er erlebte vor allem die Entladung und anschließende Entspannung als genussvoll. Die gesamte Solosex-Sequenz dauerte lediglich wenige Minuten. Die Geschwindigkeit passte zu der Art, wie der Klient generell eingestellt war. Solosexualität fand maximal einmal wöchentlich statt.

Die Hervorhebung der Ressourcen brachte den Klienten in einen Zustand von Neugierde und es stellte sich bereits ein bisschen Selbstsicherheit ein.

Die Lektüre der Körpersprache des Klienten zeigte deutliche Unterschiede während des Erzählens von der funktionierenden bzw. nicht funktionierenden Sexualität. Der Therapeut spiegelte dies und ließ ihn einen Moment in den körperlichen Zustand hineinfühlen. Daraus konnte die emotionale Aufregung, die er während der früheren sexuellen Begegnungen erlebt hatte, nachempfinden. Es wurde deutlich, dass dies ein zentrales Element seiner Sexualität gewesen war, und auch, dass dies so in der Sexualität in der Partnerschaft nur schwer herstellbar ist. Somit konnte dem Klienten im Hier und Jetzt ein Teil seiner »Logik des Systems« bzw. seiner sexuellen Lerngeschichte verdeutlicht werden.

Eine weitere Grenze bzw. Herausforderung stellt der mechanische Erregungsmodus dar. Dieser erweist sich zwar in der Solosexualität als effizient und funktional, hat aber den Nachteil, dass der Genitalbereich insgesamt weniger differenziert wahrgenommen werden kann.

Zusammenfassend kann die Problematik vereinfacht wie folgt beschrieben werden: Die Erektionsfähigkeit und das Begehren von Thomas funktionieren gut in einem mechanischen Erregungsmodus bei gleichzeitiger emotionaler Aufregung durch den Nervenkitzel einer Begegnung mit einem unbekannten Partner in einer ungewöhnlichen Situation oder die Erinnerung/Fantasie daran. In der Paarsexualität wäre jedoch für das Begehren ein Spüren, eine Wahrnehmung bis hin zu einer Erotisierung seines eigenen Körpers nötig. Weiter müsste auch der Körper des Gegenübers erotisiert wahrgenommen werden. Die Grundlage des Spürens des eigenen Körpers ist durch den limitierenden Erregungsmodus eingeschränkt und müsste daher hergestellt werden.

Dies wurde dem Klienten verdeutlicht und mit ihm gemeinsam als Therapieziel festgehalten. Die Therapieplanung orientiert sich somit am Anliegen, der Logik des Systems und den konkreten Therapiezielen. Die Interventionen sollen an den Ressourcen des Klienten ansetzen. Für die therapeutische Beziehungsgestaltung gilt es zu beachten, dass dieser Klient ein hohes Bedürfnis nach Orientierung und Kontrolle hat, das durch die gemeinsame Evaluation bedient wurde, und auch bei der weiteren Therapie bedeutsam bleiben wird. Die*der Therapeut*in soll also darauf achten, die Interventionen einzuordnen. Auch das Bedürfnis nach Selbstwerterhalt konnte durch das ressourcenorientierte Vorgehen genährt werden und wird weiter eine Rolle spielen. Das Bedürfnis nach Lust ist für diesen Klienten nicht sehr bewusst, umso mehr gilt es, ihn hierbei zu unterstützen und im Prozess lustvolle Erfahrungen machen zu lassen, die ihm dann bewusst gemacht werden können. Ein »Fallstrick« in der Beziehungsgestaltung wäre, die Geschichte des Patienten anhand der eigenen Lebenswelt zu werten und dies bewusst oder unbewusst zu signalisieren.

In den weiteren Therapiesitzungen wurden mit Thomas praktische Übungen und Techniken erarbeitet, um seine körperliche Wahrnehmung und sexuelle Reaktionsfähigkeit zu verbessern. So wurde ausgehend von der Ressource, einer funktionierenden Solosexualität diese dahingehend verändert, dass eine differenziertere Wahrnehmung seines Geschlechtes spürbar wurde. In den Sitzungen wurde die Bewegung der Beckenschaukel eingeübt, und von Thomas in der Solosexualität eingefügt. Dies war ein großer Unterschied zum sonst starren Becken. Außerdem wurden Wahrnehmungsübungen mit unterschiedlichen Muskeltoni durchgeführt und ebenfalls zu Hause umgesetzt, bei vorhandener Erregung. Auch nahm Thomas Veränderungen in der Art und Weise der Stimulation vor: Das schnelle monotone Rubbeln wurde durch Berührungen unterschiedlicher Art und Geschwindigkeit erweitert. Die Interventionen dürfen den Klienten durchaus aus der Komfortzone bringen, sollen aber so angepasst sein, dass die Motivation erhalten bleibt. Die Erinnerungen an die Cruising-Szenen, die dem Patienten als wichtige Erregungsquelle dienten, wurden vorerst beibehalten.

Durch regelmäßiges Üben wurde der Genitalbereich von Thomas zu einer eigenen wichtigen Erregungsquelle, da dort nun differenziertes

Spüren und Wahrnehmen möglich war. Der veränderte Erregungsmodus hat zudem einen direkten Einfluss auf den Blutfluss und die Erregungsfähigkeit.

Nach mehreren Monaten der Behandlung berichtete Thomas von einer signifikanten Verbesserung seiner sexuellen Funktion und einer gesteigerten sexuellen Zufriedenheit. Er konnte in der Paarsexualität deutlich häufiger den Höhepunkt erreichen, wenn er dies wollte. Er fühlte sich weniger unter Druck und berichtete, dass er dadurch sogar wieder spontanes sexuelles Begehren verspürte.

Dieses Fallbeispiel demonstriert, wie das Modell Sexocorporel an einen männlichen Klienten angepasst werden kann, um ihm zu helfen, seine sexuelle Gesundheit und sein Wohlbefinden zu verbessern. Es betont die Bedeutung eines personalisierten Ansatzes, der die Einzigartigkeit jedes Klienten respektiert und fördert.

Anforderungen an die Fachperson in der Sexualberatung/-therapie

Es ist aber auch klar, dass Fachpersonen, die dieser Arbeit nachgehen, über mehr als nur theoretisches und praktisches sexologisches Wissen verfügen müssen, selbst wenn sie mit einem holistischen Modell wie Sexocorporel arbeiten. In der Ausbildung von Fachleuten im Bereich Sexualtherapie muss psychologisches und pädagogisches Wissen zu Veränderungsprozessen und zur therapeutischen Beziehungsgestaltung vermittelt werden.

Zusätzlich muss meiner Meinung nach zwingend auch ein Schwerpunkt auf der Selbstkompetenz, unter anderem durch Selbstreflexion und Selbsterfahrung, liegen. Hier können eigene Werte und Haltungen reflektiert werden, um neutral in eine Begegnung gehen zu können. Bei der Selbsterfahrung können eigene »wunde Punkte« identifiziert und bearbeitet werden. Dies kann im Gruppensetting oder auch einzeln erfolgen, wobei im Gruppensetting der Vorteil besteht, dass die Teilnehmenden vom gegenseitigen Beobachten der Prozesse zusätzlich profitieren können und angeregt werden.

Nicht zuletzt braucht (Sexual-)Therapieren auch Übung: zum einen intensive Einübung des Handwerkes während der Ausbildung mit Mitstudierenden, zum anderen auch mit »echten« Klient*innen. Für viele Menschen in unserer westeuropäischen Kultur stellt bereits der Ressourcenfokus als Grundhaltung eine große Herausforderung dar. Dieser kann sich in der Ausbildung idealerweise zu einer Grundhaltung entwickeln, die auch außerhalb des Beratungssettings gelebt wird.

Die genannten Punkte bilden eine Grundlage für eine Kernaufgabe in der Behandlung: die Kompetenz des »Beobachtens«, der Köperbeobachtung der Klient*innen. Im Alltag sind wir gewohnt, Menschen und Situationen schnell und automatisch wahrzunehmen, Schlüsse zu ziehen und zu interpretieren. Es bedarf viel Übung, diesen Vorgang zu decodieren und den Fokus darauf zu legen, was wir tatsächlich – auf der Ebene der drei Gesetze des Körpers – sehen, und dieses möglichst neutral und doch ressourcenorientiert zu beschreiben. Mit Letzterem ist gemeint, dass wir beschreiben, was ist, und nicht, was »sein könnte«. Auf der Grundlage unserer Beobachtungen können wir einen Eindruck festhalten. Eine Vielzahl von Eindrücken fügt sich dann zu einer Wahrnehmung und Interpretation zusammen.

Schließlich ist eine ressourcenorientierte Supervision anhand von Videos der eigenen Arbeit nötig. Dies muss neben fachlichen Anregungen auch immer das »Selbst der Therapeutin bzw. des Therapeuten« mit einbeziehen. Die Erfahrung zeigt, dass dieser Ausbildungsteil, allem voran die Videos, zunächst Unbehagen auslöst. Die Außensicht auf sich selbst legt bisher unbekannte Aspekte frei. Belohnend ist, über den Verlauf die Verbesserung der eigenen Arbeit objektiv sichtbar gemacht zu haben.

Fazit

Die Anwendung des Modells Sexocorporel in der Sexualtherapie zeugt von einem Paradigmenwechsel, weg von der störungszentrierten hin zu einer prozess- und ressourcenorientierten Betrachtungsweise. Die Schlussfolgerung aus den vorgestellten Konzepten und Fallbeispielen ist, dass eine individualisierte, auf den ganzen Menschen fokussierte Therapie nachhaltiger und effektiver ist als traditionelle, störungsspezifische Ansätze.

Die Einbettung der Therapie in eine humanistische Grundhaltung und die Betonung der therapeutischen Beziehung sind als Eckpfeiler für den Therapieerfolg zu verstehen. Die Schlüsselrolle der Empathie, der bedingungslosen positiven Wertschätzung und der Echtheit stellt eine Vertrauensbasis dar, die für die Entfaltung und das Wachstum der Klient*innen unerlässlich ist.

Die praktische Umsetzung des Modells, illustriert durch das Fallbeispiel, unterstreicht die Relevanz der Selbstwahrnehmung und der Körperarbeit, die es den Klient*innen ermöglichen, über ihre körperlichen Empfindungen zu lernen und ihre sexuelle Gesundheit zu verbessern. Dies führt zu der Schlussfolgerung, dass die körperliche Wahrnehmung eine entscheidende Komponente in der Sexualtherapie darstellt und maßgeblich zur Steigerung der sexuellen Zufriedenheit beiträgt. Damit dies gelingt, braucht es eine maßgeschneiderte therapeutische Beziehung.

Für Fachpersonen ergibt sich daraus die Schlussfolgerung, dass eine fundierte Ausbildung, die psychologische, pädagogische und praktische Elemente integriert und die Selbstkompetenz stärkt, essenziell ist. Die Kompetenz der Körperbeobachtung und die Fähigkeit, eine ressourcenorientierte Haltung zu entwickeln, sind unverzichtbar für eine effektive Sexualberatung und -therapie.

Zusammengefasst kommen wir zu der Erkenntnis, dass das Modell Sexocorporel nicht nur ein umfassendes Verständnis für die Komplexität der menschlichen Sexualität bietet, sondern auch einen flexiblen Rahmen für maßgeschneiderte therapeutische Interventionen darstellt, die sich an den individuellen Bedürfnissen und Ressourcen der Klient*innen orientieren. Es ist ein Aufruf zur Entwicklung einer Therapiepraxis, die die Autonomie und das Wohlbefinden der Klient*innen in den Mittelpunkt stellt und somit den Weg für eine erfüllte Sexualität ebnet.

Literatur

Bischof, K. (2017). Sexocorporel-Sexualtherapie. In T. Harms & M. Thielen (Hrsg.), *Körperpsychotherapie und Sexualität. Grundlagen, Perspektiven und Praxis* (S. 121–138). Gießen: Psychosozial-Verlag.

Chatton, D., Desjardins, J.-Y., Desjardins, L. & Tremblay, M. (2005). La sexologie clinique basée sur un modèle de santé sexuelle. *Psychothérapies, 25*(1), 3–19. https://doi.org/10.3917/psys.051.0003

Desjardins, J.-Y., Chatton, D., Desjardins, L. & Tremblay, M. (2011). Chapitre 2. Le sexocorporel. La compétence érotique à la portée de tous. In M. El Feki (Hrsg.), *La sexothérapie* (S. 63–102). Brüssel: De Boeck Supérieur. Bruxelles https://doi.org/10.3917/dbu.elfek.2011.01.0063

Gassmann, D. & Grawe, K. (2006). General change mechanisms: The relation between problem activation and resource activation in successful and unsuccessful therapeutic interactions. *Clinical Psychology & Psychotherapy, 13*(1), 1–11. https://doi.org/10.1002/cpp.442

Grawe, K. (2000). *Psychologische Therapie*. 2., korr. Aufl. Göttingen: Hogrefe.

Grawe, K. (2004). *Neuropsychotherapie*. Göttingen: Hogrefe.
Grawe, K., Donati, R. & Bernauer, F. (1994). *Psychotherapie im Wandel: Von der Konfession zur Profession*. 3. Aufl. Göttingen: Hogrefe.
Rogers, C.R. (1946). Significant aspects of client-centered therapy. *American Psychologist, 1*(10), 415–422. https://doi.org/10.1037/h0060866
Senf, W. & Broda, M. (Hrsg.). (2011). *Praxis der Psychotherapie: Ein integratives Lehrbuch*. 5. Aufl. Stuttgart: Georg Thieme Verlag.
Stucki, C. & Grawe, K. (2007). Bedürfnis- und Motivorientierte Beziehungsgestaltung: Hinweise und Handlungsanweisungen für Therapeuten. *Psychotherapeut, 52*(1), 16–23. https://doi.org/10.1007/s00278-006-0507-9

Biografische Notiz

Ben Kneubühler, M.Sc., ist Psychotherapeut und Sexologe in Zürich. Er absolvierte sein Masterstudium in Psychotherapie an den Universitäten Bern und Berlin. Er verfügt über eine Zertifizierung als klinischer Sexologe ISI und als EFT-Paartherapeut. Außerdem ist er in der Aus- und Weiterbildung tätig, leitet unter anderem die Schweizer Durchgänge des MA Sexologie, der in Kooperation des von ihm geleiteten Instituts für Sexualpädagogik und Sexualtherapie Zürich und der Hochschule Merseburg stattfindet, und beteiligt sich an Forschungsprojekten.

Sexocorporel in der Behandlung sexueller Probleme von Frauen

Karoline Bischof

Keine Lust, Schmerzen, Orgasmusprobleme – das sind die häufigsten Probleme, wegen derer Frauen eine Sexualtherapie aufsuchen.[1] Die Ursache ist individuell sehr unterschiedlich, jedoch lassen sich meist Grenzen im sexuellen Lernen finden, die uns in der Therapie Behandlungsmöglichkeiten eröffnen.

Wie geschieht sexuelles Lernen und was setzt ihm Grenzen?

Der angeborene sexuelle Erregungsreflex wird schon im Säuglingsalter durch Zufallsberührungen oder spontan ausgelöst. Ab dem vierten Lebensmonat können Säuglinge durch Zusammendrücken ihrer Beine oder Pressen gegen die Windel Berührungsreize in der Genitalregion auslösen (Yang et al., 2005). Durch rhythmisches Schaukeln und Anspannen der Extremitäten kann auch eine orgastische Entladung erreicht werden. Das Stimulationsmuster wird durch Wiederholung automatisiert. Viele Frauen nutzen im Erwachsenenalter diesen *Druck-Erregungsmodus* (Bischof-Campbell et al., 2019). Der Klitoriskopf bzw. die Klitoriseichel (Glans clitoridis) kommt als neue Erregungsquelle dazu, die durch Reibung *(mechanischer Erregungsmodus)* oder kombinierte Stimulation der Tiefenrezeptoren *(Druck-mechanischer Erregungsmodus)* zur orgastischen Entladung führt. Die Erregungssteigerung in diesen Spannungsmodi ist typischerweise von starker Muskelanspannung und flacher Atmung begleitet. Weit seltener gewöhnen sich Frauen an, in Erregung das Becken und den Körper zu be-

1 Unter https://www.ziss.ch/fuer-fachleute/publikationen/ finden sich vertiefende Texte zur weiblichen Sexualentwicklung, zu Orgasmusproblemen, Vaginismus und Dyspareunie.

wegen und die Atmung zu vertiefen (*ondulierender* und *wellenförmiger Erregungsmodus*). Weshalb das so ist, bleibt Gegenstand von Hypothesen. Konditionierung spielt sicher eine Rolle – wenn einmal ein Erregungsmodus erworben ist und, zumindest beim Solosex, gut funktioniert, gibt es wenig Motivation zur Veränderung (Pfaus et al., 2016). Zum anderen könnte eine Neigung zu generell erhöhter Muskelspannung, wie dies nach Verwahrlosung oder anderen traumatisierenden Kindheitserfahrungen beobachtet wird, die Affinität zu einem Spannungsmodus erhöhen. Vielleicht ist dies von Relevanz, wenn einer Klientin in der Therapie das Umsetzen von Bewegungen besonders schwerfällt.

Weitere Lernschritte geschehen durch das kindliche Bedürfnis nach sinnlichem Kontakt, nach Zärtlichkeit und nach Geborgenheit. So kann das Mädchen sich liebenswert fühlen, Selbstwertgefühl und eine Zufriedenheit mit dem eigenen Körper und Genitale entwickeln. Körperliche und emotionale Distanz in der Kindheit wirken sich dagegen negativ auf das Selbstbild, die Bindungsfähigkeit und eine lustvolle Sexualität im Erwachsenenalter aus (Griffee et al., 2014). Reaktionen des Umfelds auf seine genitalen Explorationen ermöglichen dem Mädchen eine kognitive Einordnung, zum Beispiel wie sein Geschlechtsorgan zu benennen und zu bewerten ist. Werden seine Wahrnehmungen vom Umfeld positiv konnotiert (»Gell, Vulva streicheln ist schön!«), unterstützt dies den Stolz aufs eigene Genitale und eine positive Haltung gegenüber der Selbstbefriedigung als wichtige Voraussetzungen für die spätere Entwicklung eines Gefühls von erotischer Kompetenz und Attraktivität. Jedoch bleibt das Genitale oft namenlos und die kindliche Selbststimulation kann irritieren und zu Verboten verleiten. Da Bedürfnisse durch Verbote nicht verschwinden und das Verhalten oft dennoch fortgesetzt wird, können Gefühle tiefer Scham entstehen, die bis ins Erwachsenenalter der Selbstbefriedigung und dem Selbstbild als erotische Frau anhaften und bei unseren Klientinnen häufig anzutreffen sind.

In der Pubertät fühlt sich die Jugendliche in ihrem Körper oft vorübergehend nicht mehr zu Hause. Vorstellungen vom Erwachsenenkörper sind stark von Idealen beeinflusst, wie sie Medien und Umfeld vermitteln. Es ist herausfordernd, sich selbst zu akzeptieren, auch ohne diesen Idealen zu entsprechen. Die Zunahme der »Verschönerungs«-Chirurgie spiegelt deren Macht. Eine sinnliche Auseinandersetzung mit dem eigenen Körper hilft dagegen, ihm mit Sorgfalt zu begegnen, die Lust daran wiederzufinden und ihn schließlich mit Stolz zu bewohnen.

Die Integration des eigenen Geschlechtsorgans in das körperliche Selbstbild ist in der Kindheit somit oft unvollständig, die Bewertung ambivalent. Im besonderen Maße betrifft dies die Vagina. Nicht alle Mädchen explorieren ihre Vagina direkt. Vor der Pubertät ist sie nicht östrogenisiert und durch das Hymen vermindert zugänglich; Berührungen können rasch unangenehm sein. Häufiger wird der genitale Innenraum eher vage wahrgenommen über Muskelspannungen, Bewegungen und Wärmegefühle. Die Vagina ist damit im Körperbild nur diffus repräsentiert und bleibt ungenannt. Die Menarche führt zu einer vertieften Auseinandersetzung mit Vagina, Uterus, Fruchtbarkeit und zu einer neuen Wahrnehmung des Genitales. Allerdings gilt Menstruationsblut oft noch als unappetitliche Ausscheidung körperlicher »Giftstoffe«, als notwendiger und dazu unter Schmerzen verlaufender Reinigungsvorgang, der impliziert, dass da etwas Unreines im Körper war, dessen man sich zu schämen hat. Das fördert nicht die positive Besetzung der Vagina. Während die Entdeckung klitoraler Stimulation erleichtert wird durch deren hohe Nervendichte und einfache Zugänglichkeit, erweist sich das Entwickeln der Erregbarkeit der Vagina als praktisch und neurologisch komplizierter. Sie hat, anders als die Vulva, wenig Oberflächensensibilität und reagiert somit kaum auf Reibung. Dagegen verfügt sie über Druck-, Dehnungs- und Temperaturrezeptoren (Salonia et al., 2010). Die bei sexueller Erregung verstärkte Durchblutung der Vaginalwand und der klitoralen Schenkel löst ebenso sensorische Reize aus wie die Bewegung des Beckenbodens oder Druck und Dehnung, die zum Beispiel der Penis beim Koitus verursacht. Insbesondere die Vorderwand und die Region der Harnröhre besitzen eine erhöhte Nervendichte. Ebenfalls erregbar sind der Gebärmutterhals und durch die hintere Vaginalwand die Analregion. Das Wahrnehmen dieser vielen Sinnesreize geschieht jedoch nicht automatisch, sondern setzt Lernprozesse und entsprechende Synapsen im somatosensorischen Kortex voraus. Rund die Hälfte der Frauen hat ihren vaginalen Innenraum nicht erotisiert, erlebt also vaginale Stimulation nicht als sexuell erregend (Bischof-Campbell et al., 2019; Fugl-Meyer et al., 2006). Dies ist weniger genetisch und körperlich als vielmehr durch die Lerngeschichte bedingt (Burri et al., 2010). Für die Frauen, denen das vaginale Aufnehmen in der Sexualität wichtig ist, wird die Erregungssteigerung durch die fehlende vaginale Erotisierung erschwert. Orgasmusprobleme, Schmerzen, vermindertes Lusterleben und Begehren können direkte Folgen sein und die sexuelle Selbstsicherheit und das Gefühl erotischer Kompetenz der Frau in Mitleidenschaft ziehen. Umgekehrt lässt sich aber auch schlussfolgern, dass das Anregen von Lernprozessen, die die Vagina erotisch spürbar machen, hier Abhilfe schaffen kann.

Die Integration der Vulva und Vagina ins Körperbild sowie deren positive Bewertung und Erotisierung stellen wichtige Lernschritte dar in der weiblichen Sexualität, bei der Entwicklung einer sexuellen Selbstsicherheit und folglich auch in der Sexualtherapie.

Evaluation weiblicher sexueller Probleme

Am Anfang jeder Therapie im Sexocorporel steht das Evaluationsgespräch. Die Klientin bringt ihr Anliegen oft zunächst in Form einer Problematisierung vor. Wir helfen ihr, das Problem (Wovon will sie weg? Z. B. keine Lust auf Sex) in ein Anliegen umzuformulieren (Wo will sie hin? Z. B. Lust auf Sex), und evaluieren ihre Sexualität, um die direkten Ursachen ihres Problems zu verstehen. Zu den Voraussetzungen für ein gelingendes Evaluationsgespräch zählen:

- emotionales Selbstregulieren und Wohlbefinden des/der Therapeut*in als Voraussetzung für wohlwollendes, einfühlsames Hören, Sehen und Fragen
- Fokus auf objektivierbare Daten statt Sich-Verlieren in Interpretationen
- Anwenden einer präzisen, klaren Sprache über Sexualität mit eindeutigem Vokabular
- die Grundhaltung, dass Grenzen in der Sexualität nicht Defekte, sondern in ihrem Entstehen logisch sind und Lösungsversuche darstellen, die früher oder im Solosex einen Sinn hatten und eine Anpassung an die aktuelle Lebenssituation benötigen

Wir evaluieren alle Komponenten der Sexualität, wobei wir nicht mechanisch eine Liste »abfragen«, sondern den Fokus auf die Information legen, die uns relevant scheint für das Verständnis des sexuellen Funktionierens und des aktuellen Anliegens der Frau. Da die überwiegende Mehrheit der sexuellen Probleme direkt mit sexuellen Erregungsgewohnheiten zusammenhängt, sind die Erregungsmodi der Frau und ihre Beziehung zu ihrem eigenen sexuellen Körper stets Bestandteil der Evaluation. Ebenso ist es meist sinnvoll, sich typische Abläufe der Selbstbefriedigung und der Interaktion in der Paarsexualität genau schildern zu lassen. Dabei leistet das Aufzeichnen der Erregungskurven (genitale Erregung mit körperlichen Veränderungen, Lusterleben, begleitende Kognitionen, Intimitätsgefühl) gute Dienste.

Die Evaluation erfolgt primär im Hier und Jetzt. Aspekte der sexuellen Lerngeschichte können zum Verständnis der heutigen Situation beitragen. Die Puzzlestücke aus der Evaluation werden gesammelt und in einen logischen Zusammenhang gestellt. Das Lesen und Verstehen der Körpersprache liefert weitere Information. Hypothesen über das sexuelle Funktionieren der Frau werden aufgestellt und durch weitere Fragen verworfen oder gefestigt. Das Verstehen der Logik ihres Anliegens zeigt der Frau erste Lösungswege auf und ist motivierend für die Therapie. Es hilft ihr, von indirekten – also schwer zu beeinflussenden – Ursachen und einer Opferhaltung wegzukommen und selbstwirksam Verantwortung für ihr sexuelles Funktionieren und Erleben zu übernehmen.

Die Evaluation kann eine oder mehrere Sitzungen umfassen. Das Verstehen der Logik des Anliegens ist Voraussetzung für das Verschreiben von Übungen. Es stellt bereits eine wichtige therapeutische Intervention dar. Auf überstürzte und nicht genügend begründbare Übungsverschreibungen sollte verzichtet werden. Interventionen müssen für den/die Therapeut*in logisch und für die Klientin nachvollziehbar sein. Da sich Zusammenhänge verbal oft nicht einfach erklären lassen, trägt körperliches Erfahren in der Sitzung zum Verständnis bei und kann stärker motivieren als lange Erklärungen. Körperliche Interventionen sind daher schon im Erstgespräch ein wichtiges Instrument in der Sexocorporel-Sexualtherapie.

Grundsätzliches zur Übungsverschreibung im Sexocorporel

Bei der Therapie sexueller Probleme werden stets Lernprozesse angeregt. Die Veränderung von Erregungs-, Wahrnehmungs-, Denk- und Interaktionsgewohnheiten wirkt sich intrapsychisch und partnerschaftlich aus. Dabei spielen Exploration und Einüben für die Bildung neuer Gewohnheiten eine zentrale Rolle. Das Übungskonzept des Sexocorporel ist weit umfassender als viele Übungsprogramme, da es nicht nur die Bereicherung mechanischer Techniken anstrebt, sondern die Person auch auf der emotionalen und der Beziehungsebene erreicht. Es setzt voraus, dass in der Evaluation bestehende Gewohnheiten und Muster identifiziert und in ihrer Funktion verstanden wurden. Die Übungen bauen immer auf den Stärken der Klientin auf. Das, was sie bereits kann, wird genutzt und in durchführbaren Schritten modifiziert. Die Übungsbehandlung im Sexocorporel folgt keinem Programm oder Rezept, sondern ist individuell auf jede Person zugeschnitten.

Bewegungsabläufe wie die Beckenschaukel oder die Bauchatmung erarbeiten wir direkt in der Sitzung. Sämtliches Üben mit sexueller Erregung oder genitaler Berührung geschieht dagegen zu Hause. Prinzipien der achtsamen Selbstberührung können die Frauen aber schon in der Praxis explorieren. Wie sie die Anleitungen umsetzen und welches Erleben sie rückmelden, liefert weitere diagnostische Hinweise und ermöglicht die Vorwegnahme von Schwierigkeiten zu Hause (z. B. Schamgefühle), für die gleich Lösungen gesucht werden können. In der Folgesitzung werden der Ablauf und das sinnliche, emotionale und kognitive Erleben der durchgeführten Übungen detailliert besprochen. Das In-Worte-Fassen macht Wahrnehmungen kognitiv bewusst und festigt Lernschritte. Außerdem ergibt sich daraus logisch der nächste Übungsschritt. Es ist wichtig, darauf hinzuweisen, dass Veränderungen des Stimulationsmusters oft erst nicht als sexuell erregend erlebt werden und Geduld erfordern. Durch häufiges Abwechseln zwischen der habituellen und der neuen Stimulation und durch genügend Wiederholung können neue Muster als erregend konditioniert und angeeignet werden.

Orgasmusprobleme

Selten konsultieren Frauen, weil sie keinen Höhepunkt erleben. Weit öfter kennen sie zumindest im Solosex Entladungen, die sie in einem Spannungsmodus aber vielleicht als wenig lustvoll erleben oder in der Paarsexualität nicht wieder finden. Oder sie erleben lustvolle Erregung in einem ondulierenden Modus, können die Spannung aber nicht bis zum Höhepunkt steigern. Koitale Anorgastie führt bei vielen heterosexuellen Frauen über kurz oder lang zu einem Abnehmen des Begehrens, da der Geschlechtsverkehr erotisch zu wenig interessant oder gar schmerzhaft ist. Ein sehr angespannter Beckenboden verengt die Vagina und unterdrückt Vasokongestion und Lubrikation. Dann wird die Frau auch bei starker Erregung kaum feucht und das Bedürfnis nach vaginalem Aufnehmen bleibt aus. Vasokongestion und Erregung bleiben begrenzt auf die Vulva und sind deshalb störanfällig. Schon ein kleiner »Stimulationsfehler« lässt die ohnehin geringe Durchblutung abnehmen und die Erregung abfallen.

Frauen mit Orgasmusproblemen neigen dazu, sich als Defektmodell wahrzunehmen und abzuwerten. Dies spiegelt einerseits Unwissen darüber wider, dass die Fähigkeit zur Erregungssteigerung lernbar ist. Andererseits begünstigt bei einem Spannungsmodus auch die hohe Aktivierung des sympathischen Nervensystems das Auftreten von Selbstabwertung, Leistungsdruck oder ärgerlicher Verantwortungszuschreibung an den/die Partner*in.

Ziel der Therapie ist es, dass die Frau selbst Verantwortung für ihre sexuelle Erregung übernimmt und dazu ihre Kompetenz ausbaut. Dies verläuft über eine größere Nutzung ihres sinnlichen und emotionalen Erregungspotenzials, die Entwicklung oder Erweiterung des Erregungsmodus und eine Steigerung des orgastischen Lusterlebens. Die therapeutischen Mittel umfassen körperliche Selbstexplorationen und Übungen, die Auseinandersetzung mit damit verbundenen Emotionen, eine kognitive Umdeutung und Wissensvermittlung sowie Strategien für die Paarsexualität.

Die Aneignung des eigenen sexuellen Körpers und der Erregungsfunktion erfolgt durch achtsames genitales Erkunden und Variationen in der Selbststimulation. Falls vaginale Erregung erwünscht ist, wird die Vagina in das Üben einbezogen. »Achtsam« bedeutet, dass die Frau zunächst nicht erwartet, durch die Berührungen sexuelle Erregung auszulösen, sondern aufmerksam ist für jegliche kleine Sinnesempfindung. Die entsprechenden Synapsen im Hirn werden erst durch genügend Wiederholung ausgebildet. Während in der Kindheit hierzu eine natürliche Explorationsmotivation bestand, brauchen wir therapeutisches Geschick, um die erwachsene Frau dafür zu gewinnen. Falls Selbstberührung zunächst schambesetzt ist oder abgelehnt wird, sind entsprechend kleinere Annäherungsschritte nötig. Körperliche Strategien wie tiefe Atmung, Bewegung und freundliche Mimik helfen, Scham, Ekel oder Selbstabwertung zu mildern. Beckenbodenkontraktionen, die Beckenschaukel, Bauchatmung und die obere Schaukel steigern die Durchblutung und Wahrnehmung des Genitales und aktivieren den Parasympathikus. Dadurch erleichtern sie nach einer gewissen Übungszeit die Erregungssteigerung, das lustvolle Erleben derselben und ein Loslassen auf körperlicher, emotionaler und kognitiver Ebene. Durch die körperliche Auseinandersetzung und mithilfe von Erotika entstehen innere Bilder, Symbole und Fantasien zum eigenen sexuellen Körper – die Frau besetzt ihn erotisch und entwickelt einen Stolz darauf. Für die Übertragung in die Paarsexualität lernt sie Verführungsstrategien, um den/die Partner*in für ihre erotischen Bedürfnisse zu gewinnen.

Dyspareunie und Vaginismus

Bei Dyspareunie und Vaginismus liegt fast immer eine gestörte Beckenbodenfunktion mit erhöhtem Tonus vor. Gehäuft tritt dies nach psychischen, somatischen oder sexuellen Traumatisierungen auf, nach strenger Reinlichkeitserziehung sowie bei bestimmten Sportarten (Reiten, Ballett). Auch Ängste allgemeiner oder sexueller Art wirken sich oft auf den Beckenboden aus. Schmerzen verursachen ebenfalls einen Abwehrspasmus der Muskulatur. Der Beckenboden als Schutz-, Angst- und Haltemuskel ist dann chronisch angespannt und der bewussten Kontrolle kaum zugänglich. Das kann zu Problemen mit der sexuellen Funktion sowie zu sexuellen und anderen Schmerzsyndromen führen. Es ist wichtig, der Frau zu vermitteln, dass diese Überaktivität als körperlicher Schutzversuch und nicht als Pathologie zu verstehen ist, dass die Muskeln also nicht »Feind«, sondern »Freund« sind. Es geht auch nicht einfach darum, Muskeln zu entspannen oder gar zu dehnen (wie die verbreitete Dilatorenbehandlung suggeriert), sondern die zugrunde liegenden Ängste zu behandeln. Häufig sind dies Ängste vor Verletzung oder Schmerzen. Bei gleichzeitig fehlender vaginaler Erregbarkeit macht es Sinn, dass der Körper sich verschließt. Erst wenn die Vagina »sich etwas davon verspricht, ist sie bereit, sich zu öffnen«. Deshalb ist die Förderung der vaginalen Erregbarkeit therapeutisch wichtig.

Bei *Dyspareunie* ist die Fähigkeit zum vaginalen Aufnehmen erhalten, dieses verursacht aber Schmerzen, während es beim Vaginismus meist unmöglich ist. Die Dyspareunie gehört wegen allfällig beteiligter Krankheiten immer auch gynäkologisch abgeklärt – umgekehrt macht auch bei eindeutig medizinischer Sachlage eine begleitende Sexualtherapie meist Sinn. Erster Grundsatz der Therapie ist es, die Spirale zwischen Schmerzen, negativer Vorwegnahme und Schutzspannung des Beckenbodens zu unterbrechen, weitere Schmerzerfahrungen also unbedingt zu vermeiden. Viele Frauen versuchen jedoch trotz der Schmerzen immer wieder Koitus. Dies spiegelt Angst vor Partnerverlust und gesellschaftliche Erwartungen an die »normale Frau« wider (Elmerstig et al., 2008). Dann braucht die Frau Entwicklungsschritte, um sich abzugrenzen und dem/der Partner*in Nein sagen zu können. Nicht selten war es bislang einfacher für sie, die Schmerzen auszuhalten, als den Konflikt zu riskieren, den ein Nein generieren würde. Umgekehrt kann das Bestehen des/der Partner*in auf Penetration erhebliches Ressentiment verursachen, das unbehandelt die Übungsmotivation beeinträchtigt.

Frauen mit *phobischem Vaginismus (Typ 1)* haben eine verzerrte Wahrnehmung von der Größe ihres vaginalen Innenraumes, sodass die Vorstellung einer Penetration (mit Fingern, Dildo, Penis, Spekulum) starke Verletzungsängste und in der Folge einen Beckenbodenspasmus auslöst. Frauen mit *Vaginismus bei begrenzter Autonomieentwicklung (Typ 2)* scheinen eine existenzielle Angst davor zu haben, durch eine vaginale Sexualität und potenzielle Schwangerschaft erwachsen werden und sich aus symbiotischen Beziehungen ablösen zu müssen.

Die Aneignung und erotische Besetzung der Vagina gehört in allen drei Situationen zum therapeutischen Ziel. Der Beckenboden wird bewusst angesteuert und seine Funktionsweise eingeübt. Beckenschaukel und tiefe Atmung unterstützen dies. Auch das schrittweise Berühren der Vagina mit dem Ziel der Entspannung, der Desensibilisierung in Hinblick auf Schmerzen und des Aufbaus von vaginaler Sensibilität und vaginalen Erregungsquellen ist wichtiger Teil der Behandlung. Sobald die Vagina erotisch besetzt ist und die Muskulatur willkürlich entspannt werden kann, wenn also ein Gefühl »vaginaler Kompetenz« auftritt, wird die Erotisierung des/der Partner*in erarbeitet. Bei der Dyspareunie ist aufgrund chronifizierter Anspannung oft eine begleitende Physiotherapie indiziert (mehr dazu bei Wise & Anderson, 2008), beim Vaginismus hingegen wegen der Phobie eher nicht. Bei Vaginismus Typ 2 erfordert die Aneignung des sexuellen Körpers oft mehr sensomotorische und emotionale Lernschritte, und auch die Konstruktion einer erwachsenen Weiblichkeit mit Individuation aus der symbiotischen Beziehung gehört zur Therapie.

Vermindertes sexuelles Begehren

Damit wir bereit sind, die Alltagshindernisse auf dem Weg ins Schlafzimmer zu überwinden, muss die sexuelle Handlung, die uns dort erwartet, reizvoll genug sein. Das lustvolle Erleben dieser Handlung beinhaltet sowohl lustvolle Sinnesempfindungen als auch angenehme Emotionen und Gedanken. So selbstverständlich dies auch erscheint, so stellt sich doch oft heraus, dass die lustlose Frau rund um eine sexuelle Interaktion länger oder wiederholt anstrengende Momente erlebt. Nach einer orgastischen Entladung stellt sich gern ein Gefühl der Zufriedenheit ein, das sich auf die Beurteilung der gesamten Aktivität beschönigend auswirken kann. Betrachtet man jedoch den Verlauf, so sind Anstrengungen bei der Erregungssteigerung, Leistungsdruck, Schmerzen oder negative Gefühle dem/der Partner*in gegenüber keineswegs Trigger unserer zerebralen Belohnungs- und Appetenzzentren, die den Wunsch nach Wiederholung wachrufen. Auch das Ausüben eines Spannungsmodus zur Erregungssteigerung wird neurophysiologisch eher als anstrengender Überlebenskampf verbucht. Und schließlich ist, wie wir schon gesehen haben, für nicht wenige Betroffene das Selbstbild, eine lustvolle Frau zu sein und den Sex zu genießen, sehr schambesetzt.

Ein sexueller Ablauf nach dem Prinzip »Erst du mir, dann ich dir« (z. B. erst ihre Entladung durch Cunnilingus, dann seine Entladung durch Penetration) beinhaltet nebst der Phase der eigenen sexuellen Erregung auch eine Phase der Dienstleistung am Anderen. Wenn Letztere nicht als erregend erlebt wird, löst sie ebenfalls keine sexuellen Belohnungs- und Appetenzgefühle aus. Je mehr Momente beim Sex wenig lustvoll sind, desto weniger generiert er Lust darauf, ihn zu wiederholen. So wird nachvollziehbar, weshalb der Sex auf der Prioritätenliste nach unten sinkt und eher vermieden wird.

Ging das Begehren, das am Anfang der Beziehung heftig und leidenschaftlich war, über die Jahre verloren, so diente der Geschlechtsverkehr oft der Befriedigung *emotionaler Bedürfnisse* (Eroberung, Selbstbestätigung, Verschmelzung, Kinderwunsch). Diese Bedürfnisse nehmen mit zunehmender Vertrautheit ab oder werden nach der Geburt von Kindern durch diese gestillt. Sie können innerhalb der gleichen Partnerschaft nur beschränkt wiederbelebt werden; daher setzt sich die Therapie auch nicht zum Ziel, frühere Zustände herzustellen, sondern die Motivation zum Sex durch körperlich gestütztes Lusterleben zu bereichern.

Umgekehrt wird beim reinen *Begehren nach sexueller Entladung* die andere Person oft nur wenig erotisiert, sondern eher als Stimulationshilfe erlebt. Es kann eine emotionale Distanz entstehen, vor allem beim Einsatz eines Spannungsmodus oder von Fantasien, die den/die Partner*in nicht enthalten. Da mag die Sache die Mühe irgendwann nicht mehr lohnen, da es im Solosex einfacher geht. Auch hier wird das Lusterleben therapeutisch gefördert, jedoch mit dem Fokus darauf, die andere Person zu erotisieren und eine intime Bezogenheit herzustellen.

Im Wesentlichen wird bei der Therapie die Entwicklung eines *koital-sexuellen Begehrens* angestrebt, bei dem der eigene sexuelle Körper ebenso erotisch besetzt wird wie die andere Person und die gewünschten sexuellen Handlungen (z. B. Vorspiel, hetero- oder homosexuelle Formen von Geschlechtsverkehr, Oralsex etc.). Das sexuelle Lusterleben wird gefördert durch achtsame Erweiterung der sinnlichen Wahrnehmung des eigenen

Körpers in Verbindung mit einem bewegten Erregungsmodus (Bischof, 2012). Durch die Bewegung der Beckenschaukel kann die Frau Verantwortung für die eigene lustvolle Erregung übernehmen, statt zu hoffen, dass der/die Partner*in diese ermöglicht. Vertiefte Atmung und Beweglichkeit im Oberkörper steigern die Lust und bauen durch Herunterregulieren des Sympathikus Leistungsdruck und kognitive Vorbehalte ab.

Die Erregbarkeit und, sofern vaginale Sexualität erwünscht ist, auch die vaginale Erregbarkeit werden über Berührung und Muskelspiel erweitert. Ein erotisches Selbstbild wird zum Beispiel durch Selbststimulation vor dem Spiegel entwickelt. Dabei hilft ein bewegter Modus, sich selbst erregt zu sehen und sich dabei sexy zu finden. Mit dem Gefühl erotischer Attraktivität und Kompetenz steigt die Lust daran, die Erregung mit anderen zu teilen. Über Kontaktnahme mit dem Geschlecht im Alltag, zum Beispiel bei sensorischem Wachrufen des Genitales durch Gangart und Muskelspiel, erlangt der sexuelle Körper der Frau eine Präsenz, die letztlich auch ihren Blick auf andere Personen färbt und deren Körper, Gestik und Sprache erotische Bedeutung verleiht. Erst durch Erotisierung des eigenen sexuellen Körpers macht der sexuelle Körper anderer Personen erotisch Sinn.

Herausfordernd in der Therapie ist es, die Klientin für die Übungsbehandlung zu gewinnen. Da sie die erstrebten Ziele oft noch nicht kennt, muss sie sich auf einen Aufwand einlassen, dessen Ertrag theoretisch ist und der erst bei Therapieende erlebbar wird. Keine Lust auf Sex wandelt sich gern in keine Lust auf Üben, wenn es als »noch mehr müssen« erlebt wird. Es ist wichtig, dieses Nicht-müssen-Wollen zu reflektieren und die bisweilen darin versteckten Aggressionen gegen die andere Person, gegen die die Frau sich bislang nicht genügend abgrenzte, bewusst zu machen. Die Entwicklung erotischer Kompetenz fördert die Selbstsicherheit und ermöglicht damit auch eine klarere Position in der Partnerschaft. Das Explorieren körperlicher Strategien in der Sitzung hat für die Frau idealerweise auch schon wohltuende Auswirkungen, sodass die Motivation zur Wiederholung daheim steigt: Üben für sich statt für andere.

Zusätzlich zur Einzelbehandlung kann Sexocorporel auch in der Paartherapie eingesetzt werden, zum Beispiel mit modifizierten Sensate-Focus-Übungen, bei denen beide Personen mit achtsamen Berührungen und autonomen Regulationsstrategien (Atmung, Bewegung) lernen, sowohl selbstfürsorglich als auch bezogen zu interagieren in einem Setting ohne Leistungsdruck und anfänglich ohne sexuelle Erregung. Falls Beziehungsfaktoren (z. B. ausgeprägte Konflikte) deutlich am Verlust des Begehrens beteiligt sind, offenbaren sich diese anlässlich dieser Interventionen und erfordern zusätzlich eine Paartherapie jenseits des Sexocorporel.

Literatur

Bischof, K. (2012). Sexocorporel in the promotion of sexual pleasure. In O. Kontula (Hrsg.), *Pleasure and gealth (Proceedings of the Nordic Association for Clinical Sexology NACS)* (S. 59–68).

Bischof-Campbell, A., Hilpert, P., Burri, A. & Bischof, K. (2019). Body movement is associated with orgasm during vaginal intercourse in women. *The Journal of Sex Research, 56*(3), 356–366.

Burri, A.V., Cherkas, L. & Spector, T.D. (2010). Genetic and environmental influences on self-reported G-spots in women: A twin study. *Journal of Sexual Medicine, 7*(5), 1842–52.

Elmerstig, E., Wijma, B. & Berterö, C. (2008). Why do young women continue to have sexual intercourse despite pain? *Journal of Adolescent Health, 43*(4), 357–63.

Fugl-Meyer, K.S., Oberg, K., Lundberg, P.O., Lewin, B. & Fugl-Meyer, A. (2006.). On orgasm, sexual techniques, and erotic perceptions in 18- to 74-year-old Swedish women. *Journal of Sexual Medicine, 3*(1), 56–68.

Griffee, K., O'Keefe, S.L., Beard, K.W., Young, D.H., Kommor, M.J. & Linz, T.D. (2014). Human sexual development is subject to critical-period learning: Paradigm-shifting implications for sexual therapy and for child-rearing. *International Journal of Sexual Health, 26*(4), 295–313.

Pfaus, J.G., Quintana, G.R., Mac Cionnaith, C. & Parada, M. (2016). The whole versus the sum of some of the parts: Toward resolving the apparent controversy of clitoral versus vaginal orgasms. *Socioaffective Neuroscience & Psychology, 6*(1), 32578.

Salonia, A., Giraldi, A., Chivers, M.L., Georgiadis, J.R., Levin, R., Maravilla, K.R. & McCarthy, M.M. (2010). Physiology of women's sexual function: Basic knowledge and new findings. *Journal of Sexual Medicine, 7*(8), 2637–2660.

Wise, D. & Anderson, R. (2008). *Headache in the pelvis: A new understanding and treatment for prostatitis and chronic pelvic pain syndromes*. 5. Aufl. National Centre for Pelvic Pain Research.

Yang, M.L., Fullwood, E., Goldstein, J. & Mink, J.W. (2005). Masturbation in infancy and early childhood presenting as a movement disorder: 12 cases and a review of the literature. *Pediatrics, 116*(6), 1427–1432.

Biografische Notiz

Karoline Bischof, Dr. med., klinische Sexologin ISI und Fachärztin für Frauenheilkunde und Psychosomatische Medizin FMH und SAPPM, leitet seit vielen Jahren die Sexocorporel-Ausbildung des Zürcher Instituts für klinische Sexologie und Sexualtherapie ZISS in Zürich und in Süddeutschland. Daneben doziert sie in den Masterlehrgängen Sexologie der Hochschule Merseburg und in Weiterbildungen an den Universitäten Basel und Zürich und ist Leiterin der Forschungskommission des internationalen Sexocorporel-Institutes ISI. Sie arbeitet als Sexualtherapeutin in freier Praxis in Zürich.

Meine therapeutische Erfahrung mit dem Ansatz Sexocorporel bei Männern

Nicole Audette

Einleitung

Mit starken Gefühlen und großer Freude habe ich zugestimmt, mich anderen Sexualwissenschaftlern anzuschließen, um unsere Leidenschaft für den Ansatz Sexocorporel zu teilen. Diesen habe ich während meiner langen Karriere als Sexualwissenschaftlerin und -praktikerin angewandt, die am 1. Juni 2021, als ich fast 84 Jahre alt war, endete.

Ich muss sagen, dass der größte Teil meiner Kundschaft Männer sind, die an frühzeitiger oder rascher Ejakulation leiden, ein Problem, das, wie in mehreren Artikeln zu diesem Thema zu lesen ist, etwa 35 Prozent der Männer auf der Welt betrifft. Das ist nicht überraschend, denn dieses Phänomen hat seine Wurzeln in der Physiologie des Mannes. Im Laufe der Zeit und mit zunehmender Erfahrung wurde ich zur Expertin im Umgang mit dieser Schwierigkeit. Es war nicht ungewöhnlich, dass schon vier bis sechs Sitzungen für das Erwerben der notwendigen Fähigkeiten ausreichten, um die Erregung zu steuern und zu kontrollieren und somit das Vergnügen während der Penetration zu verlängern.

Die Liebe in einer Partnerschaft fördert zwar die Freude und den Spaß am Umgang miteinander, aber sie reicht nicht automatisch dafür aus, die Fähigkeiten zu vermitteln, die es ermöglichen, eine für beide Seiten befriedigende Sexualität auszuleben und zu teilen. Daher ist eine Einzeltherapie gegebenenfalls wichtig.

In diesem Beitrag beginne ich zunächst mit einem Abschnitt über »Geschichte und Ehrungen«. Danach folgt ein Überblick über das Konzept der sexuellen Gesundheit und seine Komponenten, wobei ich mich auf die grundlegende und die physiologische Komponente konzentriere. Ich schließe mit der Behandlung der beiden wichtigsten sexuellen Dysfunktionen, wegen derer mich Männer aufsuchten und bei denen ich den Ansatz

Sexocorporel mit großem Erfolg angewandt habe: Erektionsstörungen ohne organische Probleme sowie frühzeitige oder rasche Ejakulation.

Geschichte und Ehrungen

Seit Beginn meines Studiums an der Universität hatte ich das große Privileg, den renommierten Dr. Jean-Yves Desjardins zu meinen Lehrern zu zählen. Dieser implementierte den Ansatz Sexocorporel in seinen Unterricht. Als Schüler waren wir Pioniere und Pionierinnen.

Professor Desjardins maß dem Körper und seiner Sprache bei sexuellen Problemen sowohl bei Frauen als auch bei Männern große Bedeutung bei. Er sagte uns: »Wir machen nicht nur mit unseren Gefühlen Liebe, sondern auch mit unserem Körper.«

So kann es sein, dass viele Frauen und Männer, obwohl ihr Liebesleben gut läuft, an einer individuellen sexuellen Dysfunktion leiden, die wiederum ihr Liebesleben beeinträchtigt. Auch das Gegenteil kommt vor. Frauen und Männer gehen zum Arzt, nicht weil sie individuelle sexuelle Schwierigkeiten haben, sondern weil ihr Liebesleben nicht gut läuft. Dies kann sich natürlich auch auf ihr Sexualleben auswirken.

Jean-Yves legte Wert auf den Körper, der »spricht«, ohne ein Wort zu sagen, und der zusätzliche Emotionen erkennen lässt. Die Evaluation dieser Emotionen ist von entscheidender Bedeutung.

Durch die Beobachtung der Körperhaltung, der Gestik, der Gesamthaltung einer Person sowie ihrer Mimik, ihrer Laute und nicht zuletzt ihres Schweigens können wir bereits bestimmte Persönlichkeitsmerkmale, Emotionen, Schwierigkeiten oder Grenzen erkennen oder zumindest vermuten, die dann je nach Relevanz bestätigt werden müssen. Insbesondere der erotische Aspekt muss durch geeignete Fragen untersucht werden, je nachdem wegen welcher Problematik oder welcher Probleme eine Person oder ein Paar eine Beratung in Anspruch nimmt. Dies ermöglicht es, wahrscheinliche individuelle und/oder die Beziehung betreffende Fehler, Schwächen oder Grenzen zu identifizieren. Der Ansatz Sexocorporel verfügt über die geeigneten Instrumente, um angemessen und effektiv zu intervenieren, entsprechend den Grenzen und Bedürfnissen des oder der Einzelnen.

Ich möchte nicht unerwähnt lassen, dass Dr. Jean-François de Carufel einen außergewöhnlichen Beitrag zu meiner professionellen Entwicklung geleistet hat, als wir beide noch Masterstudierende waren. Als ich mit meiner Praxis begann und Männer mit frühzeitiger Ejakulation traf, wusste ich nicht, wie ich sie dazu bringen konnte, ihre Erregung zu kontrollieren, obwohl ich die Logik dahinter verstand. Damals riet mir Jean-Yves, Jean-François de Carufel zu konsultieren. Dieser war Tanzlehrer gewesen und kannte sich gut mit Anatomie und Physiologie aus, was ihn dazu veranlasst hatte, eine Reihe von Übungen zu dieser Problematik zu entwickeln.

Ich ging also zu Jean-François, um die von ihm entwickelten Bewegungen der doppelten Schaukel zu erlernen, mit denen Männer innerhalb weniger Wochen lernen konnten, ihre Erregung zu steuern und zu kontrollieren, indem sie sich angemessen mit minimaler Muskelspannung und im richtigen Rhythmus bewegten. Diese Fähigkeiten haben mir bei der Behandlung anderer Probleme sowohl bei Frauen als auch bei Männern gedient, da die doppelte Schaukel die Grundlage vieler Fähigkeiten sowohl von Frauen als auch von Männern ist. In Bezug auf den Ansatz Sexocorporel hat mir dies viel gebracht.

Die sexuelle Gesundheit

Eine korrekte Evaluation ist die Grundlage für ein zielgerichtetes Vorgehen

Es ist von entscheidender Bedeutung, richtig zu evaluieren und zu bestimmen, auf welcher Ebene die sexuelle(n) Schwierigkeit(en) einer Person in der Therapie tatsächlich liegen.

Glücklicherweise war das von Dr. Desjardins im Laufe der Jahre ausgearbeitete Konzept der »sexuellen Gesundheit« für mich immer die Grundlage, auf der ich aufbaute, um die Probleme einer Person, die sowohl emotionaler Natur waren als auch mit fehlenden Fähigkeiten oder Lernprozessen zusammenhingen, genau zu erfassen. Dies ermöglichte es mir, angemessen und ohne unnötige Umwege zu intervenieren.

Erst vor Kurzem wurde mir klar, dass ich das Privileg hatte, an der Entwicklung dieses Konzepts beteiligt zu sein. In den 1990er Jahren zeichnete ich viele Stunden Gespräche mit Dr. Desjardins auf, in denen es um seine Überlegungen zur menschlichen Sexualität ging. Ich stellte Jean-Yves oft Fragen, indem ich mich zum Advokaten des Teufels machte, und er sagte einmal zu mir: »Ich mag es, wenn du mir Fragen stellst. Du bringst mich dazu, Dinge zu sagen, von denen ich nicht wusste, dass ich sie wusste.« Die

Transkription dieser Aufzeichnungen umfasst insgesamt 100 Seiten, und als ich sie kürzlich erneut las, stellte ich fest, dass hier die Geburtsstunde des Konzepts der sexuellen Gesundheit liegt (vgl. den Beitrag von Audette und Desjardins in diesem Band).

Laut Dr. Desjardins ist die sexuelle Gesundheit definiert als ein Zustand der Integrität, Interaktion und Harmonisierung der verschiedenen Komponenten, aus denen sie sich zusammensetzt. Seiner Meinung nach muss jeder kompetente Sexualwissenschaftler die Komponenten kennen, auf denen eine gute »sexuelle Gesundheit« beruht, um die Situation zu evaluieren, eine genaue Diagnose zu stellen und angemessen intervenieren zu können.

Zusammenfassung der »Komponenten«

Ich greife hier einige Passagen aus meinem Buch *Atteindre l'extase grâce à l'approche sexocorporelle [Zum Orgasmus mit dem Ansatz Sexocorporel]* (Audette, 2005) auf, in dem es speziell um die Behandlung der frühzeitiger Ejakulation geht. Im ersten Teil meines Buches erläutere ich das Konzept der sexuellen Gesundheit und beschreibe seine fünf Komponenten. Hier kurz zusammengefasst:

1. die *grundlegende* Komponente, bestehend aus der Geschlechtsidentität und dem Gefühl der Geschlechtszugehörigkeit
2. die *physiologische* Komponente, die zwischen sexueller Erregung und sexueller Lust unterscheidet
3. die *kognitive* Komponente, die auf dem beruht, was man denkt und was man glaubt
4. die *persönliche sexodynamische* Komponente, die aus unseren individuellen sexuellen Lernerfahrungen und Fähigkeiten besteht
5. die *Beziehungs- bzw. sexodynamische* Komponente, die sich auf die sexuelle und erotische Harmonie eines Paares bezieht

Diese Komponenten umfassen alle Aspekte des sexuellen und erotischen Lebens von Frauen und Männern, sowohl auf individueller als auch auf Beziehungsebene. Daher müssen wir sie bei der Evaluation berücksichtigen.

Vereinfacht könnte man sagen, dass die *grundlegende* Komponente speziell für Männer mit Erektionsschwierigkeiten relevant ist und die *physiologische* Komponente eher für Männer, die unter frühzeitiger oder rascher Ejakulation leiden. Hier sind die Gründe dafür:

Die grundlegende Komponente

Diese Komponente umfasst die *Geschlechtsidentität*, das heißt sich als Mann oder Frau zu fühlen, sowie das *Gefühl der Geschlechtszugehörigkeit*, die von Archetypen und Stereotypen beeinflusst wird.

Die *Geschlechtsidentität* basiert zunächst auf dem Körperbau eines Jungen bzw. eines Mädchens. Diese grundlegenden Unterschiede liegen in den Genitalien.

Was das *Gefühl der Geschlechtszugehörigkeit* betrifft, so basiert es auf weiblichen oder männlichen Archetypen und Stereotypen, die sich oft von Land zu Land oder von Epoche zu Epoche unterscheiden.

Dieses Konzept lehrt uns bei Heterosexuellen Folgendes:

Archetypen haben einen direkten Bezug zur spezifischen Morphologie von Frauen und Männern und ermöglichen »Rezeptivität« bei Frauen und »Intrusivität« bei Männern. Diese morphologische Verbindung gewinnt an Bedeutung, wenn man bedenkt, dass das weibliche Geschlechtsteil wie eine Höhle ist, um zu empfangen, und das männliche Geschlechtsteil, der erigierte Penis, dazu bestimmt ist, einzudringen. Um sexuell gesund zu sein, muss eine Frau also die Penetration erotisieren und ein Mann die vaginale Penetration lieben und sich wünschen können.

Diese Vorstellung von *»Intrusivität«* kann bei einem Mann, der aus Gründen, die untersucht werden müssen, nicht in der Lage ist, die vaginale Penetration zu erotisieren, eine sexuelle Dysfunktion in Form von Erektionsstörungen verursachen. Diese Dimension seines Wesens ist grundlegend dafür, seine Sexualität als heterosexueller Mann voll auszuleben.

Die physiologische Komponente

Die physiologische Komponente bezieht sich auf die sexuellen Reaktionen im Zusammenhang mit der Erregung, die zum Orgasmus und zur Ejakulation führen. Eine Vielzahl von Dysfunktionen sowohl bei Frauen als auch bei Männern sind mit dieser Komponente verbunden. An dieser Stelle ist es jedoch wichtig zu betonen, dass Erregung und Lust nicht unbedingt gleichbedeutend sind.

Lust ist eine »Emotion«, während sich Erregung auf die wahrgenommenen »Körperempfindungen« bezieht. Das ist sehr unterschiedlich, wird aber allzu oft verwechselt. Beispielsweise kann ein Mann, der an frühzeitiger Ejakulation leidet, leicht erregt werden, aber Unlust empfinden, wenn er schnell nach dem Eindringen ejakuliert.

Der Ansatz Sexocorporel ist in diesem Fall sehr geeignet, da die sexuellen Erregungsmodi dank ihrer Subtilität die Erregungskurve modulieren und steuern können und so die Lustkurve erhöhen.

Die Arten, Quellen und Kurven der sexuellen Erregung ermöglichen es uns besser einzuschätzen, wie wir unsere Erregung erleben, die manchmal die Ursache für bestimmte sexuelle Schwierigkeiten ist. Eine gute Evaluation berücksichtigt sowohl die Erregungskurve als auch die Lustkurve.

In meinem Buch erkläre ich die Themen sexuelle Erregung und ihre Entwicklung, Erregungsmodi, sexuelle Erregungsquellen, sexuelle Erregungskurven, sexuelle Lustkurven und den Vergleich der sexuellen Erregungs- und Lustkurven.

Bei Männern mit frühzeitiger oder rascher Ejakulation ist die Blutgefäßverengung nur eine der physiologischen Reaktionen, die bei sexueller Erregung auftreten. Die anderen physiologischen Reaktionen sind myotonisch, das heißt, sie betreffen die Muskelreaktionen, die mit den Körperbewegungen einhergehen. Ein weiterer Faktor, der vielen Männern nicht bewusst ist, ist das Tempo, mit dem sie und ihre Partnerin sich während der Penetration bewegen. Wenn dieser Rhythmus sehr schnell, also mechanisch ist, besteht die Gefahr, dass er die Entladungsautomatismen auslöst.

Diese physiologischen Reaktionen beruhen auf den Gesetzen des Körpers, die alle sportlichen oder künstlerischen körperlichen Aktivitäten begleiten. Mithilfe dieser Gesetze ist es möglich, verschiedene sexuelle Schwierigkeiten zu lösen, darunter die frühzeitige und rasche Ejakulation und bestimmte Erektionsstörungen. Die Gesetze sind: Bewegung, Muskelspannung und Rhythmus.

Diese Feststellung ist von entscheidender Bedeutung. Der Ansatz Sexocorporel, der diese ganz konkreten Faktoren berücksichtigt, stützt sich auf diese Logik und auf physiologische Daten, um Männern beizubringen, wie sie mit ihren sexuellen Spannungen umgehen und ihre Erregung verlängern können. Das ist das Geheimnis des enormen Erfolgs des Ansatzes Sexocorporel.

Sehen wir uns nun an, wie sich diese Begriffe in die Behandlung der erektilen Dysfunktion ohne organische Probleme und dann in die Behandlung der frühzeitigen oder raschen Ejakulation einfügen.

Behandlung von erektiler Dysfunktion (mit Partnerin) ohne organische Probleme

Das zweite sexuelle Problem, mit dem mich Männer aufsuchten, war die Erektionsstörung. Für die Therapeutin oder den Therapeuten ist natürlich als Erstes zu klären, ob die Dysfunktion organisch oder psychologisch bedingt ist. Eine einfache Möglichkeit, dies herauszufinden, besteht darin, den Klienten zu fragen, ob er bei der Masturbation eine feste Erektion bekommt und ob er sie mindestens einige Minuten lang aufrechterhalten kann. Wenn er dies bejaht, hat er in der Regel keine organischen Probleme. Wenn er dazu jedoch nicht in der Lage ist, ist sein Problem höchstwahrscheinlich ein medizinisches.

Auf der psychisch-emotionalen Ebene sind diese Männer oft »Geber« der Lust und vergessen sich selbst. Dabei ist es ganz normal, dass die Erregung ausbleibt, wenn man sich beim Sex nicht selbst gefällt. Das gilt auch für Frauen, aber bei Männern sind die Ergebnisse offensichtlicher, da sie keine Erektion haben oder diese nicht aufrechterhalten können.

Das ist natürlich ein Teufelskreis. Je mehr ein Mann merkt, dass er keine Erektion hat, desto ängstlicher wird er, was sich wiederum auf seinen Penis auswirkt, der schlaff bleibt.

Es ist auch ein Problem, das von vielen Männern erlebt wird, die sich nicht trauen, ihre sexuelle Intrusivität auszudrücken. Viele verwechseln diese Eigenschaft mit Gewalt. Dabei ist Intrusivität oder sexuelle Aggressivität eine sehr wichtige männliche Eigenschaft des Mannes, die seine Erektionsfähigkeit sichert. Denn hier geht es um die Erotisierung der Penetration, was diese Männer nur schwer begreifen und umsetzen können.

Die Entwicklung der sexuellen Intrusivität bei einem Mann – praktische Vorgehensweise

Natürlich ist es wichtig zu wissen, wie ein Mann mit einer psychologisch bedingten Erektionsstörung die sexuelle Intrusivität, Intensität oder Aggressivität wahrnimmt, die in der Therapie in einen positiven kognitiven Kontext gestellt werden muss.

Dazu stelle ich mich neben den Mann und bewege, während ich meine Knie beuge, mein Becken von hinten nach vorne, ohne darauf zu achten, dass die Bewegung perfekt ist. Dann fordere ich ihn auf, dasselbe zu tun. Nach einigen Bewegungen fordere ich ihn auf, sein Becken kräftiger zu bewegen, die Augen zu schließen und seiner Fantasie freien Lauf zu lassen. Dann fordere ich ihn auf, mir zu sagen, was er sich vorstellt. Es ist nicht ungewöhnlich, dass er sich vorstellt, hinter einer Frau zu stehen und in sie einzudringen. Das ist ein sehr guter Anfang. Ich fordere ihn nach und nach auf, den »Löwen« in ihm herauszulassen und vor allem Freude an dieser fiktiven Penetration zu haben.

Zu einem »Nehmer« werden

Diese Männer sind es gewohnt, »Geber« zu sein. Sie wissen nicht, was es bedeutet, sich beim Sex zu »nehmen«. Das muss man ihnen beibringen. Bei derselben Übung sollte die Therapeutin oder der Therapeut ihre oder seine Vorstellungskraft zur Anleitung einsetzen, indem sie oder er vorschlägt, beispielsweise zu sagen: »Ah! Wie gut es in dir ist, wie sehr ich es liebe, in dich einzudringen, dich zu genießen.« Denn es geht darum, ihnen beizubringen, die Penetration ohne Schuldgefühle zu genießen, indem sie sich bewusst machen, dass ihre Partnerin es genießt, von einem Mann penetriert zu werden, der es ebenfalls genießt. Der Therapeut oder die Therapeutin sollte sie dazu ermutigen, ein »Nehmer« der Lust zu werden. Nur so wird er erfahren, was Intrusivität bedeutet, und seine Erektionen behalten.

Diese Übung kann dann in verschiedenen Stellungen durchgeführt werden. Es ist nicht von entscheidender Bedeutung, dass der Mann die doppelte Schaukel geschickt beherrscht, da die frühzeitige Ejakulation nicht sein Problem ist. Wichtig ist, ihn anzuleiten, damit er seine Haltung als »Nehmer« immer mehr festigt. Es ist gut, wenn er weiß, dass je mehr er bei seiner Partnerin genießt, desto mehr wird sie ihrerseits genießen, da sie zwei »Nehmer« sind. Auch wenn sie sich gegenseitig streicheln, müssen sich beide von den gegebenen *und* empfangenen Zärtlichkeiten nähren.

Ergebnis und psychologische Auswirkungen

Da Körper und Geist in ständiger Wechselwirkung stehen und nicht voneinander getrennt werden können, verspüren diese Männer in der Regel ein größeres Selbstvertrauen und Selbstwertgefühl und behaupten sich stärker. So haben sie durch den Ansatz Sexocorporel ihr Gefühl der Geschlechtszugehörigkeit gestärkt.

Behandlung von frühzeitiger oder rascher Ejakulation

In den Ausbildungen zum Sexocorporel wurde vereinbart, dass ein frühzeitiger Ejakulant als ein Mann definiert wird, der bei der Penetration nicht in der Lage ist, seine Erregung länger als anderthalb Minuten aufrechtzuerhalten, und ein rascher Ejakulant als ein Mann, der nicht in der Lage ist, seine Erregung länger als zweieinhalb Minuten aufrechtzuerhalten.

Die Konsultation

Männer, die wegen eines Problems mit frühzeitiger oder rascher Ejakulation in die Sprechstunde kommen, kommen in der Regel allein. Das ist zumindest die Erfahrung, die ich als Sexualtherapeutin während meiner fast 40-jährigen Praxis gemacht habe. Als ob dieses Problem ausschließlich ihr eigenes sei … Und damit haben sie nicht unrecht. Tatsächlich ist es der Mann, der nicht in der Lage ist, seine Erregung mit seiner Partnerin zu kontrollieren, der zunächst die körperlichen Fähigkeiten entwickeln muss, die dazu erforderlich sind. Auch wenn es das Paar ist, das die Beratung aufsucht, ist es dennoch der Mann, der diese Fähigkeiten entwickeln muss. Seine Partnerin kann ihm dabei assistieren, aber meiner persönlichen Erfahrung nach ist das eher selten der Fall. Wenn die Ehefrau ebenfalls bestimmte persönliche Fähigkeiten entwickeln muss oder um ihrem Partner zu helfen, ist die Tür für eine solche Intervention natürlich weit offen.

Männer, die an frühzeitiger oder rascher Ejakulation leiden, haben in der Regel keine Probleme mit ihrer Funktionalität, außer wenn sie von Angstzuständen geplagt werden. Ihr Problem ist, dass sie nicht in der Lage sind, ihre Erregung beim Eindringen zu steuern.

Evaluation

Natürlich ist es wichtig, das Alter eines Mannes, der frühzeitig oder rasch ejakuliert, zu berücksichtigen. Generell gilt: Je jünger ein Mann ist, desto leichter ist er erregbar.

Manche Männer können ihre Erregung nicht länger als 30 Sekunden bis eine Minute halten, während andere sich als frühzeitige Ejakulanten bezeichnen, obwohl sie mindestens fünf Minuten lang penetrieren können. Letztere können jedoch den Wunsch haben, diese Dauer zu verlängern. Auch hier eignet sich der Ansatz Sexocorporel.

Es ist auch wichtig zu wissen, seit wann dieses Problem besteht. Ist es bei jedem Geschlechtsverkehr so oder hängt es von der Häufigkeit oder der Partnerin ab? Ist ein Mann in der Lage, sich mehrere Minuten lang von seiner Partnerin streicheln zu lassen, ohne zu ejakulieren? Wenn er masturbiert, versucht er dann, seine Erregung zu verlängern? Wenn ja, gelingt ihm das und wie lange dauert es ungefähr?

Manche Männer, wenn auch selten, haben noch nie masturbiert. Es ist gut, den Grund dafür zu kennen. Andere, und das ist bei den meisten frühzeitiger Ejakulanten der Fall, masturbieren aus Gründen der Entladung und haben nie versucht, ihre Erregung in die Länge zu ziehen.

Es ist auch relevant zu wissen, was diese Männer angesichts ihres Problems der frühzeitigen oder raschen Ejakulation empfinden. Viele fühlen sich schuldig, andere haben das Gefühl, dass es ihnen »auf die Stirn geschrieben« ist, dass sie schlechte Liebhaber sind, dass keine Frau sie akzeptieren wird, dass sie ihre Partnerin verlieren werden, und viele andere Emotionen, die sie ängstlich und unglücklich machen. Deshalb suchen sie Rat. Diese sexuelle Schwierigkeit bei Männern sollte nicht bagatellisiert werden, da sie manchmal große Auswirkungen auf ihr Leben hat.

Zur Praxis

In einer ersten Beratung erkläre ich, dass das Problem der frühzeitigen oder raschen Ejakulation mit physiologischen Reaktionen zusammenhängt, auch wenn es sich auf emotionaler und psychologischer Ebene niederschlägt. Ich schlage vor, dieses Problem mithilfe des Ansatzes Sexocorporel zu lösen. Ich konkretisiere, dass dieser Ansatz auf die Muskelspannungen und die Blutstauung im Penis wirkt, die direkte Ursachen für den frühzeitigen oder raschen Samenerguss sind. Die Anwendung des Ansatzes Sexocorporel ermöglicht es ihnen, die Erregung zu modulieren und zu steuern und so während der Penetration Herr über ihren Körper zu werden. Wenn diese Männer verstehen, dass dieses Problem durch geeignete körperliche Fähigkeiten gelöst werden kann, akzeptieren sie den Ansatz mit Freude.

Bewusstsein

Es gibt nichts Überzeugenderes, als selbst zu erkennen, wie sich die Art und Weise, wie wir uns positionieren, bewegen sowie zwingen, auf die Geschwindigkeit der Ejakulation auswirkt. In einem ersten Schritt mache ich dem Klienten bewusst, was er beim Sex erlebt. Dazu bitte ich ihn, sich so zu positionieren, als ob er auf, unter, hinter und neben seiner Partnerin stünde, und ich bitte ihn, sich so zu bewegen, wie er es normalerweise tut. Ich persönlich habe mich immer sehr wohl dabei gefühlt, auf einem dicken Teppich zu arbeiten, mithilfe von kleinen Kissen, die die Partnerin darstellen, je nachdem, was die Stellungen erfordern. Es ist wichtig, darauf hinzuweisen, dass der Klient während des gesamten Lernprozesses mit dem Therapeuten oder der Therapeutin bekleidet bleibt.

Natürlich erkennt der Klient beim Positionieren und Bewegen schnell die Muskelspannungen in seinem Körper, die eine frühzeitige oder rasche Ejakulation auslösen. Je nachdem, wie schnell er sich bewegt, werden diese Spannungen und die Erregung dadurch beeinflusst. Ich erkläre ihm, dass er, solange er sich so verhält, ein frühzeitiger oder rascher Ejakulant bleiben wird. Der Mann versteht also, dass er seine körperlichen Gewohnheiten ändern muss. Sobald er sich dessen bewusst ist, ist er bereit, mit dem Lernen zu beginnen.

Bevor ein Mann jedoch seine Erregung mit einer Partnerin steuern kann, muss er sie zunächst mit sich selbst steuern können, und zwar durch Masturbation. Dies ist eine Übung, die er allein zu Hause in seiner Intimität praktizieren wird.

Die Bauchatmung

Die Bauchatmung ist ein wichtiger Teil des Lernprozesses und wird so oft verwendet, wie der Mann sie braucht. Ich lasse ihn spüren, wie sich der Unterleib entspannt, was Spannungen löst und die Blutstauung in seinem Penis verringert. Er soll diese Atmung üben, damit er sie spontan anwenden kann, wenn seine Erregung zu stark wird. Diese Art der Atmung sollte bei der Masturbation und beim Sex angewendet werden.

Idealerweise sollte er dreimal pro Woche langsam masturbieren. Sich Zeit zu lassen ist für ihn meist neu, aber es ist das, was ihm hilft, anzuhalten, zu atmen und die Masturbation so lange wie möglich fortzusetzen.

Der Mann lernt auf diese Weise, seine Erregung zu modulieren, wenn er allein ist. Mit einer Partnerin wird er jedoch andere Fähigkeiten aus dem Sexocorporel benötigen.

Die doppelte Schaukel, die Muskelentspannung und der Rhythmus

Die Fähigkeiten aus dem Sexocorporel ermöglichen es dem Mann, sich mit seiner Partnerin in verschiedenen Positionen zu bewegen und seine Erregung zu modulieren und zu steuern. Diese Fähigkeiten sind die doppelte Schaukel, von der aus der Mann mit Muskelentspannung sowie verschiedenen Rhythmen und deren Auswirkungen auf die Dauer der Penetration experimentieren kann. Dies ist für ihn oft eine große Entdeckung.

Für weitere Informationen über diese Lernerfahrungen lade ich Interessierte ein, sich das eine oder andere audiovisuelle Material zu besorgen, das ich über die Behandlung der frühzeitigen Ejakulation erstellt habe, das erste 1996 in Zusammenarbeit mit Dr. Desjardins und das neueste 2010.

Diese Materialien zeigen das Erlernen der doppelten Schaukel in verschiedenen Stellungen sowie das Erlernen des Rhythmus und des Abbaus von Muskelspannungen. All dies vermittelt Männern, die an frühzeitiger oder rascher Ejakulation leiden, wie sie mit ihrer Erregung umgehen und ihre Fähigkeiten des Sexocorporel entwickeln können.

In dem Video von 1996 mit dem Titel *Le Contrôle éjaculatoire, une histoire d'amour (Die Ejakulationskontrolle, eine Liebesgeschichte)* (28 Minuten) sind ein Mann, der die Bewegungen ausführt, und ein Paar beim Geschlechtsverkehr zu sehen.

Das Video von 2010 mit dem Titel *Solution pour en finir avec l'éjaculation précoce (Lösung zur Beendigung der frühzeitigen Ejakulation)* (90 Minuten) zeigt den vollständigen Vorgang, den ein Mann zu Hause durchführen kann. Ich erkläre und demonstriere die Bewegungen.

Interessierte können die Videos auf der Website von Lise Desjardins, Sexologin, erwerben (Desjardins, o. J.). Sie ist die Tochter von Dr. Jean-Yves Desjardins. Beide Videos sind auf Französisch und Englisch, im DVD-Format oder zum Herunterladen erhältlich. Ebenso ist es möglich, mein Buch *Atteindre l'extase grâce à l'approche sexocorporelle (Erreichen des Orgasmus durch den Ansatz Sexocorporel)* auf der Website von Madame Desjardins zu erhalten, im PDF-Format, nur auf Französisch.

Ergebnisse

Im Allgemeinen kann der Ansatz Sexocorporel vier bis acht Sitzungen mit frühzeitigen oder raschen Ejakulanten erfordern. Manche Menschen bemerken einen wichtigen Unterschied, sobald sie die Bauchatmung anwenden. Entscheidend ist auch, dass sie sich der Stelle im Becken bewusst werden, an der die Kippbewegung nach vorne entsteht. Sobald sie nämlich nicht mehr ihre Gesäßmuskeln zum Eindringen benutzen, sondern ihr Becken vom Rücken bis zur Taille kippen und dabei tief ausatmen, erkennen sie, dass ihr Becken von selbst nach vorne zurückkehrt, ohne die Anstrengung der Gesäßmuskeln. Dies ist entscheidend, um eine Ejakulation zu verhindern.

Wenn alle Lernerfahrungen mit der doppelten Schaukel, den Muskelspannungen und den verschiedenen Rhythmen immer besser verinnerlicht sind, fordere ich den Klienten auf, mithilfe einer von der Therapeutin oder dem Therapeuten geleiteten Vorstellungswelt eine sexuelle Beziehung mit Penetration zu mimen. So muss der Mann, indem er sich in der Vagina einer Frau visualisiert und sich dabei bewegt, sich seiner Muskelspannungen und Rhythmen bewusst sein, die Bauchatmung einsetzen, seine Muskeln entspannen und sich gegebenenfalls verlangsamen. Wenn der Mann all diese Fähigkeiten erlernt und nach und nach in seiner Intimsphäre anwendet, gelingt es ihm, den Geschlechtsverkehr zu genießen und die Lust zu entdecken, oft zum ersten Mal in seinem Leben. Die meisten Männer stellen fest, dass sich die Beziehung zu ihrer Partnerin von Woche zu Woche verbessert.

Ein Fallbeispiel

Einer der eindrücklichsten Erfahrungsberichte in meiner Laufbahn stammt von einem 36-jährigen Mann, der wegen frühzeitiger Ejakulation zu mir kam. Er hatte sich seit anderthalb Jahren wegen dieses Problems in einer Sexualanalyse beraten lassen, ohne ein Ergebnis zu erzielen. Sein Therapeut hatte ihm geraten, seinen Urlaub getrennt von seiner Partnerin zu verbringen, was ihn sehr ängstigte.

Als ich ihm die wahrscheinlichen Gründe für seine frühzeitige Ejakulation mitteilte und er den Beweis dafür hatte, indem er mir zeigte, wie er sich bewegte, war er völlig einverstanden, die Lernschritte zu unternehmen. Wie bei den anderen Männern brachte ich ihm die Bauchatmung bei und wir begannen mit dem Erlernen der Beckenkippung in allen Stellungen. Ich war überrascht, als er mir in der nächsten Woche erzählte, dass er dreimal Sex gehabt hatte, der jedes Mal etwa 20 Minuten dauerte. Das war das erste Mal für ihn. Dadurch, dass er verstanden hatte, was in seinem Körper eine frühzeitige Ejakulation auslöst, und die Bauchatmung praktiziert hatte, sowie dadurch, dass er sein Becken nicht aus der Gesäßmuskulatur, sondern aus dem Rücken kippte, konnte er seine Erregung über diese langen Minuten hinweg verlängern. Er war so glücklich darüber! Ich empfahl ihm jedoch, seine körperlichen Fähigkeiten weiter auszubauen, da er noch am Anfang stand. Das tat er dann auch in den nächsten drei Wochen. Er war mir sehr dankbar, dass ich seine Ehe gerettet hatte.

Auch wenn die Ergebnisse nicht immer so fulminant sind, erleben die meisten Männer, die die Lernprozesse des Sexocorporel entwickeln, einen großen Unterschied in ihrem Sexualleben. Und das ist sehr logisch.

Ich kenne keine Therapie, die so angemessen ist und in so kurzer Zeit so wirksam ist, dass sie die frühzeitige und rasche Ejakulation behebt. Natürlich muss man realistisch bleiben. Ein frühzeitiger Ejakulant wird froh sein, wenn er vier bis acht Minuten verlängern kann, während ein rascher Ejakulant länger verlängern kann.

Schlussfolgerung

Der Ansatz Sexocorporel, insbesondere durch die Einbeziehung des Begriffs der sexuellen Gesundheit und ihrer Komponenten sowie mit seinen konkreten Übungen, ist ein hervorragendes Instrument bei der Behandlung verschiedener sexueller Probleme.

Dem Ansatz ist zu danken, da er so vielen Männern, aber auch Frauen hilft, ihre individuelle und die Beziehung betreffende sexuelle Gesundheit wiederzufinden oder zu entwickeln.

Übersetzung aus dem Französischen von Soraya Gradolf

Literatur

Audette, N. (2005). *Atteindre l'extase grâce à l'approche sexocorporelle*, Montréal: Les Éditions Logiques.

Desjardins, L. (o. J.). http://www.sexologues.ca/

Biografische Notiz

Nicole Audette, klinische Sexologin (MA) und Sexualpädagogin (BA), mittlerweile im Ruhestand, hat fast 40 Jahre lang als klinische Sexologin gearbeitet. Sie hat sich auf die Behandlung der Ejakulationskontrolle über den Ansatz Sexocorporel spezialisiert. Als Sexualtherapeutin bevorzugte Nicole Audette den sexualanalytischen und den körperorientierten Ansatz. Sie ist Mitbegründerin des Institut Sexocorporel International Jean-Yves Desjardins (ISI) (2004), ist akkreditierte ISI-Trainerin und hat international mehrere Ausbildungen geleitet. Nicole Audette hat gemeinsam mit Dr. Jean-Yves Desjardins das Video *Le Contrôle éjaculatoire, une histoire d'amour* (1996) hergestellt. Sie ist außerdem die Autorin des Buches *Atteindre l'Extase grâce à l'approche sexocorporelle* (2005) sowie des Videos *Solution pour en finir avec l'éjaculation précoce* (2010).

Sexocorporel im Kontext der embodimentorientierten Sexualberatung

Michael Sztenc

Einleitung

Dieses Kapitel betrachtet den Sexocorporel durch die Perspektive des Embodiment. Der Begriff Embodiment wird in sehr unterschiedlichen Kontexten benutzt und hat dementsprechend verschiedene Bedeutungen. Im Folgenden bezieht sich Embodiment auf das Konzept des Enaktivismus innerhalb des sogenannten 4E-Ansatzes (s. u.), der von einer doppelten Einbettung ausgeht: Der Geist ist in den Körper eingebettet und diese Einheit wiederum in ihre Umwelt.

Der Sexocorporel enthält sowohl Elemente aus den neoreichianischen Systemen (z. B. die Unterscheidung in orgastische Entladung und Orgasmus, die Zuordnung von oberer/unterer Körperhälfte zu emotionalen/genitalen Wahrnehmungen) als auch aus humanistischen Konzepten (z. B. die wertschätzende Grundhaltung, das Prinzip der Ressourcenorientierung). Der eher tiefenpsychologisch ausgerichtete Zweig des Sexocorporel hat sich zur – im deutschsprachigen Raum quasi unbekannten – »Sexoanalyse« (Crépault, 2007) entwickelt. In jüngerer Zeit wurde der Sexocorporel ergänzt durch Aspekte aus der Polyvagaltheorie oder dem Alba-Emoting. Den übergeordneten Rahmen stellt die Definition sexueller Gesundheit der WHO dar (WHO, 2011).

Die Verbindung mit den Ideen des Embodiment bietet dem Sexocorporel ein solides theoretisches Fundament, das wissenschaftlichen Ansprüchen genügt, die verschiedenen Elemente des Ansatzes integriert und das therapeutische Vorgehen begründet.

Warum Embodiment?

Eine der zentralen Annahmen des Embodiment besteht darin, dass jegliche Kognition körperlich verankert ist. Allerdings ist die Bedeutung des Begriffs der Kognition in der Kognitionspsychologie ein komplett anderer als im Sexocorporel. Dort wird »das Kognitive« gleichgesetzt mit der kognitiven Komponente des Modells sexueller Gesundheit, zu der Überzeugungen, Glaubensmuster, Wissen etc. gehören. Das Verständnis von Kognition im Embodiment geht weit darüber hinaus und meint letztendlich jegliche sinnvolle Interaktion eines Organismus mit der Umwelt, im Grunde jeden Akt der Bedeutungsgebung. So werden zum Beispiel auch einzelligen Organismen kognitive Prozesse zugesprochen. Damit geht eine Relativierung der starren Unterscheidung von Emotionen und Kognitionen einher, die eher als zwei Seiten derselben Medaille (eben der Bedeutungskonstruktion) gesehen werden. Neuere Erkenntnisse der Neurobiologe stützen diese These (z. B. Feldmann-Barrett, 2023).

Eine weitere Grundannahme des Embodiment besteht in der engen Verbindung von Wahrnehmung und Handlung. Jede Wahrnehmung geht mit einer Handlung einher – und umgekehrt. An dieser Stelle von einem linearen Ursache-Wirkungs-Prozess auszugehen, vernachlässigt die körperliche Verankerung des Prozesses. Eine Wechselwirkung ist mehr als die Summe der linearen Ursache-Wirkungs-Prozesse.

Im embodimentalen Verständnis sind Wahrnehmung und Handlung die erforderlichen Prozesse, die Erkenntnis, Sinn und Bedeutung generieren. Die äußere Welt wird demnach nicht im Inneren des Organismus abgebildet und repräsentiert, sondern der Organismus interagiert unmittelbar – auf der Basis seiner körperlichen Ausgestaltung – mit der Welt. Die Kognition, die Bedeutungsgebung geschieht demnach nicht im Gehirn, sondern zwischen Umwelt und Organismus.

Dieser Gedanke widerspricht dem herkömmlichen funktionalistischen Modell, nach dem ein Organismus die Reize aus der äußeren Welt mit den Sinnen wahrnimmt, in seinem Geist bzw. Gehirn verarbeitet und dann motorische Konsequenzen folgen – im Falle eines menschlichen Organismus noch mit emotionalen Begleitprozessen. Das embodimentale Modell stellt eben nicht den Menschen in den Mittelpunkt, sondern die Beziehung des Menschen zu seiner Umwelt. Das Gehirn wird damit nicht mehr als die repräsentierende, bewertende Instanz im Inneren des Kopfes betrachtet, sondern als das Organ, das die vielfältigen Beziehungen koordiniert (Fuchs, 2017).

Die Theorie des Embodiment ist erst mal schwierig zu verstehen. Unsere Sprache sowie unser Denken haben wissenschaftshistorisch zu einer klaren Trennung von Körper und Geist geführt. Wo zum Beispiel Medizinerinnen früher noch ein Philosophikum absolvieren mussten, ist heute ein Physikum angesetzt. Ein »Um-Denken« in embodimentalen Ideen hat Konsequenzen für die praktische Arbeit, denn dem Körper kommt eine viel zentralere Bedeutung zu.

Die wichtigste Konsequenz ist, bei der Arbeit mit dem Körper die phänomenologische Ebene der subjektiven Erfahrung, des gelebten Körpers von der objektivierbaren Ebene des lebenden Körpers in seiner Umwelt zu unterscheiden – und beide zu berücksichtigen.

Diese Idee ist sowohl in der körperorientierten Psychotherapie als auch in der Psychologie alles andere als neu. Sie findet sich zum Beispiel im Konzept der Zwischenleiblichkeit bei Merleau-Ponty (1966). Neu ist allerdings, dass die Thesen des Embodiment durch neuere Entwicklungen der Neurobiologie und der allgemeinen Systemtheorie (nicht zu verwechseln mit der Theorie der Systemischen Therapie) gestützt werden.

Als Beispiel seien die Forschungen zu Emotionen von Feldmann-Barrett (2023) genannt. Ihren Ergebnissen nach folgen Emotionen nicht aus einer kognitiven Beurteilung einer Situation, sondern gehen der Bewertung quasi voraus, indem das Gehirn aufgrund der bislang gemachten körperlichen Erfahrungen die angemessenste Emotion generiert.

Embodiment als körpertherapeutisches Modell

Geuter unterscheidet in den Theorien der körperorientierten Psychotherapien drei grundlegende Modelle (Geuter, 2015, S. 77ff.).

Ein erstes ist das energetische Modell, nach dem allen Phänomenen eine grundsätzliche Kraft, eine Lebensenergie zugrunde liegt. Von diesem Modell gehen zum Beispiel die neoreichianischen Verfahren und ihre Weiterentwicklungen aus (wie z. B. Bioenergetik, Biodynamik, Biosynthese, Radix).

Ein zweites Grundlagenmodell geht von der Annahme aus, dass körperliche Phänomene als Ausdruck innerer Prozesse zu verstehen sind, die sich entschlüsseln lassen, wenn die entsprechenden Codes entschlüsselt werden. Der Körper wird als Träger von Bedeutungen gesehen, die es zu verstehen gilt. Dieser Idee folgen die eher psychodynamisch ausgerichteten Ansätze, wie zum Beispiel die Konzentrative Bewegungstherapie oder die Analytische Körperpsychotherapie.

Mit dem *body turn* in den Kognitionswissenschaften zeichnet sich ein drittes Modell ab, das Paradigma des *embodied mind* oder – genauer gesagt – des Enaktivismus.

Im Folgenden wird der Sexocorporel durch die Perspektive des Enaktivismus betrachtet und dargestellt. Das bringt einige Vorteile mit sich:

- Der Enaktivismus bietet einen theoretischen Rahmen, der es erlaubt Ideen und Techniken aus anderen Konzepten im Sexocorporel zu integrieren, ohne dass dessen Grundgedanken verloren gehen. (Das ist hilfreich für alle, die – nach dem Tod des Begründers Jean-Yves Desjardins 2011 – eine Verwässerung des Sexocorporel befürchten.)
- Der Enaktivismus kann als Metakonzept verstanden werden, das der Tendenz des *body over mind* zuwiderläuft. Bei der Grundannahme einer Einheit von Körper und Geist macht es keinen Sinn, alles was mit Geist assoziiert wird (z. B. Theorien und Konzepte), als »kopfig« abzuwerten.
- Ein enaktivistischer Rahmen verhindert die Manualisierung des therapeutischen Arbeitens – eine Gefahr, die in dem hohen Anteil erlebnisaktivierender Interventionen besteht.
- Es gibt Handlungssicherheit im therapeutischen Arbeiten. (Es gibt nichts Praktischeres als eine gute Theorie, sagt Kurt Lewin).
- Die Berücksichtigung sowohl der phänomenologischen als auch der objektivierbaren Faktoren erhält zentrale Bedeutung.
- Ein biopsychosoziales Modell ermöglicht den Blick auf systemisch-ökologische Zusammenhänge.
- Es ergeben sich zahlreiche Verbindungsmöglichkeiten zu und Kooperationen mit anderen körperorientierten bzw. sexualtherapeutischen Verfahren.
- Es ermöglicht einen Anschluss an aktuelle wissenschaftliche Debatten und (Grundlagen-)Forschung in den unterschiedlichsten Disziplinen wie etwa Neurobiologie, Künstliche Intelligenz, Kognitionswissenschaften, Philosophie, Sozialwissenschaften, Medizin.
- Damit kann ein Qualitätsstandard erreicht werden, der sowohl den Ansprüchen einer wissenschaftlichen Herangehensweise in der Lehre einer Hochschule als auch der klinischen Praxis genügt.

Was ist Embodiment?

Der Begriff Embodiment wird in unterschiedlichen Kontexten verwendet – und mit verschiedenen Bedeutungen. In vielen körperorientierten Therapieansätzen wird damit die Fähigkeit gemeint, die körperlichen Phänomene des eigenen Körpers wahrzunehmen, oft ergänzt um die Möglichkeit, dem eigenen Befinden über den Körper einen adäquaten Ausdruck zu geben.

In diesem Kapitel bezieht sich Embodiment auf das enaktivistische Modell des 4E-Ansatzes. Wie jedes Modell immer nur ein Abbild der Realität sein kann, ist auch der Enaktivismus nur eine Möglichkeit, den Körper in seiner Umwelt zu betrachten. Selbst innerhalb der Forschungsgemeinschaft gibt es viele, zum Teil auch sich widersprechende Auslegungen, die sich dennoch alle unter dem Dach des 4E-Ansatzes finden.

Dass Körper und Geist nur künstlich zu trennen sind, im Grunde eine Einheit bilden, die auch als solche zu behandeln ist, ist heutzutage nicht nur Basiswissen in körperorientierten Verfahren, sondern lässt sich – dank dem biopsychosozialen Modell – auf (fast) alle modernen Therapieschulen übertragen. Die Ideen des Embodiment gehen einen Schritt weiter und betrachten diese Körper-Geist-Einheit als untrennbar verbunden mit ihrer Umwelt. Demnach verhält sich ein Organismus, eine Körper-Geist-Einheit, nicht nur *in* ihrer Umwelt, sondern immer auch *zu* ihrer Umwelt.

Damit geht eine weitere Grundannahme einher: Alle Prozesse, die dazu führen, dass der Organismus sich auf sinnhafte Art und Weise in und zu seiner Umwelt verhalten kann, sind körperlich verankert.

Der 4E-Ansatz

Embodied mind wie auch Enaktivismus *(enacted mind)* sind Bestandteile des sogenannten 4E-Ansatzes. Der Name bezieht sich auf die vier Theorien, wie Körper und Geist in Beziehung gesehen werden, und alle beginnen mit einem E: *extended mind*, *embedded mind*, *embodied mind* und *enacted mind*. Für den 4E-Ansatz wird oft »Embodiment« als synonym benutzt.

Eine Betrachtung aller vier »E« sprengt den Rahmen dieses Kapitels. Das Folgende bezieht sich auf die Theorien des Enaktivismus und innerhalb dessen auf den sensomotorischen Zweig. Interessierten Lesenden seien die Überblicksarbeit von Fingerhut et al. (2013) oder die zahlreichen Veröffentlichungen der Online-Zeitschrift *Constructivist Foundations* (o. J.) empfohlen.

Enaktivismus

Für eine pragmatische Umsetzung enaktivistischer Ideen in die Sexualtherapie sind zwei Prämissen hilfreich:

1. Der Enaktivismus geht von einer doppelten Einbettung aus: Der Geist ist in den Körper eingebettet, diese Gesamtheit ist wiederum in eine Umwelt eingebettet, in und zu der sich der Organismus verhält.
2. Die Ausgestaltung und Nutzung der Sinnesorgane bestimmen das Erleben der Welt.

Ohne auf die erkenntnistheoretischen Ableitungen aus dem *enacted mind* einzugehen (siehe dazu Sztenc, 2020), liegt der Fokus hier auf der »Einbettung« des Sexocorporel in den Enaktivismus. Das beinhaltet eine Beschreibung menschlichen Sexualverhaltens durch die Perspektive des Embodiment und daraus abgeleitete therapeutische Interventionen.

Aus den obigen Prämissen leiten sich drei Ebenen ab, auf denen ein Körper sich im Kontext der Sexualität verhält – und beobachtet werden kann:

1. Im Bezug zu sich selbst: Hier geht es um die Ebene der Selbststeuerung sexueller Erregung und der damit einhergehenden emotionalen Gestimmtheit.
2. Im Bezug zu seiner Umwelt: Wie verhält sich eine Person in ihrer Umwelt und zu ihrer Umwelt?
3. Im Bezug zu einer (oder mehreren) anderen Personen: Das ist die Ebene der sozialen Interaktion mit anderen Personen in sexuellen Kontexten.

Diese drei Ebenen bestehen parallel. Solange die Person lebt, finden Selbststeuerung und Homöostaseprozesse statt. Eine Interaktion mit anderen Personen ereignet sich immer in einer Umwelt und ließe sich auch als Sonderfall des Umweltbezugs darstellen. Zur Komplexitätsreduktion macht es allerdings Sinn, Umwelt/Umfeld und sexuelle Begegnungen zu unterscheiden. In ihrer Gesamtheit definieren die drei oben genannten Ebenen des Körperlichen das sogenannte sexuelle Selbst.

Das sexuelle Selbst

Die erste Ebene des Körperlichen: der Bezug zu sich selbst – Selbststeuerung sexueller Erregung und emotionaler Gestimmtheit

In der Theorie des Embodiment geht es auf dieser Ebene um die zentralen Konstrukte der Autonomie eines Organismus, also darum, wie dieser Organismus sinnvolles Verhalten und Erleben produziert, wozu er seine sensomotorische Ausstattung nutzt. Übertragen auf menschliche Sexualität stehen hier die intrapersonalen Aspekte im sexuellen Kontext im Fokus. Der Sexocorporel bietet dazu Folgendes an:

- Das Gefühl der Verbindung mit der eigenen Körperlichkeit (synonym auch »Gefühl der Zugehörigkeit zum sexuellen Körper«), kurz GsK: Hier geht es um das subjektive Erleben, primär des eigenen Genitals, aber auch aller Körperzonen und -zustände, die für eine Person mit sexueller Erregung assoziiert sind.
- Erregungsmodi: Die Erregungsmodi entsprechen in der Embodiment-Terminologie den sensomotorischen Kontingenzen, also den Lernerfahrungen, die ein Mensch mit sexueller Erregung gemacht hat – oder auch nicht. Diese Lernerfahrungen sind konkret körperliche und bestehen aus Handlungen und Wahrnehmungen – zwei Begriffe, die in der Theorie des Embodiment untrennbar miteinander verbunden sind.
- Fähigkeiten der Selbststeuerung: Der Zugang über den Körper wird genutzt, um die emotionale Stimmung und die damit einhergehenden Gedanken und Überzeugungen zu beeinflussen. Das geschieht über Atmung, Bewegung, Mimik, je nachdem, was für die hilfesuchende Person am passendsten ist.

Die zweite Ebene des Körperlichen: der Bezug zur Umwelt

Auf dieser Ebene geht es in der Sprache des Enaktivismus um die Fähigkeiten eines Organismus, sich mit seiner körperlichen Gegebenheit in und zu seiner Umwelt so zu verhalten, dass es sinnvoll ist. Die Sinnhaftigkeit ergibt sich aus den Wechselwirkungen der ökologischen Nische mit ihren Affordanzen (Aufforderungen) und den sensomotorischen Kontingenzen des Organismus.

Auf die Sexualtherapie bezogen bietet der Sexocorporel hier die Konzepte des Gefühls der Zugehörigkeit zu Gendergruppen (GGg), die Unterscheidung in Attraktionscodes und Erregungsquellen sowie die Unterscheidung in emotionales und sexuelles Begehren. Damit lässt sich präzise beschreiben, wie sich eine Person als sexuelles Wesen einerseits zu ihrer Umwelt verhält und andererseits, wie sie sich selbst in ihrer jeweiligen Umwelt erlebt.

GsK und GGg bilden das Gefühl der Geschlecht(er)zugehörigkeit und beschreiben die subjektive Wahrnehmung – und Einschätzung – der eigenen Geschlechtlichkeit vor dem Hintergrund der Umwelt. Eine Unterscheidung in biologisches und soziales Geschlecht kommt der Bedeutung des Gefühls der Geschlechterzugehörigkeit relativ nahe, vernachlässigt aber sehr oft die phänomenologische Ebene. Das persönliche Erleben, sowohl gespürt als auch gefühlt und kognitiv bewertet, muss in einem embodimentalen Verständnis immer miteinbezogen sein. Der Sexocorporel liefert die Werkzeuge dazu.

Attraktionscodes beschreiben die Reize aus der Umwelt, die für eine Person sexuell interessant sind und sexuelle Erregung auslösen. Das können Stimulationen vielfältiger Art sein: Körperbereiche/-teile, Situationen, Gegenstände, Zustände, Qualitäten/Eigenschaften und vieles mehr.

Anziehungscodes führen zu Resonanzen in einer Person und bedienen deren individuelle Erregungsquellen. Diese sind erlernte Sinneswahrnehmungen, die sexuelle Erregung auslösen (können). Relevant für diese Wahrnehmungen sind die Beschaffenheit der Sinnesorgane und die Fähigkeiten zu ihrer Nutzung. Wahrnehmungen beziehen sich auf das Außen (die klassischen fünf Sinneswahrnehmungen: Sehen, Hören, Riechen, Schmecken, Tasten), und gleichzeitig auf das Körperinnere (Interozeption im weiteren Sinne). Darin findet sich die körperliche Verankerung des Erlebens wieder, was den therapeutischen Zugang über Körperarbeit nahelegt.

Attraktionscodes werden im Sexocorporel in emotionale und genitale Codes unterschieden. Emotionale Anziehungscodes stammen aus psychoaffektiven Bedürfnissen einer Person und betreffen Eigenschaften, die eher der oberen Körperhälfte (Gesichtsausdruck, Brüste) zugeordnet werden. Genitale sind solche, die eben von genitalen Bedürfnissen ausgehen und sich eher auf die untere Körperhälfte, speziell die Genitalregion beziehen. Dementsprechend wird auch sexuelles Begehren in emotionales bzw. genitales Begehren unterschieden.

Historisch betrachtet stammt die Unterscheidung in emotional/genital mit der Zuordnung zu oberer/unterer Körperhälfte aus der neoreichianischen Tradition. Eng damit verknüpft ist die Unterscheidung einer rein genitalen »orgastischen« Entladung und eines Orgasmus, bei dem auch noch eine emotionale Entladung hinzukommt. Diese Unterscheidung ist in der praktischen Arbeit mit den Klient*innen sehr hilfreich, weil sie dem subjektiven Erleben einen sprachlichen Ausdruck ermöglicht, in dem sich viele wiederfinden. Das ICD formuliert dazu eine »deutlich verminderte Intensität des orgasmischen Gefühls« (WHO, 2020: ICD-10, F51.11).

Aus einem embodimentalen Verständnis heraus ist die Zuordnung von oberer und unterer Körperhälfte zu emotionaler und genitaler Bedeutung zwar hilfreich für die phänomenologische Betrachtung, aber nicht relevant für eine objektivierbare Ebene.

Die dritte Ebene des Körperlichen: der Bezug zu anderen – Interaktionen im sexuellen Kontext

Innerhalb der embodimentalen Konzeption ist hier die Rede von »participatory sense-making« (De Jaegher & Di Paolo, 2007), also eine »gemeinsame Sinnkreation«. Übertragen auf den Kontext menschlicher Sexualität betrifft das die Gestaltung, die »Inszenierung« sexueller Begegnungen. Zu deren Beschreibung liefert der Sexocorporel zahlreiche Konzepte und Werkzeuge. Im Rahmen dieses Artikels wird nur auf die Konzepte der Zentrierung und der Aufmerksamkeitssteuerung eingegangen.

Die Erregungsmodi sind natürlich nicht nur in der Autosexualität relevant, sondern auch bei sexuellen Begegnungen. Deren ausführliche Darstellung sprengt den Rahmen dieses Beitrages.[1]

Eine sexuelle Begegnung lässt sich als Ausdruck einer Co-Kreation beschreiben. Zur Komplexitätsreduktion sei beispielhaft von einer Situation mit zwei Personen (in einer gewaltfreien Situation) ausgegangen.

Es gibt dabei einerseits die individuellen Prozesse der Emotions- und Erregungssteuerung. Jede beteiligte Person koordiniert das eigene Verhalten und Erleben im Verhältnis *zu* der anderen Person. Andererseits – bzw. gleichzeitig – entstehen aus der gegenseitigen Bezogenheit Resonanzen aufeinander: Der Ausdruck der einen Person beeindruckt die andere Person und umge-

1 Eine Darstellung findet sich im Beitrag von Desjardins et al. in diesem Band oder auch bei Sztenc (2020).

kehrt. Es gibt also auch eine Koordination im Verhältnis *mit* der anderen Person. Gelingt der Prozess im Sinne eines gemeinsamen Einschwingens, eines gemeinsamen »Grooves«, entwickelt der Prozess der Co-Kreation ein Eigenleben. Es ist möglich, dass Zustände erlebt und/oder Handlungen vollzogen werden, die den Einzelnen nicht oder noch nicht zur Verfügung standen. Je intensiver dieser Zustand erlebt wird, umso mehr tritt das erlebte Ich in den Hintergrund und ein gemeinsames Wir entsteht, welches – im Extremfall – als Ich-Auflösung oder/und Verschmelzung erlebt wird. Ob diese »Ich-Auflösung« als sexuelle Verschmelzung erlebt wird oder als bedrohlicher Identitätsverlust, hängt von gemachten Lebenserfahrungen ab und dem Kontext, der Umwelt, in dem die Begegnung stattfindet. Störungen und Unterbrechungen in diesem Prozess der co-kreierten Begegnung führen zu verstärktem Selbsterleben, man fällt aus der Gemeinsamkeit heraus.

Gelingende Verläufe, also solche, die als emotional oder/und genital befriedigend erlebt werden, könnten zum Beispiel so aussehen, dass beide Personen in Lust und gemeinsame Erregung kommen, oder nur eine von beiden, während die andere wohlwollend beteiligt ist, oder dass die sexuelle Erregung abebbt, beide aber emotional in Verbindung bleiben.

Misslingende Verläufe wären beispielsweise jene, in denen die gegenseitige Abstimmung abbricht und es zu Konflikten und Verunsicherungen kommt – zum Beispiel in der Form, dass eine Person nicht in Erregung kommt, es der anderen Person zum Vorwurf macht und abbricht. Oder eine Person merkt nicht, dass die andere schon lange aus der Lust ausgestiegen ist. Oder die eine Person merkt, dass ihr Gegenüber ohne emotionale Beteiligung mitmacht und bricht gekränkt ab. Die Varianten gelingender wie misslingender Interaktionen sind zahllos.

In diesem Miteinander gibt es verschiedene Zentren der Aufmerksamkeit und deren Berücksichtigung bietet zahlreiche Ansatzpunkte für die Sexualtherapie:

- Selbstwahrnehmung: Wie gelingt die Wahrnehmung – und damit einhergehende Steuerung – der eigenen Befindlichkeit, der sexuellen Erregung und des eigenen emotionalen Zustandes?
- Fremdwahrnehmung: Wie gelingt es, die Sexualpartner*in(nen) wahrzunehmen, deren Zustand zu erkennen und zu erspüren? Dazu braucht es eine Wahrnehmung mit allen Sinnen, mit denen nach außen wie denen nach innen. Die Fähigkeit, die andere Person(en) zu »steuern«, hat mit den Fähigkeiten der Verführung und erotischen Kompetenzen zu tun.

- Prozesswahrnehmung: Wie gelingt es, den gemeinsamen Prozess teilnehmend zu gestalten? Hier geht es um die Fähigkeiten des Führens und Folgens. Für das Folgen braucht es eine Bereitschaft, Einschränkungen der eigenen Autonomie zumindest hinzunehmen, eventuell sogar zu erotisieren. Für das Führen ist (unter anderem) eine eigene Intentionalität, ein eigenes »Wollen«, erforderlich; und für die prozessuale Gestaltung eine Schwingungsfähigkeit auf körperlicher und emotionaler Ebene.

Zur Unterscheidung der einzelnen Wahrnehmungsebenen steht im Sexocorporel das Konzept der Aufmerksamkeitszentrierung zur Verfügung:

- Egozentrierung: Hier liegt die Aufmerksamkeit bei der Wahrnehmung des eigenen Zustandes, der eigenen Emotionalität samt genitaler Erregung. Das Gegenüber tritt in den Hintergrund.
- Heterozentrierung: Die Aufmerksamkeit fokussiert auf die andere Person. Die Selbstwahrnehmung tritt in den Hintergrund und die Person re-agiert in Abhängigkeit von dem oder den anderen – meist automatisiert, also ohne bewusste Wahrnehmung.
- Autozentrierung: Die Aufmerksamkeit wechselt zwischen Ich, Du und Wir. Die Selbstwahrnehmung bleibt flexibel zwischen Spüren, Fühlen und Denken.

Die Fähigkeit zur Aufmerksamkeitssteuerung ist letzten Endes körperlich verankert, wird aber durch viele weitere Faktoren beeinflusst. Im Grunde geht es um fließende Übergänge zwischen Etwas-Tun, Etwas-geschehen-Lassen und dem Beobachten, wie etwas geschieht.

Vom Individuum zum Paar: sexuelle Kompatibilität

Der Sexocorporel ist originär auf die Arbeit mit Einzelnen ausgerichtet. Durch die Perspektive, eine sexuelle Begegnung als *participatory sense-making*, als sinnvolle Co-Kreation zu sehen, ergeben sich zahlreiche Möglichkeiten, sexuelle Interaktionen im Paar zu beschreiben und hilfreiche Interventionen zu entwickeln.

Diese Betrachtungsweise erweitert die Beschreibung sexueller »Funktionsstörungen« um eine Kategorie von Phänomenen, die sich erst (bzw. nur) im Kontext einer Begegnung der beteiligten Personen ergeben: »Störungen« der sexuellen Kompatibilität. Das setzt eine andere – eine embodimentale – Sichtweise auf die »Störungen der sexuellen Funktion« voraus. Es geht dann nicht mehr um individuelle Defizite eines Nicht-Könnens, die eine Indexperson in die Beziehung trägt. Es geht vielmehr darum, die individuellen Sexualitäten als Ausdruck der bisher gemachten (körperlichen) Lernerfahrungen der beteiligten Personen zu sehen und von der gemeinsam inszenierten – in Szene gesetzten – Sexualität zu unterscheiden. Diese Idee ist weder neu noch ein Alleinstellungsmerkmal des Sexocorporel. Allerdings ist der Sexocorporel der einzige Ansatz, der die sensomotorischen Grundlagen der sexuellen Handlungen berücksichtigt. An dieser Stelle ergeben sich Anknüpfungspunkte an andere paarorientierte Sexualtherapien, wie zum Beispiel das Hamburger Modell oder die systemische Sexualtherapie.

Grob zusammengefasst arbeitet das Hamburger Modell explizit mit körperlichen Übungen. Die gemachten Erfahrungen werden einerseits im Sinne eines projektiven Verfahrens auf Bedeutung untersucht und es werden dementsprechende Interventionen entwickelt. Andererseits erfolgt das Üben der ganz konkreten Umsetzung von körperlicher/sexueller Aktivität und Grenzsetzung. Hier ergäben sich Möglichkeiten für Ergänzungen beider Ansätze.

Die Systemische Sexualtherapie ist auf der Suche nach den in Szene gesetzten Bedeutungen der sexuellen Handlungen. Auch hier können sich beide Systeme durch die Berücksichtigung sowohl der subjektiven Erlebnisse und Körperlichkeiten als auch von deren konstruierten Bedeutungen ergänzen.

So könnte das Prinzip der sich wechselseitig beeinflussenden Systeme ernst genommen und auch auf sexualtherapeutische Systeme übertragen werden.

Embodiment als ein Bild der Welt

> »Jenseits von richtig und falsch liegt ein Ort. Da treffen wir uns.«
>
> *Rumi*

Braucht der Sexocorporel eine Theorie? Nein. Er lässt sich als simple Aneinanderreihung geeigneter Übungen anwenden, die von den alten

Meister*innen gelehrt werden. Wenn es gelingt, den theoretischen Hintergrund der Übungen zu übersehen – der ja auch dann besteht, wenn er nicht benannt wird – lässt sich damit hilfreich arbeiten. Man kann auch chinesisch kochen, ohne jemals etwas von der dazugehörigen Elementenlehre gehört zu haben. Wer allerdings über das bloße Imitieren und Kopieren von Techniken hinausgehen möchte, braucht eine Orientierung für das eigene therapeutische Handeln. An dieser Stelle wird die Theorie des Embodiment relevant. Es stellt die Möglichkeit zur Verfügung, diese Orientierung zu bieten, einerseits eine Orientierung als Metatheorie für verschiedene Konzepte (z. B. psychotherapeutische Ansätze aus der Trauma- oder Körpertherapie, Polyvagaltheorie, Emotionstheorien, Neurobiologie) und andererseits gibt es Handlungssicherheit in der therapeutischen Prozessgestaltung.

Gleichzeitig ist auch die Theorie des Embodiment nur ein Modell, ein Bild der Welt. Und anstatt ein Weltbild daraus zu konstruieren und es zur Wahrheit zu deklarieren, geht es darum, zwischen dem Bild der Welt und der Welt zu unterscheiden. Im Grunde behauptet Embodiment, dass das Entscheidende in der Diskussion über das Dilemma von »Körper und Geist« das »und« ist, das Dazwischen, die Beziehung.

Die Erklärungsansätze der Medizin wie auch der Psychologie korrelierten schon immer mit dem Stand der zeitgenössischen Wissenschaften. So gab es im Mittelalter die Sichtweise, dass der Körper aus vier Säften besteht und Krankheiten durch deren Ungleichgewicht entstehen – Aderlass war das Mittel der Wahl. Zu Zeiten Freuds beherrschten elektromagnetische Vorstellungen das Denken und wurden – wie auch das Dampfdruckmodell – auf die Psyche übertragen – und finden sich im Entladungsgedanken immer noch. Heute geht es um Verbindungen und Wechselwirkungen verschiedener, eigenständiger Subsysteme, die ein Netzwerk bilden. So basieren beispielsweise alle Anwendungen der künstlichen Intelligenz auf der Verknüpfung verschiedener Teilsysteme durch statistische Berechnungen.

Welches Bild wir uns auch von der Welt machen, die Welt wird körperlich erfahren. Genau da liegt der Fokus eines embodimentorientierten Ansatzes, und die Theorie des Embodiment liefert an dieser Stelle eine zeitgemäße Grundlage für Forschung und (Weiter-)Entwicklung innerhalb des Sexocorporel.

Literatur

Constructivist Foundations. An interdisciplinary Journal (o. J.). https://constructivist.info/

Crépault, C. (2007). *La sexoanalyse*. Paris: Payot.

De Jaegher, H. & Di Paolo, E. (2007). Participatory sense-making: An enactive approach to social cognition. *Phenomenology and the Cognitive Sciences, 6*(4), 485–507. http://dx.doi.org/10.1007/s11097-007-9076-9

Feldmann-Barrett, L. (2023). *Wie Gefühle entstehen: Eine neue Sicht auf unsere Emotionen*. Hamburg: Rowohlt.

Fingerhut, J., Hufendiek, R. & Wild, M. (Hrsg.). (2013). *Philosophie der Verkörperung*. Berlin: Suhrkamp.

Fuchs, T. (2017). *Das Gehirn – ein Beziehungsorgan. Eine phänomenologisch-ökologische Konzeption*. 5. Aufl. Stuttgart: Kohlhammer.

Geuter, U. (2015). *Körperpsychotherapie. Grundriss einer Theorie für die klinische Praxis*. Berlin: Springer.

Merleau-Ponty, M. (1966). *Phänomenologie der Wahrnehmung*. Berlin: De Gruyter.

Sztenc, M. (2020). *Embodimentorientierte Sexualtherapie. Grundlagen und Anwendung des Sexocorporel*. Stuttgart: Schattauer.

WHO – World Health Organization (2011). Sexual health. https://www.who.int/health-topics/sexual-health#tab=tab_1

WHO – Weltgesundheitsorganisation (2000). *Internationale Klassifikation psychischer Störungen: ICD-10, Kapitel V (F)*. Bern: Huber.

Biografische Notiz

Michael Sztenc ist Diplompsychologe, Klinischer Sexologe ISI und Paar- und Sexualtherapeut in eigener Praxis. Im Institut für Embodiment und Sexologie und als Gastdozent für die Hochschule Merseburg bildet er klinische Sexolog*innen im Sexocorporel aus.

Sexocorporel in der integrierten Sexualberatung

Ann-Marlene Henning

Einleitung

Die Ausführungen in diesem Beitrag zeigen beispielhaft auf, wie diverse (Fremd-)Konzepte die Arbeit mit dem Ansatz Sexocorporel ergänzen können (und umgekehrt) und so ein Mehrwert auf beiden Seiten entstehen kann. Der Sexocorporel begleitet mich seit etwa 2008; weit davor – seit meinem Neuropsychologiestudium Anfang der 1990er Jahre – faszinierten und prägten mich die immer tiefer gehenden hirn- und differenzierungsbasierten Therapiezugänge. Die Beispiele und Beschreibungen in diesem Kapitel sind davon deutlich beeinflusst und betreffen ausgewählte Themen in der Sexual- oder Paartherapie, die ich meist anspreche, unabhängig davon, mit welchem expliziten Grundproblem jemand zu mir in die Praxis kommt. Menschen sind zwar komplex und individuell unterschiedlich, unsere Körper und Gehirne funktionieren jedoch nach immer gleichen Mustern, die bei Problemen verändert werden wollen. Dieses Kapitel erhebt keinen Anspruch auf Vollständigkeit in der Darstellung von psychotherapeutischen Methoden und Konzepten. Der integrative Ansatz wird frei von Definitionen, Vorgaben oder möglicher Anerkennung durch Verbände etc. beschrieben, gemeint ist *integriertes Arbeiten im allgemeinen Sinne*, mit verschiedenen, gleichwertigen, methodischen Modellen und Zugängen.

Integriertes Arbeiten am ganzen Menschen

In den 1960er Jahren von H. G. Petzold und anderen begründet, legt der *integrative Ansatz* nahe, Menschen therapeutisch allumfassend zu betrachten. Dieser interdisziplinär orientierte schulen- und methodenübergreifende Therapieansatz, *Integrative Therapie (IT)*, stellt heute noch ein *ganzheitliches biopsychosoziales Verfahren* dar, das Psychotherapie, Bewegungs-, Leib-/Körpertherapie, Soziotherapie, Kreativ- und Kunsttherapie, naturnahe Therapieformen, Coaching, Supervision und Formen von Beratungsarbeit umfasst (Petzold, 1994). Ohnehin sollten sich bei verschiedenen Therapieschulen gemeinsame Grundlagen finden lassen, denn im besten Fall betreffen sie den Menschen als Ganzes. Anders ausgedrückt: Es gibt ein neurobiologisches Fundament der zerebralen Prozesse, die entwicklungspsychologische Seite und eine sozialtheoretische Basis familialer und gesellschaftlicher Einflüsse.

Die in der klinischen Psychologie oft versuchte künstlich hergestellte Trennung zwischen verschiedenen therapeutischen Schulen ist kaum aufrechtzuerhalten. Die tatsächliche therapeutische Tätigkeit vieler Niedergelassenen zeigt, wie integriertes Arbeiten eher ihrem Alltag entspricht. Was damals in den 1960er Jahren also als innovative Idee begann, scheint heute unabdingbar. Heute haben viele Fachpersonen Mehrfachausbildungen – sie arbeiten mehrschichtig und können sich eines Werkzeugkastens bedienen, aus vielerlei therapeutischen Richtungen.

Selbstvorstellung der Autorin

Ich bin Ann-Marlene Henning, Paar- und Sexualberaterin. Anfang der 1990er Jahre studierte ich klinische Neuropsychologie an der Universität Hamburg, mit verhaltenstherapeutischem Schwerpunkt, und bildete mich Jahre später im Bereich der Sexualität und Paartherapie aus. So absolvierte ich die ersten zwei Stufen des Sexocorporel (ZISS) sowie den Master of Art in Sexologie an der Hochschule Merseburg und besuchte mehr als zehn Jahre lang Masterklassen des renommierten US-amerikanischen Therapeuten David Schnarch. Weiter beschäftigte ich mich mit dem systemischen Ansatz von Ulrich Clement (Clement, 2011a; 2011b) und über mehrere Jahre mit traumasensiblen Therapiezugängen, wie Brainspotting (Grand, 2013) und traumatischem Mindmapping (Schnarch, 2020). Ich habe außerdem eine Heilerlaubnis für Psychotherapie nach dem Heilpraktikergesetz.

Wie bereits angedeutet, stelle ich für meine Praxis heute fest, dass ich selten ausschließlich einen bestimmten therapeutischen Zugang verfolge, sondern dass erfolgreiche Therapie (oder Beratung), frei heraus gesprochen, mehr einer Kunstform ähnelt, deren Gelingen einiges mehr als ein Grundstudium einer bestimmten Schule erfordert. Als Therapeutin musste ich über die Jahre höchst kreativ sein, um die sichere Bindung zu vielen Klienten und Klientinnen herzustellen und danach ausgesprochen verführerische Tendenzen aufweisen (keineswegs sexuelle!), um neue Hoffnung zu geben und dafür zu motivieren, dass es doch noch weitergehen wird (https://www.doch-noch.de). Ich vollzog außerdem diverse persönliche Differenzierungsschritte, um zu dem Menschen und der Therapeutin zu werden, die ich heute bin. Meine Arbeit würde ich mittlerweile als ausgesprochen integrativ beschreiben (Henning, 2017; Clement & Henning, 2018).

Dieser Beitrag bezieht sich rein auf *meine ganz persönliche* Art der Beratung.

Ein grundlegender Gedanke zum Menschsein: der Mensch als Bindungswesen

Bereits in meinem Psychologiestudium und später in der Beratung fiel mir auf, wie das angeborene menschliche Bindungsbedürfnis immer wieder sichtbar wurde, ganz unabhängig von dem eigentlichen Thema. Ich beobachtete, wie es Ursache für Verlustängste wurde und dadurch Nähe und Intimität verhinderte, so sehr schlugen die in der Kindheit erlernten (und im Hirn gespeicherten) Muster im Verhalten der ratsuchenden Einzelpersonen und Paaren durch, wenn auch meist unbewusst. Waren in der Kindheit Personen da, die für Nähe, Wärme, Geborgenheit und Schutz sorgten, waren andere Voraussetzungen gegeben, als wenn diese fehlten. Und weil unser Hirn dafür »verdrahtet« ist, Unangenehmes zu vermeiden, festigten sich dadurch häufig Verhaltensweisen, die genau das Gegenteil von dem herbeiführten, was gewünscht war – und ist. Natürlich hat dies starke Auswirkungen auf Sexualität und Liebesbeziehungen.

Fehlende (gute) Beziehungserfahrungen können jedoch nachgeholt werden – auch im Erwachsenenalter. Schafft es die beratende Person eine qualitativ hochwertige Beziehung zu dem Klienten oder der Klientin zu entwickeln, kann es zu einer emotional korrigierenden Erfahrung kommen, dieser Zusammenhang wurde mehrfach in Studien nachgewiesen (Bartosch, 2000).

Die Beziehung zwischen Fachperson und ratsuchender Person ist also bereits *für sich allein* therapeutisch wertvoll und vom vorhandenen therapeutischen Zugang vollkommen unabhängig, vielmehr wiegt die Persönlichkeit und die Art der beratenden Person.

Der Mensch »als Ganzes«

Für mich geht es in der Praxis um den Menschen »als Ganzes«. In der Kindheit »beeinflusst«, entwickeln wir uns im besten Fall weiter, erlangen immer größeren Reife – ganz dem Hauptprinzip des Sexocorporel entsprechend, dass (nicht nur) die Sexualität ein lebenslanger Lernprozess ist: der Mensch als biologisches und gesellschaftliches Wesen, in individueller körperlicher, emotionaler und kognitiver Realität, mit sozialen und mikroökologischen Bezügen. Somit sollten auch all diese Bereiche eine Rolle in der Beratung spielen. Wie früher üblich, »nur die Psyche« zu behandeln, scheint heute geradezu absurd.

Besonders schön und in der sexologischen und psychologischen Praxis allgemein anwendbar ist deshalb das Model der vier Komponenten (Grundbereiche) des Ansatzes Sexocorporel: kognitive, sexodynamische, physiologische und Beziehungskomponenten (vgl. Abb. 1 in der Einleitung dieses Bandes). Diese beziehen den »ganzen Menschen« und das Wirkungsfeld mit ein, sie geben eine Übersicht, die für viele Anliegen nützlich sein kann. Ein ausgedrucktes und foliertes Exemplar von diesem »Modell der vier Kugeln« (Komponenten) kann als visuelle Intervention genutzt werden, um einem Klienten oder einer Klientin ein Gefühl dafür zu geben, wie komplex ein menschliches System ist, wohin sich die therapeutischen Themen bewegen – und/oder wo sich ihr Ursprung befindet. Manchmal scheint ein Thema sowohl den Beratenden als auch den Ratsuchenden diffus oder unüberschaubar, die vier Gruppierungen des Sexocorporel schaffen Klarheit und Struktur. Sehr gut können damit einzelne Schritte eines Therapie- oder Beratungsplans *zusammen* mit dem Klienten und der Klientin entwickelt werden. Eine weitere grundlegende Begrifflichkeit des Sexocorporel – »die Logik des Systems« – zeigt auf, wie wichtig es ist, präzise zu verstehen, warum sich jemand so oder so verhält – eben *aus dem angelernten System* heraus (vgl. die Beiträge von Kneubühler sowie von Desjardins et al. in diesem Band). Die »vier Komponenten« und »die Logik des Systems« können mit Vorteil in jeglichen Therapieverkauf (aller Schulen) eingebracht werden – für mehr Klarheit.

Integriertes Arbeiten in meiner Praxis

Ein erstes Beispiel für integrierte Sexualberatung aus meiner Praxis betrifft – weil so grundlegend und wichtig – den Menschen als Bindungswesen und somit das Konzept vom *inneren Kind*, das in der Psychotherapie immer mehr Beachtung gefunden hat (vgl. u. a. Stahl, 2015). Entsprechend den oben bereits beschriebenen Zusammenhängen ist die Kindheit bei den meisten Menschen weit weniger abschließend verarbeitet, als sie glauben. Ich denke, nahezu jeder Mensch kennt Momente, in denen die eigenen Emotionen und Verhaltensweisen der Situation nicht angemessen scheinen, und/oder der anzunehmenden Reife nicht entsprechen. Es sind spezifische Reize – sogenannte Trigger –, die das »übertriebene« bzw. »kindliche« Verhalten« auslösen. Die Erklärung: Unser Gehirn verbindet heutiges Verhalten mit Erlebtem aus der Kindheit und warnt lieber rechtzeitig vor als etwas zu übersehen. Erlebnisse aus der Kindheit, bei denen wir enttäuscht wurden, übertragen sich auf Situationen mit unseren heutigen »nahen Menschen«. Wir fühlen uns entsprechend verlassen, machtlos oder vernachlässigt. Neurophysiologisch würde in Bezug auf das innere Kind vom limbischen System und den gespeicherten Erfahrungen gesprochen werden. Das limbische System, unser Lebens- und Notrettungssystem, steuert alles Verhalten und beeinflusst Beziehungen – unbewusst, versteht sich. Der Glaube, wir seien selbst (bewusst) am Ruder, ist also ausgesprochen falsch. An ebendieser Stelle erkläre ich in der Praxis häufig (leicht verständlich) einige neuropsychologische Zusammenhänge, sodass ein erstes, grundlegendes Verständnis darüber möglich wird, warum Menschen sich manchmal »so unmöglich« (im Grunde: kindisch) verhalten, obwohl wir im Prinzip über die Fähigkeiten verfügen, es anders und besser zu machen. Dazu empfehle ich häufig *Alles steht Kopf*, einen animierten Kinderfilm zur Funktionsweise des Gehirns. Gelegentlich schauen wir uns bereits in der Praxis den Trailer an, wodurch ein sofortiger Aha-Effekt ausgelöst wird. Danach entspannt sich die Lage im wahrsten Sinne des Wortes und die Neugierde ist geweckt. Das (neue) Wissen über die Funktionsweise des eigenen Körpers beruhigt das Nervensystem und gibt das Gefühl: »Ach, ich bin doch normal und mit meinem Problem nicht allein« und »Meine Therapeutin versteht, wie es mir geht«. Mit den vier Komponenten (vier Kugeln/Bereichen) des Sexocorporel im Hinterkopf findet die eben erwähnte Arbeit (mit dazugehörigen Hausaufgaben) auf der kognitiven, körperlichen, sexodynamischen und der Beziehungsebene statt.

Das Nervensystem »spinnt« – ein Beispiel aus der Praxis

Weil wir Menschen besser verstehen, wenn wir innere Bilder zu den Dingen entwickeln, sollen Teile der eben erwähnten Zusammenhänge mit einem Praxisbeispiel illustriert werden.

Der Klient, Andreas Scholz (fiktiver Name), der bei mir in der Sexualberatung ist, sitzt auf einmal angespannt im Sessel und reagiert auffällig ablehnend auf diverse Anregungen. Ich entscheide deshalb, sein Verhalten anzusprechen.

Therapeutin: »Herr Scholz, wenn Sie sagen, dass Ihnen mittlerweile alles egal ist, mag ich Ihnen nicht so recht glauben.«

Herr Scholz: »Mir ist absolut alles egal! Ich kann nicht mehr.«

Therapeutin: »Würden Sie dann gerne können wollen?«

Herr Scholz: »Ansonsten wäre ich ja nicht hier.«

Herr Scholz schaut provokativ zur mir, der Therapeutin, bleibt aber in seiner Position, angespannt, mit verschränkten Armen, hochgezogenen Schultern und überschlagenen Beinen – als wolle er jeden Angriff abwehren, gleichzeitig aber aufspringen können, um selbst einen Angriff zu tätigen oder um fluchtartig die Praxis zu verlassen. Sein limbisches System ist auf »Flucht und Angriff«. Aus Fortbildungen zur traumasensiblen (Paar-)Therapie weiß ich, dass mit einer solchen Energie am eigentlichen Thema weiterzuarbeiten kaum funktionieren würde.

Therapeutin: »Ah, Sie würden gerne wollen, können aber nicht?«

Herr Scholz: »So, könnte man es sagen.«

Therapeutin: »Würden Sie ein kleines Experiment wagen?«

Herr Scholz überlegt kurz, nickt dann vorsichtig.

Herr Scholz: »Wenn Sie meinen …«

Therapeutin: »Ja, ich werde Ihnen kurz etwas erklären … Bleiben Sie aber erst mal genauso sitzen, wie Sie gerade sind – nicht bewegen bitte – und spüren Sie mal kurz nach …«

Herr Scholz versucht nachzuspüren.

Therapeutin: »Herr Scholz, würden Sie sagen, dass es Ihnen gerade schlecht, gut oder mittel geht?«

Herr Scholz: »So mittel …«

Therapeutin: »Ja, das dachte ich mir, Sie sehen von meinem Blickwinkel aus entsprechend angespannt aus – so mittel.«

Ich lächele Herrn Scholz wohlwollend an und zeige ihm, dass ich ihn genauso sehe, wie es ihm geht: »Spüren Sie die Anspannung? Und wenn ja, wo?« Nach einem kurzen Gespräch darüber, was Herr Scholz wo im Körper spürt und wie es ihn beeinflusst, lässt seine Spannung nach. Er wird wieder handlungsfähig, sein »Funktionsniveau« steigt auf das eines Erwachsenen, er kann gut zuhören und rational argumentieren (vgl. Schnarch, 2020).

Ich erkläre Herrn Scholz – nach der Entspannung – an dieser Stelle (wieder in Kurzform) wie sein limbisches System gerade übernommen hatte. Er versteht, wie ihm geschah, und dass sein Warnsystem im Kopf, den Körper und den Geist sich gegenseitig einengen ließ – ganz dem Prinzip des Sexocorporel entsprechend: »Körper und Geist sind eine untrennbare funktionale Einheit.«

Der beschriebene Ablauf funktioniert mit Leichtigkeit, einigen Erklärungen, Humor und bei Gelegenheit auch mit einem Eingeständnis von mir, dass ich so etwas aus meinen eigenen Beziehungen kenne – das Gespräch (zum eigentlichen Thema) kann danach weitergehen. Dieses *emotionale Regulieren* – eine wichtige Fähigkeit eines Menschen – findet sich selbstverständlich in vielen Therapieansätzen.

Sollte die Entspannung nicht so schnell einsetzen wie in diesem Beispiel, könnten einige Übungen hilfreich sein, bei denen Herr Scholz am ganzen Körper in Bewegung kommt, besonders im oberen, emotionalen Bereich (»obere Schaukel« nach dem Ansatz Sexocorporel). Herr Scholz kann damit eine bessere und guttuende Körperhaltung einnehmen (entsprechend der funktionalen Einheit von Körper und Geist im Ansatz Sexocorporel).

Zur Heterozentrierung

Das erwähnte emotionale Regulieren ist etwas, was wir alle, im besten Fall, in der Kindheit gelernt haben sollten, etwa vom liebevollen und nahen Gegenüber. Es kann die Mutter gewesen sein, der Vater, aber auch andere, die täglich auf den Nachwuchs aufgepasst haben. Weil diese Personen aber nicht immer vernünftig (differenziert) agieren, sondern teilweise mit Verachtung, Eiseskälte oder Ablehnung, entwickeln einige Menschen eine ausgeprägte Sorge, unangenehm aufzufallen. Sie ziehen sich zurück, lesen durchgehend ihr Gegenüber, um rechtzeitig »das Richtige« tun zu können – und vernachlässigen dabei sich selbst, ihr Selbstwert leidet. Der Sexocorporel betitelt diese Art, andere in den Mittelpunkt zu stellen und für ihre Bedürfnisse zu sorgen, mit der Begrifflichkeit *Heterozentrierung*. Wer im Erwachsenenalter ausgesprochen heterozentriert eingestellt ist, hat also meist Gründe dafür, die in der Kindheit oder Adoleszenz liegen und ist grundsätzlich und kurz ausgedrückt in Sorge, Aufmerksamkeit auf sich selbst zu richten und dadurch negative Konsequenzen erfahren zu müssen – das (nahe) Gegenüber könnte unangenehm reagieren (»gebranntes Kind«). Starke Heterozentrierung kann es schwer bis unmöglich machen, den eigenen Körper gut wahrzunehmen und für sich zu sorgen, was aber unabdingbar ist, wenn beispielsweise eine bewusste Steuerung der Erregung erwünscht ist – ein häufiges Anliegen.

Es folgt eine Beschreibung der möglichen Auswirkungen von starker Heterozentriertheit, die überraschend weitreichend sein können. Zunächst kann die therapeutische Verbindung an sich abgeschwächt werden, wenn ein Klient oder eine Klientin vordergründig damit beschäftigt ist, was die beratende Person gerne hören würde, auch führt es häufig zu Problemen in der eigenen Partnerschaft. Paare landen damit häufig in einer Art symbiotischen Beziehung, in der bestimmte Dinge nicht angesprochen werden. Das Paar hat ein *implizites Einverständnis* darüber, dass Unangenehmes »umgangen« wird. Dies bezeichnet der schon erwähnte renommierte US-amerikanische Paar- und Sexualtherapeut Dr. David Schnarch als »kollusive Allianz« (»stillschweigendes Einverständnis«) (Schnarch, 2012). Sowohl die Heterozentrierung als auch die »symbiotisch-ängstliche Beziehung« können zu komplett fehlender *Verführung* führen, auch ist häufig die *Begierde* beeinflusst, denn wer ausgesprochen heterozentriert oder symbiotisch eingestellt ist, wird kaum die Initiative zum Sex ergreifen – zu groß erscheint das Risiko abgewiesen zu werden oder »zu viel gewollt zu haben«. Auch die Bereiche *emotionale Intensität*, *Hingabe* und *Leidenschaft* können beeinflusst sein. Entsprechende Ratsuchende teilen kaum eigene Bedürfnisse mit, weil die Angst vor Ablehnung so groß ist. Die beschriebenen Lust- und Verführungsthematiken treten naturgemäß stärker in Beziehungen auf, in denen Unterschiede in der sexuellen Lust vorherrschen. Es gibt kaum Beziehungen, in denen zwei Menschen so gut wie die gleiche Lust auf Sexualität und Intimität erleben, es sei denn, sie sind frisch verliebt.

Wenn die betonte Heterozentriertheit oder symbiotische Beziehungen zu sexuellen Problemen führen, hat es sich in meiner Praxis bewährt, mit dem Differenzierungskonzept (»Crucible Therapy«) von D. Schnarch zu arbeiten. Diese Herangehensweise greift wiederum in allen vier »Kugeln« bzw. Bereichen oder Komponenten des Sexocorporel-Modells.

Etwas genauer bitte!

Sowohl bei der Heterozentrierung als auch bei der symbiotischen Beziehung steht das sogenannte *fremdvalidierte Selbst* (gespiegeltes Selbst) im starken Kontrast zum *soliden, flexiblen Selbst*. Eine Person mit einem entwickelten und stabilen Selbst braucht die Sicherheit einer Zustimmung des Gegenübers kaum, sondern kann für sich einstehen und eigene Entscheidungen treffen. Sie traut sich mit der eigenen Meinung – und eigenem Wert – dazustehen. Hingegen wird beim *fremdvalidierten Selbst*, bei emotionaler Spannung, die »Nähe« und Bestätigung des Gegenübers gesucht. Beim Konzept der »vier Aspekte der Balance« von D. Schnarch, das ich gleich kurz umreißen werde, lernt eine Person in der Beratung mit der inneren Spannung und der Scham umzugehen, die häufig bei Heterozentrierung (oder symbiotischer Beziehung) auftauchen. Sie lernt, sich selbst wichtig zu nehmen und eigene Emotionen im Körper zu spüren. Generell wird mit der Differenzierung und den vier Aspekten der Balance Autonomie und Selbstwert unterstützt, welche wiederum eng im Zusammenhang mit *sexueller Selbstsicherheit*, *sexueller Zufriedenheit* und *sexuellem Selbstwert* stehen. Konkret kann dies in der Sexualität unter anderem bedeuten, sich weniger als Objekt und mehr als spürendes Subjekt wahrzunehmen (vgl. Konzepte zur »Interozeption«[1]: Bay-Hansen, 2017 [2003]; Craig, 2003). Bei erektiler Dysfunktion oder Ejaculatio praecox, aber auch bei den Orgasmusproblemen vieler Frauen ist diese Arbeit manchmal entscheidend für Veränderung, indem die Konzentration auf das Gegenüber nachlässt und es deshalb leichter wird, den eigenen Körper wahrzunehmen und Erregung zu steuern.

Deutliche Heterozentrierung oder übertriebenes Symbioseverhalten können manchmal auch nahelegen, Konzepte heranzuziehen, die sich

1 Der Prozess der Interozeption findet in der Sexologie erst seit relativ kurzer Zeit Beachtung und bezeichnet die Eigenschaft eines Menschen, innere körperliche Empfindungen und Veränderungen zu registrieren (Craig, 2003; Herbert & Pollatos, 2008). Interozeption kann daher als Fachausdruck für *Nachzuspüren* aufgefasst werden, das mit dem Denken und dem Kontakt zu allen Gefühlen interagiert (Bay-Hansen, 2017 [2003]).

(noch intensiver) mit den Mustern aus der Herkunftsfamilie beschäftigen, sowie »transgenerationale Traumata« (Lück, 2023). Wie hängen die aktuellen Konflikte mit der persönlichen Geschichte und früheren Entwicklungen in der Herkunftsfamilie zusammen? Oder gab es gar in früheren Generationen ähnliche Problematiken? Richtig angewendet können viele Stärken und Ressourcen aus der Vergangenheit herausgearbeitet und dadurch relevante neue Fähigkeiten entwickelt werden.

Es folgt die grobe Zusammenfassung der vier Aspekte der Balance nach David Schnarch, die vordergründig die Beziehungs- und die sexodynamischen Komponenten aus dem System des Sexocorporel betreffen (Schnarch, 2012).

Die vier Aspekte der Balance

In den 1980er Jahren stellte David Schnarch die These auf, dass der von dem US-amerikanischen Psychiater und Psychotherapeut Murray Bowen eingeführte Begriff der »Differenzierung des Selbst« der eigentliche Ansatzpunkt sei, Probleme mit Intimität und sexuellem Verlangen zu lösen. Murray Bowen beschrieb die Differenzierung des Selbst als Gradmesser für die Fähigkeit eines Menschen, (1) Emotion und Rationalität sowie (2) Intimität und Autonomie in Beziehungen zu anderen ausbalancieren:

Intrapsychisch misst der Differenzierungsgrad die Fähigkeit des Gehirns, Emotionen zu kontrollieren und auch unter emotional schwierigen Situationen überlegt und rational zu handeln bzw. zu wählen, ob in einer bestimmten Situation eine eher emotionale oder eine eher rationale Reaktion angemessen erscheint.

Zwischenmenschlich zeigt der Differenzierungsgrad an, inwieweit eine Person imstande ist, intime Beziehungen zu anderen Menschen einzugehen, ohne die eigene Autonomie aufzugeben. Ein hoher Differenzierungsgrad gestattet es einem Menschen, den Konflikt zwischen »Nähe zu anderen« einerseits und »Autonomie des Selbst« besser auszubalancieren. Bowen beobachtete, dass insbesondere die Erfahrungen eines Menschen während seiner Kindheit und Jugend einen starken Einfluss auf den Differenzierungsgrad haben und dieser ziemlich stabil bleibt, solange die Person nicht langfristig und strukturiert daran arbeitet, den eigenen Differenzierungsgrad zu erhöhen.

Nach D. Schnarch ist der Differenzierungsgrad (Selbstwert, Selbstbewusstsein, Selbstachtung) umso höher, je besser die vier Aspekte der Balance entwickelt sind. *Jedes* »Problem« bietet die Möglichkeit, die vier Aspekte der Balance und den Differenzierungsgrad zu steigern, darüber hinaus zu wachsen und neue Ressourcen zu entwickeln. Die vier Aspekte zu stärken bedeutet »erwachsen« zu werden, in sich selbst »zu Hause« zu sein, sich selbst gegenüber Respekt und Achtung zu zeigen und unabhängiger von der Anerkennung anderer zu werden. Der Differenzierungsgrad hat enorme Auswirkung auf das Liebesleben.

Die vier Aspekte der Balance, die D. Schnarch in seinem Buch *Intimität und Verlangen* (Schnarch, 2012) vertieft, sind folgende:

1. *stabiles und flexibles Selbst:* ein Bewusstsein über eigene Werte, Überzeugungen und Ansichten und die Fähigkeit, diese einer geliebten Person gegenüber aufrechtzuerhalten; eigene Gefühle kennen und benennen können sowie ein körperliches Bewusstsein darüber haben (Interozeption); Fähigkeit zur Selbstenthüllung
2. *stiller Geist/ruhiges Herz:* sich »im Griff haben« und bei plötzlichem Auftauchen von Stress nicht mehr vom eigenen Gefühlschaos überwältigt werden; Emotionen aushalten und heilsam auf eigene Verletzungen einwirken; Ablehnung aushalten
3. *maßvolle und angemessene Reaktionen:* eine Situation *angemessen* bewältigen, ohne übermäßig auf das Verhalten anderer zu reagieren; kein Über- oder Unterreagieren; im Streit weder »explodieren« noch davonlaufen
4. *sinnvolle Beharrlichkeit:* in Krisen durchhalten; auf schnelle Lustbefriedigung verzichten zugunsten wichtigerer und langfristiger Ziele; wenn etwas *keinen* Sinn mehr macht, entsprechend handeln. *Sinnvolle Beharrlichkeit* kann als Widerstandskraft oder Resilienz bezeichnet werden. Es ist eine starke menschliche Eigenschaft, mit der Vertrauen in sich, in andere, und in das Leben entwickeln werden kann.

Bei der Arbeit mit den vier Aspekten der Balance hat sich in meiner Praxis als wertvoll herausgestellt, zeitgleich mit Körperarbeit nach den theoretischen Grundlagen des Sexocorporel zu begleiten, unter anderem in Verbindung mit den (bereits erwähnten) Konstrukten zu »Körper und Geist als funktionelle Einheit«, den »drei Dimensionen des Körpers« oder mit der »Zentrierung versus Heterozentriertheit« (vgl. den Beitrag von Desjardins et al. in diesem Band). Wenn Klienten und Klientinnen die *eigene* Körperhaltung und die dazugehörige Spannung (oder das Fehlen derselben) bewusster wahrnehmen, *spüren* sie, was dies mit ihrem Gefühl und ihren Bedürfnissen macht. Sie beginnen nach und nach bewusst zu regulieren und zu steuern – eine liebevolle Rückbesinnung *auf die eigene Person* wird erreicht.

Auf dieser Art – mit den vier Aspekten der Balance in Verbindung mit Körperarbeit – wird also integrativ an einer Veränderung des Selbstkonzeptes gearbeitet, was grundlegend für Selbstwert und Selbstwirksamkeit ist. Beide spielen direkt in die Thematiken *Verführung* und *Begierde* hinein – Begrifflichkeiten, die im Ansatz Sexocorporel wichtige Rollen einnehmen, wogegen sie in anderen Therapieformen komplett ignoriert werden.

Zur Lustthematik – Begierde und Verführung

Wenn *fehlende Lust und/oder Begierde* ein Anliegen ist, gibt es reichlich Möglichkeiten an Zugangsweisen. In meiner Praxis hat es sich als erfolgreich erwiesen, erst einmal eine gewisse »Aufklärung« durchzuführen. Viele Paare (und Einzelpersonen) glauben nämlich, ohne je *bewusst* darüber nachgedacht zu haben, an das alte Triebmodell von Freud, dazu tut »Hollywood & Co« seines, sodass Paare meinen, der Sex müsse *von allein* klappen, ansonsten stimme mit ihnen als Paar etwas nicht.

Aus meiner Erfahrung wirkt es allgemein drucklindernd, wenn ein Paar beginnt zu verstehen, dass sexuelle Lust weniger *trieb*gesteuert als *anreiz*motiviert ist. Fast immer schaue ich mir an, ob jemand den *Sex an sich* mag, den er oder sie haben könnte, und ob der Sex *mit der Person* erwünscht ist, mit der er stattfinden würde (siehe Konzepte zu »love worth making« (Snyder, 2019) oder »ideales sexuelles Szenario« (Clement, 2001a; 2011b). Überraschend ist, wie oft jemand *gute* Gründe hat, *keine Lust* zu haben. Prägnante Beispiele wären Schmerzen beim Sex oder Sorgen, die Erektion zu verlieren. Ersteres (Schmerzen beim Sex) betrifft etwa 50 Prozent der Frauen. Viele Studien, so auch meine Masterarbeit (Henning, 2019), zeigen, dass jede zweite Frau »irgendeinen Schmerz beim Sex hat«. Zweiteres (Erektionsprobleme bei Männern) tritt desto häufiger auf, je älter ein Mann wird. Sogar jüngere Männer, die bei der Masturbation viel Zeit an ihrem Bildschirm verbringen, können Mühe haben, beim realen (und in jeder Hinsicht bewegten) Sex mit einem Menschen die Erektion zu halten. Es besteht also die Gefahr, eine »Panne zu erleiden«. Mit diesen Gegebenheiten ist es verständlich und ganz normal, dass die Lust kleiner wird. Wiederum übernimmt unser limbisches System und »rettet« uns vor dem »Unangenehmen«. Wenn Sex ein reiner Treib wäre, würde er, ganz ohne diese Probleme, immer weiter passieren.

Diese Arbeit an dem Glauben, Sex sei ein Trieb, wäre zwar rein *kognitiv*, der Therapeut oder die Therapeutin zeigt damit allerdings, wie nebenbei, wohlwollendes Verständnis für die betroffene Person in der Beratung, was die Beziehung noch einmal stärkt und das Vertrauen wachsen lassen kann.

Auch das »duale Kontroll-Modell« (Bancroft & Janssen, 2015) bringt Erhellung in die Gespräche bei fehlender, herabgesetzter oder unterschiedlicher Lust eines Paares. Nur die wenigsten Menschen haben davon gehört, dass es mehrere Arten von Lust gibt, also nicht nur die sogenannte »spontane«, sondern auch »responsive« oder »kontextabhängige« Lust. Hierzu empfehle ich das Buch *Komm, wie du willst* von E. Nagoski (2022). Darin findet sich eine Kurzform des wissenschaftlichen Tests von Bancroft und Jannsen, den ich bei der Vermutung von sehr unausgeglichener Lust manchmal von einem Paar ausführen lasse. Die Auswertung führt zu Gesprächen und Aha-Effekten. Ist eine beratende Fachperson in diesen Dingen versiert, entsteht für das Paar (oder für die Einzelperson) ein neues Verständnis von Lustproblemen. Diese Arbeit legt eine neue Grundlage in den kognitiven Komponenten: Das neue Wissen zu Lust kann reflektiert werden, sodass die Aspekte von Scham, Schuld und »Nicht-Funktionieren« verringert werden.

Nach einer solchen einleitenden »Aufklärung« und entsprechenden Gesprächen dazu – unter anderem zum (fehlenden) Trieb und zur Scham –, also durch Arbeit an kognitiven und sexodynamischen Komponenten, lässt sich endlich wunderbar motiviert »nach unten schauen«, zum Genital. Denn diese »Richtung« des Blickes sollte bei jeglicher Lustproblematik (zumindest kurz) eingeschlagen werden, ganz im Sinne des Ansatzes Sexocorporel (Körperkomponenten).

Seit eh und je wundert es mich, wie der Körper – und besonders das Genital – in Sexual- und Paartherapien mit absoluter Nichtbeachtung behandelt werden. Eher geht es in den Gesprächen um das System, also um die Beziehung selbst, um die (fehlende oder schlechte) Kommunikation oder um die Liebe zwischen Zweien. Diese Themen sind in der Tat wichtig für ein glückliches Leben und gute Beziehungen, aber wird der Körper nicht einbezogen, ergeben sich definitiv Grenzen.

Nach Vorträgen und in der Paartherapie höre ich ausgesprochen häufig: »Frau Henning, Sie erklären das Ganze so technisch, wo bleibt da die

Liebe? Sie kann alles heilen!« Meine Antwort: »Ich bin eindeutig anderer Meinung.« Denn *gerade* wenn sich zwei Menschen lieben, können sexuelle Engpässe und Probleme unerträglich werden, umso mehr tut es nämlich weh, wenn bestimmte Dinge »nicht klappen«. Aus meiner Erfahrung ist der beste Schritt dann, »technisch zu werden«. Ich frage in meiner Praxis daraufhin »sexocorporelisch« nach, was eine Person in einer sexuellen Situation wirklich macht. Wie wird der Körper eingesetzt? Wie ist die Muskelspannung? Was ist mit der Bewegung? Wie wird berührt? Und wie geatmet? Wird ein Orgasmus ausgelöst? Wie? Und vieles mehr. Der Sexocorporel ist diesbezüglich einzigartig, wobei das Konzept in einer Zeit entstanden ist, in der auch andere begannen genauer hinzuschauen, so beispielsweise der US-amerikanische Sexualforscher Prof. A. Kinsey wie auch das renommierte Forscherpaar Masters und Johnson. Diese schauten wörtlich *hautnah* hin, wenn Menschen Sex hatten: Prof. Kinsey (verbotenerweise) heimlich hinter einem Vorhang, Masters und Johnson im offiziellen Labor, wenn es auch schwer war, die Erlaubnis und später die gebührende Anerkennung dafür zu bekommen. Sie wollten aber wissen, wie Menschen beim Sex wirklich vorgehen. Was geschieht auf der körperlichen Ebene? Liebe hin oder her ... nun erst recht zum Genital!

Das Genital im Mittelpunkt

Im Sexcorporel wird es als grundlegend angesehen, wie die »Verbindung« bzw. das Gefühl zum eigenen Genital angelegt ist. Es wird von dem »bewohnten Genital«, gesprochen: Ist das Genital »bekannt« und wird es als angenehm empfunden, dieses zu berühren? Besteht die Lust, damit in sexuellen Kontakt mit anderen zu gehen? Oder eher nicht? Läuft die *Erregung* schlicht automatisch ab? Dazu gesellen sich Fragen zur *Steuerung* der Erregung.

Gerade bei Frauen, die Schwierigkeiten haben, bei sich den Orgasmus herbeizuführen oder in der Sexualberatung mitteilen, dass sie »so gut wie nie unten was spüren«, und die im Allgemeinen kaum Lust auf Sex haben, kann es von großer Bedeutung sein, das eigene Genital besser kennenzulernen. So fanden sich in meiner Masterarbeit unter anderem deutliche Zusammenhänge zwischen genitalem Selbstbild und der Fähigkeit Orgasmen bei sich auszulösen, aber auch sexueller Selbstsicherheit und sexueller Zufriedenheit. Je besser das genitale Selbstbild aufgestellt war, desto positivere Auswirkungen zeigten sich auf die Sexualität. Je schlechter das genitale Selbstbild, desto häufiger fanden sich Schmerzen beim Sexualakt; es fanden weniger sexuelle Begegnungen oder seltener Soloerotik statt etc. Kurz (und besonders knapp) würde dies übersetzt heißen: Je besser das genitale Selbstbild, desto mehr positive Dinge in der Sexualität – und umgekehrt (das Thema der Kausalität wird hier bewusst ausgelassen). Viele internationale Studien kommen zu ähnlichen Ergebnissen.

Bezüglich der Männer machen sich die gleichen Vorgänge bemerkbar: Je gründlicher ein Mann seinen Penis und die eigene Erregung kennt, desto eher kann er »steuern« und beispielsweise den Orgasmus auslösen, wann er möchte, und auch für stabilere Erektionen sorgen.

Meiner Meinung nach sollte bei der Sexualanamnese so gut wie immer herausgefunden werden, wie es um das genitale Selbstbild steht. Hier kann der Ansatz Sexocorporel in jegliche Sexual- und Paartherapie integriert werden, um einen effizienteren Weg zu neuen Fähigkeiten oder Genüssen zu ebnen.

Viele Wege führen nach Rom – oder: Wer heilt, hat recht

Im Prinzip könnten an dieser Stelle unendlich weitere Möglichkeiten der integrierten Sexualberatung aufgeführt werden. Ich habe abschließend einige wenige ausgewählt, die bei einem Paar in der Sexualberatung fast immer inspirieren und motivieren können.

Kommunikationstraining

Sehr häufig sind es tatsächlich die Paare selbst, die davon sprechen, dass sie »ihre Kommunikation verbessern müssten«, im Glauben, so würden die meisten Probleme gelöst. Oder sie erklären, wie sie »gar nicht mehr miteinander reden«. Letzteres mag in Hinblick auf die Anzahl ihrer Worte stimmen, aber jedes Paar redet – ganz ohne Worte. Ich arbeite in meiner Praxis häufig mit dem Konzept sogenannter »Mindmaps« (Referenz: »Crucible Therapy« und »Crucible Neurological Therapy«; Schnarch, 2020). Längst haben meine Paare verstanden, dass diese »versteckte« und vom Reptilienhirn gesteuerte Kommunikation, nämlich das »Lesen des Geistes des Gegenübers«, stattfindet. Sie bekommen Hausaufgaben, die sie bewusst erleben lassen, wann sie »lesen« und auf der anderen Seite »gelesen werden«. Das Mindmapping funktioniert zuverlässig, selten wird »falsch gelesen«, aber vor allem wird wenig (oder gar nicht) über die damit im Zusammenhang stehenden Dinge gesprochen. Ich rege also an, dass wenn »Lesen« stattfindet, entsprechend gefragt wird und Inhalte auf den Tisch gebracht werden. Dabei kann es von Vorteil sein, dem Paar *vorher* klar zu machen, dass es wahrscheinlich eine unangenehme Spannung im Körper geben wird, die bisher dafür gesorgt hat, dass bestimmte Dinge nicht angesprochen werden. Körperliche Arbeit an der Wahrnehmung und wieder einmal an der Zentrierung (für die positive emotionale Regulierung) kann also nötig sein, damit ein Ansprechen überhaupt möglich wird.

Natürlich leite ich auch gelegentlich eine simple Kommunikationstechnik an. Mein Schwerpunkt bleibt jedoch die versteckte Kommunikation, denn gerade sie hat Auswirkungen auf das Zusammenleben. Das Mindmapping-Konzept verändert Beziehungen und lässt Paare wieder Spaß daran haben, sich anzuschauen und wahre *intime Begegnungen* zu erleben, Letzteres als »Brain-to-brain-Kontakt« gemeint und später auch körperlich (Schnarch, 2020).

Generell sollten einem Paar die wichtigsten Aspekte zur Vermeidung von besonders schweren Beziehungsfehlern – wie grobe Kritik und Klagen, Rechtfertigung, Verachtung, Mauern und Rückzug, Schuldzuweisungen, Übertreibungen oder Ignorieren, lautes Argumentieren und Machtdemonstrationen – bekannt sein (Gottmann, 2022 [2019]; vgl. »Antiverführung« im Ansatz Sexocorporel).

Die in diesem Abschnitt genannten Inhalte beziehen sich, im Sinne der Komponenten (der vier Kugeln) im Ansatz Sexocorporel, hauptsächlich auf die Bereiche Kognitionen und Beziehung, wobei Mindmapping als angeborene Fähigkeit tatsächlich im Bereich des Körpers liegt, jedoch mit gravierenden Folgen für die Beziehungskomponenten.

Erlebnisorientierte Interventionen, Körper- und Gefühlsübungen

Sowohl der Ansatz Sexocorporel als auch Differenzierungskonzepte und viele andere therapeutischen Schulen arbeiten (generell oder zusätzlich, weil integrativ) mit Körperlichkeit. Insgesamt möchte ich folgende Übungen explizit erwähnen. Eine Anfangsübung, zum Kennenlernen und wohlwollenden Annehmen des eigenen Genitals, könnte sein: das »Morgen-

und Abend-Gebet« aus dem Ansatz Sexocorporel. Hinzu kommt die »doppelte Schaukel« des Sexocorporel samt allen Übungen, die den Zusammenhang zwischen Körper und Geist erspüren lassen (Sparmann, 2015; 2018). Dazu gesellen sich einige Übungen von D. Schnarch aus dem Buch *Intimität und Verlangen*. Diese wären »Köpfe auf Kissen« und »Umarmung bis zur Entspannung«. Beide wirken über die Beruhigung des Nervensystems, in der Gegenwart eines nahen Menschen (Schnarch, 2012).

Des Weiteren sind bei Paaren Übungen angebracht, die generell den bevorzugten Interaktionsstil sichtbar machen oder Gemeinsamkeiten und Ressourcen aufzeigen. Ich möchte aus Platzgründen keine spezifische erwähnen, sondern dazu auffordern, dass Therapeuten und Therapeutinnen kreativ und *aus dem Moment heraus* Passendes entwickeln, sodass hervorgebracht wird, was im Gespräch aufgefallen ist und von Bedeutung sein könnte.

Sexocorporel meets Slow Sex

Sehr inspirierend können Slow-Sex- und Soul-Sex-Konzepte sein, wie sie beispielsweise von Yella und Samuel Kremer beschrieben werden: *Liebe würde Slow Sex machen. Sex, der Frauen und Männer wirklich glücklich macht – endlich konkret erklärt* (Kremer & Kremer, 2020). Die Inhalte können wunderbar zu den »drei Dimensionen des Körpers« und den Modi des Ansatzes Sexocorporel in Beziehung gesetzt werden (vgl. die Beiträge von Kneubühler sowie von Desjardins et al. in diesem Band).

Abschluss

»Menschsein«, Alltag und Beziehung, Kommunikation und Sexualität hängen eng miteinander zusammen. In den letzten Jahren tritt es in der Praxis häufiger auf, dass jemand vom Leben so gestresst ist, dass es schwer sein kann, sich in Ruhe auf eine Sexualberatung, im herkömmlichen Sinne, zu konzentrieren. Diese Tatsache im Blick zu haben kann wichtig sein, niemals sollte der Therapeut oder die Therapeutin fachlich »einfach den eigenen Stiefel durchziehen« und Ratsuchende »mitziehen« wollen. Die beratende Fachperson sollte jederzeit individuell bezogen reagieren und maßgeschneidert einen Therapieansatz entwickeln können, der flexibel an den Beratungsfortschritt angepasst und verändert werden kann. Die Sinnhaftigkeit eines bestimmten Zuganges entsteht, meiner Erfahrung nach, während der Beratung und wird laufend korrigiert und entwickelt.

Mein Fazit sieht heute wie folgt aus: Die konsequente Verfolgung eines festgezurrten autonomen Therapieverfahrens würde allzu häufig Einschränkungen mit sich bringen, zu wenig sein. Wenn verschiedene methodische Zugänge integriert werden, können Ratsuchende umfassend behandelt werden. Ob für diesen Weg, also für den *eigentlichen* Weg, nun Genitalien in Ton geformt werden, ob gemalt wird, ob Handpuppen oder Kissen herangezogen werden, getanzt oder sich bewegt wird, körperliche Wahrnehmungsübungen angeleitet werden, Kommunikationsstile geübt oder schlicht Gespräche geführt werden – Aha-Effekte sollen erreicht, Erfahrungen gemacht und Erinnerungen möglich werden, sodass neue Möglichkeiten und Fähigkeiten entdeckt und gefördert werden können.

Das wohltuende Resultat: kein Entweder-oder zugunsten des einen oder anderen Verfahrens, sondern ein integrierendes Sowohl-als-auch für uns alle – integriertes Arbeiten eben.

Literatur

Bancroft, J. & Janssen, E. (2015). The Dual Control Model of sexual response by J. Bancroft and E. Janssen. Theoretical basis, research and practical issues. *Advances in Psychiatry and Neurology, 24*(3), 156–164.

Bartosch, E. (2000). Korrigierende emotionale Erfahrung. In G. Stumm & A. Pritz (Hrsg.), *Wörterbuch der Psychotherapie*. Springer.

Bay-Hansen, J. (2017 [2003]). *Mærk efter*. Kopenhagen: Mindspace.

Clement, U. (2001a). Systemische Sexualtherapie. *Zeitschrift für Sexualforschung, 14*, 95–112.

Clement, U. (2011b). *Systemische Sexualtherapie*. Stuttgart: Klett-Cotta.

Clement, U. & Henning, A. (2018). *Wenn es um das Eine geht: das Thema Sexualität in der Therapie*. Göttingen: Vandenhoeck & Ruprecht.

Craig, A. D. (2003). Interozeption: The sense of the physiological condition of the body. *Current opinion in Neuropsychology, 13*(14), 500–505.

Gottmann, J. (2022 [2019]). *Die Vermessung der Liebe: Vertrauen und Betrug in Paarbeziehungen*. 4. Aufl. Stuttgart: Klett-Cotta.

Grand, D. (2013). *Brainspotting: The revolutionary new therapy for rapid and effective change*. Louisville: Sounds True.

Henning, A. (2017). *Liebespraxis*. Reinbek: Rowohlt.

Henning, A. (2019). Das genitale Selbstbild der Frau. Masterarbeit, Hochschule Merseburg.

Herbert, B. & Pollatos, O. (2008). Interozeptive Sensivität, Gefühle und Verhaltensregulation. *Zeitschrift für Neuropsychologie, 19*(3), 125–137.
Kremer, Y. & Kremer, S. (2019). *Liebe würde Slow Sex machen. Sex, der Frauen und Männer wirklich glücklich macht – endlich konkret erklärt.* Berlin: LoveBase Media.
Lück, S. (2023). *Vererbtes Schicksal: Wie wir belastende Familienmuster überwinden und unser wahres Potenzial befreien – Das große Praxisprogramm.* München: Kailash Verlag.
Nagoski, E. (2022). *Komm, wie du willst.* München: Knaur TB; 2. Edition.
Petzold, H. G. (1994). *Integrative Therapie. Modelle, Theorien und Methoden einer schulenübergreifenden Psychotherapie*, 3 Bände. Paderborn: Junfermann.
Petzold, H. G. (1999). *Mythen der Psychotherapie*. Padeborn: Junfermann.
Schnarch, D. (2012). *Intimität und Verlangen: Sexuelle Leidenschaft in dauerhaften Beziehungen.* Stuttgart: Klett-Cotta.
Schnarch, D. (2020). *Braintalk – wie wir das Gehirn nutzen, um uns selbst und andere zu verstehen.* München: Kösel.
Snyder, S. (2019). *Love worth making: How to have ridiculousy great sex in a long-lasting relationship.* New York: St. Martin's Press.
Sparmann, J. (2015). *Körperorientierte Ansätze für die sexuelle Bildung junger Frauen.* Gießen: Psychosozial-Verlag.
Sparmann, J. (2018). *Lustvoll körperwärts. Körperorientierte Methoden für die Sexuelle Bildung von Frauen.* Gießen: Psychosozial-Verlag.
Stahl, S. (2015). *Das Kind in dir muss Heimat finden: Der Schlüssel zur Lösung (fast) aller Probleme.* München: Kailash Verlag.

Biografische Notiz

Ann-Marlene Henning, Sexologin MA, führt eine Privatpraxis für Paar- und Sexualtherapie in Flensburg. Die gebürtige Dänin ist Autorin zahlreicher sexualaufklärender Bücher. Ihr Sachbuch *Make Love* (nominiert für den Deutschen Jugendbuchliteraturpreis) führte zum Folgeprojekt *Make More Love – Ein Aufklärungsbuch für Erwachsene* und zur aufklärenden TV-Serie *Make Love – Liebe machen kann man lernen* (2017 für den Deutschen Fernsehpreis nominiert). Ihre Öffentlichkeitsarbeit im Bereich Erwachsenenbildung führt sie heute in Form zweier Podcasts weiter: *Ach, komm!* und *Beziehungsweisen*.

III
Sexocorporel in der Sexualpädagogik und Sexuellen Bildung

Sexocorporel in der Sexuellen Bildung für Erwachsene

Eine Einführung ausgehend vom Bildungszyklus »Vivre en Amour«

Mireille Baumgartner

Wer über Sexualaufklärung für Erwachsene schreibt, muss sich mit einer der am weitesten verbreiteten und universellen Überzeugungen auseinandersetzen, nämlich dass »Sexualität natürlich ist«. Das stimmt aber nicht, sie kommt nicht von selbst: Guter Sex ist eine Körperkunst, die wie jede andere Aktivität erlernt werden kann. Dies verleugnen zu wollen, kann zu viel Frustration und Unverständnis gegenüber einem anderen Glaubenssatz führen, der besagt, dass »wenn man sich liebt, alles gut wird«. Die meisten vorgefassten Meinungen über Sexualität sind das Ergebnis von Überzeugungen und nicht von objektivierbaren Fakten.

Wir kennen oft die Elemente rund um die Sexualität, wissen aber nur sehr wenig über die Sexualität an sich. Die Sexualität geht vom Zentrum aus, also dem Genitalbereich, und in unserer Gesellschaft hatte dieser nie einen guten Ruf. Es scheint paradox, wenn man die Fülle an Bildern, Büchern und Artikeln über Sexualität sieht, aber die Realität zeigt, dass es immer noch ein Tabu ist, über seine eigene Intimität zu sprechen. Durch Geständnisse, die er als Beichtvater während seiner Priesterjahre erhielt, wurde Prof. Jean-Yves Desjardins von der sexuellen Unkenntnis und dem Beziehungselend vieler Paare berührt. Dies motivierte ihn, sich in Psychologie und später in Sexologie ausbilden zu lassen, um den Menschen zu helfen, sich in Bezug auf Sex und Liebe zu entfalten. Sein größter Wunsch war es, dass einfache, konkrete und wahrheitsgetreue Informationen über Sexualität für möglichst viele Menschen zugänglich gemacht werden.

So kam es, dass er in den 1980er Jahren an einer täglichen Radiokolumne teilnahm, in der er das Konzept der sexuellen Gesundheit entwickelte, das seitdem weitgehend universell übernommen wurde. Sein Ziel war es, möglichst vielen Menschen die Möglichkeit zu geben, offen und einfach über Genitalien und Liebe zu sprechen, indem er die Sexualität auf positive Weise als Ausdruck von Gesundheit und nicht als etwas Pathologisches betrachtet. Er organisierte dann eine Reihe von Vorträgen und wandelte diese anschließend in »Vivre en Amour«-Seminare um, die in fünf verschiedene Themen unterteilt sind.

Ich hatte 2001 die Gelegenheit, an einem dieser Seminare teilzunehmen, was mich dazu motivierte, die fünf angebotenen Seminare zu besuchen. In der Folge habe ich mich zur Sexologin und später zur anerkannten Ausbildnerin in Sexocorporel weitergebildet. Ich hatte das Privileg, die Kurse »Vivre en Amour« an der Seite von Prof. Jean-Yves Desjardins selbst mehrere Jahre lang zu begleiten. Danach und bis heute leite ich sie mit meiner Kollegin Anne-Marie Lando Wacker im Kanton Bern.

Ursprünglich war die Hauptübertragungsart des Sexocorporel mündlich. Prof. Desjardins war ein Geschichtenerzähler und nahm uns mit in seinen Erzählungen, die er mit anschaulichen Beispielen untermalte. Er schmückte seine Botschaft mit kleinen Sätzen, die sich auf den »gesunden Menschenverstand« bezogen. Ich werde einige dieser Sätze in meinem Text verwenden und sie durch Anführungszeichen kennzeichnen.

Der Zyklus von »Vivre en Amour«: eine logische Progression

Das erste Thema des Bildungszyklus, »Erotik für Frauen«, ist von den weiblichen Klagen inspiriert, die Prof. Desjardins in der Intimität des Beichtstuhls hörte und die ihn berührten. Die mangelnde Kenntnis des weiblichen Körpers, die geringe genitale Gefühlsorientierung und die oft schuldbeladenen Überzeugungen im Zusammenhang mit der Sexualität waren ein Ausgangspunkt für die Schaffung von »Erotik für Frauen«.

Das zweite vorgeschlagene Thema betrifft die Männer, die »männliche Erotik«, in einer logischen und ergänzenden Folge. Dieses Thema ist wichtig für Männer, die oft »auf Autopilot« funktionieren, also ohne viel Körperbewusstsein, und die oft bei der kleinsten Fehlfunktion verunsichert sind. Dieses Thema ist auch für Frauen angesichts ihrer manchmal falschen oder unvollständigen Projektionen auf die männliche Sexualität wichtig.

Das dritte Thema, »Sexuelles Verlangen und Liebesgefühl«, befasst sich mit der Beziehungsebene und dem Unterschied zwischen Liebesbeziehung und sexueller Anziehung, die oft miteinander verwechselt werden. In Wirklichkeit kann man zu seinem Partner/seiner Partnerin eine tiefe Bindung haben, während man gleichzeitig echte Schwierigkeiten hat, sexuelles Verlangen für ihn/sie zu empfinden. Auch das Gegenteil kommt vor: Man kann sexuelles Verlangen nach jemandem haben, ohne unbedingt verliebt zu sein. Diese Verwirrung kann zu viel Leid in einer Partnerschaft führen. Wenn die sexuellen Begegnungen seltener werden, herrschen oft Frustration auf der einen und Schuldgefühle auf der anderen Seite. Dies führt schnell zu einer Distanz, die auch Zärtlichkeiten verhindert. Wer keine Lust mehr hat, traut sich nicht mehr näher heran, weil er Angst hat, dass sein Wunsch nach Zärtlichkeit als sexuelle Aufforderung verstanden wird. Diese Distanz verstärkt das Gefühl, nicht nur nicht mehr begehrt, sondern vor allem nicht mehr geliebt zu werden.

Das vierte Thema, das sich auf »Verführung und Kommunikation« konzentriert, umfasst auch die erotische Kommunikation, ein vernachlässigter Bereich, der oft mit Vorurteilen behaftet ist. Dies führt paradoxerweise dazu, dass die Menschen eher anti-verführerisch sind, gekennzeichnet durch viele Vorwürfe und »Schmollen«, um zu versuchen sexuelle Annäherungen zu erreichen. Die Kommunikation zu verbessern, bedeutet jedoch, sich um die eigene Verführungsfähigkeit zu kümmern, die als die Fähigkeit verstanden wird, den anderen zu sich selbst zu führen, indem man sich auf emotionaler und relationaler Ebene als begehrenswert erweist.

Das letzte Thema von »Vivre en Amour« befasst sich konkret mit den erotischen Fähigkeiten. Diese umfassen die Erforschung verschiedener Berührungsqualitäten sowie die Körperbewegungen der Doppelschaukel. Ziel ist es, den Zugang sowohl zur sexuellen als auch zur emotionalen Lust zu ermöglichen und sich der Bedeutung einer »kampflosen Atmung«, die die verschiedenen Phasen des Erregungsanstiegs begleitet, bewusster zu werden. Der Erwerb spezifischer körperlicher und erotischer Kompetenzen schafft oft einen größeren Raum für das Begehren und für die gegenseitige Intimität in der Beziehung.

»Erotische Kompetenz für alle zugänglich machen«

Wie spricht man mit einem breiten Publikum über Sexualität, wie eröffnet man eine Diskussion, einen Austausch, spricht man über Sexualität ohne Trivialität, auf leuchtende Weise, ohne aufdringlich zu sein und ohne die Sexualität des dritten Lebensalters zu vergessen? Entdramatisieren, ohne den auf die Sexualität angewandten wissenschaftlichen Beitrag zu vernachlässigen, komplexe Begriffe einfach machen, tiefe Überzeugungen mit Wohlwollen erschüttern – das sind die verschiedenen Qualitäten, die

Prof. Desjardins vermittelte. Desjardins, eine charismatische und humanistische Persönlichkeit, hat sie uns bis zu seinem Lebensende mit auf den Weg gegeben, damit wir nach ihm seine Arbeit der Vermittlung fortsetzen können.

»Sexualität ist lernbar!«

Man lernt sie, indem man versteht, wie sie funktioniert. Der erste Schritt ist grundlegend: sich seiner Automatismen bewusst werden, um sie überwinden zu können. Erst danach kann man durch sein körperliches Handeln Zugang zu einer Transformation erlangen, die es ermöglicht, dass sich neue neuronale Schaltkreise bilden. Die Wiederholung wird dann notwendig sein, um einen neuen Automatismus zu verstärken und zu verankern. In manchen Fällen beginnen die Fortschritte bereits mit der Erklärung der sexuellen Funktionsweise. Indem ich mir bewusst mache, dass ich mich bewege, wie ich mich bewege, mit unbewussten Rhythmen und Spannungen, atme, wie ich nicht weiß, dass ich atme, mehr denke als fühle, mir Sorgen mache, ob ich damit zurechtkomme, ob ich ihr Lust bereiten werde oder nicht, habe ich kaum eine Chance, meine Erregung in eine große gemeinsame Sinnlichkeit zu leiten.

Durch Sinneserfahrungen wird das Lernen gefördert, indem man sich bewusst wird, dass Körper und Gehirn untrennbar miteinander verbunden sind. Indem man einfache und für jeden zugängliche Körperübungen nutzt, wird man wieder Kontakt mit der Realität aufnehmen können. Wenn man die Art und Weise, wie man sich bewegt, durch nuancierte Rhythmen, variable Spannungen, Bewegungen unterschiedlicher Amplituden verändert und lernt, angemessener zu atmen, führt dies zu unmittelbaren Veränderungen der Wahrnehmung und Gefühle. Diese Veränderungen führen zu neuen Einsichten, die motivierender sind als jeder Vortrag.

Der Zyklus »Vivre en Amour« – Die Inhalte der fünf Seminare

Jeder Mensch hat einen Traum, nämlich ein guter Liebhaber oder eine gute Liebhaberin zu sein. Gib niemals einen Traum auf, denn das ist es, was uns am Leben hält. Das Problem ist, dass wir nicht wirklich wissen, wie wir diesen Traum erreichen können. Dabei kann man lernen, wie man ihn in die Realität umsetzt. Alles ist ein Lernprozess! Durch das Tun und nicht durch das Denken daran, etwas zu tun, kann man seine Fähigkeiten erweitern. Die Erfahrung, wie sich Körperübungen anfühlen, wird der Hauptmotor für die Motivation sein, zu ihnen zurückzukehren und Fortschritte zu machen. Die Bedeutung der Eigenverantwortung zu erkennen, ist grundlegend für die Auseinandersetzung und die Lösung von sexuellen Problemen und Beziehungsproblemen.

Die fünf Seminare »Vivre en Amour« sind auf drei Ebenen aufgebaut: Vermittlung von spezifischem Wissen zu jedem Thema, Konfrontation mit falschen Überzeugungen, körperliches Erleben durch Workshops, um die Erfahrung selbst zu machen. Dieser letzte Punkt macht die Originalität und die Stärke der Seminare aus und ermöglicht unwiderlegbare Einsichten, denn der Körper lügt nicht: »kein Bewusstsein, das nicht durch die Sinne geht«.

Erotik für Frauen

Manche Frauen haben das Spielen intuitiv gelernt, andere hatten nicht so viel Glück. Aufgrund mangelnder Lernerfahrungen konnten sie ihre Sexualität und ihre erotische Fantasie nicht entwickeln.

Jede Entwicklung, sei sie motorisch, emotional oder intellektuell, wird von den Eltern wertgeschätzt und begleitet, außer im sexuellen Bereich. Wenn die Aufgabe der Eltern darin besteht, die Kinder zu sozialisieren, bedeutet ein Verbot intimer Erkundungen, zu verkennen, dass diese Spiele die Herstellung der ersten Verbindungen zu genitalen Empfindungen ermöglichen. Sobald sexuelle Erkundungsspiele mit anderen Kindern von Erwachsenen entdeckt werden, löst dies oft große Besorgnis aus, die dazu veranlasst, die Kinder aus Angst vor Entgleisungen zu bestrafen. Natürlich geht es darum, Regeln aufzustellen: Dies geschieht nicht irgendwo, nicht unter Zwang und immer nur unter Kindern der gleichen Altersgruppe. Außerdem ist es wichtig, die Intimsphäre der Kinder zu respektieren.

»Gut aufgestellte Sexualität beginnt bei sich selbst.«

Weil gewisse Frauen das Register ihrer Sexualität nicht »gelernt« haben, aus Mangel an Wissen und Lernen, können sie ihre sexuelle

Entfaltung verpassen, was zu Frustrationen führen kann. Die Realität von Frauen ist doppelt, und ohne Lernen kann der gesamte Bereich des inneren Empfindens verloren gehen. Die Dinge werden dadurch kompliziert, dass die sexuelle Erregung an verschiedenen Stellen des weiblichen Körpers ausgelöst werden kann. Ausgehend von der Klitoris, den Brüsten oder sogar ganz allgemein der Haut werden ihre äußeren Rezeptoren angesprochen, die empfindlich auf Streicheln, Berühren und Reiben reagieren. Außerdem ist die sexuelle Erregung auch von der Vagina aus erreichbar, die schwerer zugänglich ist, daher oft individuell wenig erforscht wird und deren innere Rezeptoren ihrerseits auf Druck und nicht auf Reibung reagieren. Diese Erregung ist schwieriger zu erkennen, da die Empfindungen weit weniger deutlich sind als bei der Stimulation der Klitoris. Druck auf die Muskulatur, die die Vagina umgibt, mobilisiert die inneren Rezeptoren und löst Vibrationen aus, die schwieriger als Erregung zu erkennen sind. Die Frau kann diese Druckempfindungen in ihrer Vagina suchen, indem sie ihr Becken kippt, was ihr helfen kann, ihre Erregung nicht nur auf effektive, sondern vor allem qualitativ auf sich selbst bezogene Weise zu steigern. Die gesellschaftliche Debatte zu diesen verschiedenen Zugängen zur Erregung war nicht immer hilfreich. Indem sie je nach Quelle und Tendenz der gesellschaftlichen Bewegungen qualifiziert oder disqualifiziert wurden, hat man den Reichtum der weiblichen Sexualität verarmt.

Ein Problem, das einige Frauen betrifft, ist das Erreichen des »point of no return« oder Orgasmus beim Geschlechtsverkehr. Nun ist der Schwellenwert für den Orgasmus ein Reflex und wir können nicht über einen Reflex entscheiden. Wir können lernen, ihn zu fördern, indem wir uns auf das körperliche Erleben des Anstiegs unserer Erregung konzentrieren und mit den drei Gesetzen des Körpers (Variation der Rhythmen, der Muskelspannung und der inneren und äußeren Räume) spielen, um die sexuelle Energie zu kanalisieren, bevor wir uns von ihr zu einem orgastischen Loslassen hinreißen lassen.

»Ich habe mich selbst gelernt und ich lerne mich noch immer«

Es ist die wiederholte Konfrontation mit unlösbaren Situationen, die uns dazu bringt, den Versuch aufzugeben, uns aus der Situation zu befreien. Wenn eine Frau zum Beispiel gehört hat, dass man sich selbst befriedigen muss, um sich selbst besser kennenzulernen, kann sie schnell den Mut verlieren, wenn sie nur der sexuellen Erregung hinterherjagt. Sie soll lernen, sich selbst zu streicheln, ohne in erster Linie nach sexueller Erregung zu streben, indem sie sich den Sinneseindrücken öffnet, ihre Vulva und die verschiedenen Texturen ihrer Haut erkundet und sanft die Konturen ihres Geschlechts streichelt. Um aufmerksam zu sein, muss sie ihre Bewegungen verlangsamen, damit sich das Bewusstsein für ihre Empfindungen angesichts all dieser Reichtümer erhöht. Ein wesentlicher Punkt, der diese Erkundung begleiten sollte, ist, ihre Aufmerksamkeit mit ihrem Becken zu verbinden, indem sie leichte Bewegungen und Impulse auf ihren Damm ausübt. Auch das Atmen spielt eine wichtige Rolle, damit die Zärtlichkeit in einer entspannten Atmosphäre fortgesetzt werden kann und Raum für die Fantasie bleibt.

»Sexualität ist einfach, aber niemand sagt es uns«

Sie ist nicht kompliziert, sondern komplex, denn jede Frau ist anders: Jede kann ihre Individualität durch eine bessere Kenntnis ihrer selbst entfalten. Dazu gehört zum Beispiel, dass man sich an seinem »Modelling« orientiert, wie man geht, und dabei das Becken dreht, dass man seine Bewegungen zentriert und fließend gestaltet und dass man weit und tief atmet. Wenn Sie langsamer werden, tief ausatmen, die ermittelten Spannungen lösen, den Blick öffnen und den Kopf leicht anheben, können Sie bereits ein leichtes inneres Lächeln spüren.

Männliche Erotik

»Der Mann, ein Koloss mit zerbrechlichen Füßen«

Die Sexualität scheint beim Mann dank seiner spontanen Erektionen natürlich zu sein. Sie sind ein wahres Geschenk der Natur und hängen mit dem Überleben der Spezies zusammen. Wenn in der Pubertät die männlichen Sexualhormone produziert werden, wird der Sexualtrieb den Jugendlichen dazu bringen, sich selbst zu streicheln und seine Erregungskurve schnell ansteigen zu lassen, um diese Spannung zu lösen. Sie willentlich zu modulieren, erfordert Lernprozesse. Diese Fähigkeit muss erlernt und entwickelt werden.

»Die Erektion – die Identitätskarte des Mannes«

Die Sexualität des Mannes ist funktional und beruht auf einem zufälligen Reflex. Die Erektion ist für Männer ein zentrales Anliegen. Sie ist eine echte Grundlage für die Sexualität des Mannes, aber auch für die Frau als Spiegelbild ihrer Begehrlichkeit wichtig.

Wenn ein Mann unter Erektionsstörungen leidet, äußert er sich häufig mit den Worten: »Ich fühle mich nicht mehr wie ein Mann.« Dies wirkt sich auch sehr schnell auf seine Partnerin/seinen Partner aus, die/der denken wird, dass er sie/ihn nicht mehr liebt, dass er eine andere/einen anderen liebt oder dass sie/er nicht mehr begehrenswert genug ist. Der Mann macht sich in erster Linie Sorgen um seine Partnerin/seinen Partner. Er möchte sie/ihn zufriedenstellen und versucht, nach bestem Wissen und Gewissen zu funktionieren.

Der Glaubenssatz »Wenn du mich liebst und begehrst, musst du eine Erektion haben« ist falsch. Im Gegenteil: Je mehr sich der Mann unter Druck setzt, desto mehr wird der erzeugte Stress einen Erektionsverlust zur Folge haben. Jede Leistungsangst bedroht seine Fähigkeit, eine Erektion zu erreichen und/oder aufrechtzuerhalten. Stress lässt sich nicht durch Willenskraft bekämpfen, und der Mann fühlt sich schnell hilflos. Dann ist jedes Mittel recht, um nicht unterzugehen. Aus diesem Grund streben viele Männer eine stärkere Stimulation an und suchen zum Beispiel in pornografischem Material entsprechende Reize oder schlagen Swingerpartys vor. Verwirrend scheint, dass die Erektionsprobleme in der Selbstbefriedigung oft nicht auftreten, was aber logisch ist, da der Mann keine Leistungsangst vor sich selbst hat. Erst wenn er lernt, den qualitativen Aspekt seiner Sexualität zu entwickeln, kann er seine Erregung während des Geschlechtsverkehrs besser steuern.

»Welcher Mann hat nicht schon mal davon geträumt, ein außerordentlicher Liebhaber zu sein?«

Drei Viertel der Männer erregen sich durch Reibung an ihrem Geschlechtsteil mit ziemlich schnellen Rhythmen, mit oder ohne Begleitung von Druck, vor allem gegen Ende, um die Ejakulation zu erreichen. Dies geht mit einer Steifheit einher, die nach und nach auch die Gesäß-, Bauch- und Beinmuskeln erfasst, sowie mit einer Verringerung des Atemumfangs. Diese Vorgehensweise, die nur auf die Entspannung im Zusammenhang mit der

Ejakulation abzielt, ist zwar wirksam, endet aber oft in Apnoe und allgemeiner Körperverkrampfung. Es ist leicht zu verstehen, dass es auf diese Weise nicht möglich ist, den Anstieg der Erregungskurve in emotionaler Übereinstimmung mit dem Partner/der Partnerin während der sexuellen Begegnung zu erleben. Alles läuft automatisch ab, kein Anhaltspunkt für feine Empfindungen, keine Bewegung des Beckens, die Atmung ist fast blockiert, nur die Hand arbeitet daran, die Erregung zu steigern.

Sowohl Männer als auch Frauen können lernen, Körperempfindungen zu erkennen, sie zu orten, indem sie mit den Rhythmen spielen, die Doppelschaukel erlernen und das Ausatmen damit verbinden. Beim Mann geht es auch darum, die Schwankungen der Erektion zu zähmen: Wenn man zu zweit ist, wird die Tatsache, dass man sich bewegt, die empfundene Erregung verbreiten und einen Einfluss auf die Erektion haben, die nicht so hart bleiben wird wie bei der Selbstbefriedigung. Der Mann wird dann dazu neigen, aus Angst vor einem völligen Verlust der Erektion in einen starren und schnellen Erregungsmodus zurückzukehren.

Indem er sein Becken bewegt, lässt der Mann sein Geschlechtsteil nicht mehr allein »am Steuer«. Er unterstützt es in seiner Fähigkeit, in einer Symbolik der Macht und ohne Eile auf den anderen zuzugehen. Die Bewegung des kippenden Beckens wird den Drang zum Eindringen fördern, wenn er spürt, dass seine Partnerin/sein Partner bereit ist, ohne Panik trotz des visuellen Verlusts seines Geschlechtsteils beim Eindringen. Er wird sich verbunden und selbstbewusst fühlen.

Wie bei der Frau wird das Streben nach Sinneseindrücken und nicht nach mechanischer sexueller Erregung den Stress verringern und das Vergnügen steigern.

Sexuelles Verlangen und Liebesgefühle

»Der universelle Traum ist ein Traum von Liebe.« Er nimmt einen großen Raum ein und geht von einem Verlangen aus, das keine Grenzen kennt. Der Traum wird nach und nach mit der Realität konfrontiert, man hat keine Wahl. Ein Traum hat von Natur aus keine Grenzen und ist daher unerreichbar. Ihn verfolgen zu wollen, kann nur zu Unzufriedenheit führen. Mehr als die Hälfte der Paare, die sich trennen, sind vom anderen enttäuscht, und je frustrierter man ist, desto mehr wird man von einer besseren Welt träumen. Und genau das ist der Traum, der sie zu einem neuen

Partner führt: Sie träumen von einem Ideal, das unerreichbar ist und nur zur Enttäuschung führen kann. Nach dem Liebesschock, der einige Zeit anhält, kehrt man in die Realität zurück: Man sieht den anderen so, wie er ist, und nicht so, wie man ihn sich erträumt hat, also mit seinen Grenzen. Um in einer Beziehung zu bleiben, sind Anpassungen erforderlich.

Die Liebe wird in Wellen erlebt. Wenn es einen Grundstock an Bewunderung und Wertschätzung für sich selbst und den anderen gibt, kann man mit diesen Wellen leben. Man kann von der Liebe am Morgen zur Abscheu am Nachmittag und zur Anbetung am Abend übergehen. Arbeitet man nicht am Liebesgefühl, wird es schwächer und kann verschwinden. Das liegt daran, dass man keinen Wert mehr auf Rituale legt, die es ermöglichen, vom anderen zu träumen. Das symbiotische Verlangen wird oft mit dem sexuellen Verlangen verwechselt. Unserem Traum von der Liebe liegen mehrere Bedürfnisse zugrunde, darunter die emotionale Sicherheit. Ohne Verbindung zur Genitalität handelt es sich jedoch nicht um Sexualität, sondern um eine sentimentale Liebesannäherung.

»Sexuelles Verlangen beginnt bei sich selbst!«

Zwei Klippen stehen dem im Weg: Die erste ist die Annahme, dass man vor jeder sexuellen Annäherung ein spontanes sexuelles Verlangen verspüren sollte. Verschiedene Statistiken zeigen jedoch, dass mehr als ein Drittel aller Frauen nie ein spontanes sexuelles Verlangen haben. Sie haben es vielleicht in der Zeit des Liebesschocks, aber nach einiger Zeit lässt es nach. Sie werden jedoch reaktiv Lust verspüren, wenn sie offen dafür sind, dass ihr Partner sich ihnen annähert, vorausgesetzt, er verfügt über ein gewisses »Know-how«.

Die zweite Klippe ist die Überzeugung, dass der andere schuld daran ist, wenn man kein Verlangen mehr hat: weil er/sie es nicht kann, zu schnell ist, nicht am richtigen Ort ist, immer den gleichen Ansatz verfolgt … Auch hier liegt man falsch, denn das Begehren wird von sich selbst aus aktiviert. Wenn die Frau nicht mit ihrem Becken verbunden ist, kann auch der beste Liebhaber das Verlangen nicht entfachen. Das ist etwa so, als würde man mit dem Dimmer einer Lampe spielen wollen, bei der man den Stecker nicht eingesteckt hat. Es liegt also in der Hand der Frau, sich mit ihrer Genitalität und ihrem Verlangen zu verbinden, indem sie ein leichtes Kippen des Beckens mit zartem Druck ihres Damms durch Anziehen und Lockern initiiert.

»Sexualität beginnt mit dem Genital und kehrt zum Genital zurück.«

Zu lernen, die Schmetterlinge im Bauch, eine Wärme, eine Präsenz im Inneren zu spüren, ist nicht immer einfach. Spürt man sie nicht, kann man zum Beispiel erotische Kurzgeschichten lesen, um mit seiner Erregung in Kontakt zu kommen und gleichzeitig seiner Fantasie Raum zu geben. Durch die Kippbewegung des Beckens kann sich das Gefühl im ganzen Körper ausbreiten. Allerdings ist es für männliche Partner wichtig, bestimmte Informationen zu haben, die den Umgang mit den meisten Frauen erleichtern – zum Beispiel, dass eine Frau von der Peripherie her angesprochen wird, dass sie es mag, wenn man sich Zeit nimmt, sie zu verführen, ihr den Hof macht und ihr Komplimente gibt, damit sie sich körperlich entspannen und sich mit den lustvollen Empfindungen verbinden kann, die mit ihrer Genitalität verbunden sind.

Verführung und Kommunikation

»Verführung ist eine Kunst« – die Kunst, den anderen zum Träumen zu bringen, die Kunst, sich selbst für den anderen träumbar zu machen. Im Gegensatz zur Attraktivität, die durch das bei der Geburt erhaltene Aussehen bestimmt wird, kann jeder Mensch seine Verführungsfähigkeit entwickeln, indem er von dem ausgeht, was er ist. Wie kann ich verführen, um die andere Person dazu zu bringen, auf mein Vorhaben einzugehen? Wie kann ich mich als begehrenswert erweisen, indem ich in ihr/ihm den Wunsch wecke, sich mir zu nähern?

»Jede Verführung ist eine Manipulation und das ist auch gut so!«

Denn es handelt sich um eine positive Manipulation, mit der versucht wird, eine Zustimmung zu erreichen. Das Wort Manipulation löst jedoch ein Unbehagen aus, man hat Angst, betrogen zu werden. In unserer Kultur sind wir zu Spezialisten für das Gegenteil von Verführung geworden, nämlich die Anti-Verführung. Es ist seltsam und paradox, dass wir keine Angst davor haben, auf die Anti-Verführung hereinzufallen, obwohl sie ebenfalls eine Manipulation ist. Anstatt zu verführen, wird man, wenn man den Wunsch nach erotischer oder amouröser Annäherung verspürt, dem anderen Vorwürfe machen, ihm mangelnde Spontaneität vorwerfen, schmollend oder wütend grübeln, weil die Frustration die Oberhand gewonnen hat. Das Besondere an dieser Art der Kommunikation ist, dass man vom anderen ausgeht, um sein eigenes Bedürfnis auszudrücken, was als Angriff wahrgenommen wird (»Du schaust mich nicht mehr an«, »Du bist nie da«). Es besteht dann die Gefahr, dass man mehr aus Schuldgefühlen als aus Freude antwortet.

»Verführung erfordert Strategien.«

Verführung erfordert Fähigkeiten. Es geht darum, von sich selbst auszugehen und sein Bedürfnis zu erkennen: Habe ich Lust auf ein erotisches oder ein Liebesprojekt? Es erfordert auch eine gute Kenntnis des anderen, um herauszufinden, was besonders viel Freude bereitet. Sind es eher Komplimente, geleistete Dienste, Qualitätsmomente, kleine Geschenke, Zärtlichkeiten?

Es ist auch die Kompetenz, sich begehrenswert zu zeigen, genügend Selbstvertrauen zu haben und von dem auszugehen, was ich zu bieten habe, und nicht von einem unerreichbaren Ideal. Das ermutigt den Partner, dasselbe zu tun, mit einem gewissen Einverständnis, ohne zu urteilen, einfach so.

»Die Kunst besteht darin, es zu sagen, ohne es zu sagen.«

Verführung ist ein Spiel, dessen Ziel ist es, einen Traum auszulösen, der auf Annäherung abzielt. Es geht darum, zu akzeptieren, dass man nur nach dem Prinzip »Versuch und Irrtum« vorgeht, dass man das Recht hat zu scheitern, was das Spiel interessant macht. Indem man handelt, lernt man, bessere Strategien zu entwickeln. Ein guter Verführer ist in der Lage, sich in die Stimmung des anderen zu versetzen und gleichzeitig bei sich selbst zu bleiben und einen Teil des Geheimnisses zu bewahren.

Erotische Fähigkeiten

Jeder träumt davon, ein guter Liebhaber, eine gute Geliebte zu sein, aber weil man nicht weiß, wie das geht, neigt man bei Unzufriedenheit dazu, dem anderen die Schuld zu geben. Denn wenn wir Schuldige außerhalb von uns selbst finden, entlastet uns das von Schuldgefühlen. In der Partnerschaft ist Angst der Anfang von Veränderung. Wir funktionieren auf der Grundlage unserer Unzufriedenheit. Wenn wir das Wort »schuldig« durch das Wort »verantwortlich« ersetzen, ermöglicht dies, Grenzen festzustellen, ohne Schuldgefühle zu entwickeln. Um einschränkende Muster zu überwinden, muss man von einfachen Dingen ausgehen: zum Beispiel sich an schöne erotische Momente erinnern, um eine angenehme Vorfreude zu fördern. Der Erregungsreflex kann sich nur einstellen, wenn die Körper entspannt sind. Langsamkeit bevorzugen, ermöglicht Aufmerksamkeit für die Sinneswahrnehmung und vermeidet, sich ausschließlich auf die sexuelle Erregung zu fokussieren.

»Keine Lust in einem starren Körper«

Wie gelangt man von einem starren Modell zu einem wellenförmigen Modell? Nicht jede Person, die Zugang zu ihrem Orgasmus hat, hat auch eine Beziehung zu ihrer sexuellen Lust. Die Lustkurve hängt davon ab, wie man seinen Körper bewegt, wenn man die Doppelschaukel erlernt. Es geht darum, den Anstieg der sexuellen Erregung zu begleiten, indem man den Rhythmus, den Muskeltonus und die Amplitude der Bewegungen variiert, sodass sich die Erregung im ganzen Körper und nicht mehr ausschließlich in den Genitalien ausbreitet. Eine tiefe Bauchatmung verhindert, dass sich der Körper verkrampft, und spielt ebenfalls eine wichtige Rolle beim Erreichen der Sinnlichkeit. Dadurch verändert sich der Anstieg der Erregungskurve, sie wird weniger rasant, unterliegt mehr Schwankungen und hat Momente des Flatterns. Nach und nach füllt sich der Körper mit Erregung und seine Bewegungen ermöglichen es, die Erregungskurve zu leiten, indem sie diese Kurve in einem tonisierten Körper modulieren, während sie gleichzeitig fließend bleiben. Dies ermöglicht es, sich in seiner Gesamtheit zu erotisieren und die endgültige Entspannung zu erreichen, die zum Orgasmus führt.

Wenn man eine sexuelle Beziehung hat und sich zu sehr auf die Lust des anderen konzentriert, kann man sich auch selbst verlieren: für den Mann, wenn er spürt, dass seine Partnerin bereit ist, dass er in sie eindringt, und merkt, dass er keine Erektion mehr hat, weil er seine Aufmerksamkeit nicht darauf gerichtet hat. Wenn die Frau zu sehr darauf achtet, ob ihr Partner seine Erektion halten kann, zum Beispiel bei Erektionsstörungen, hat sie ihre eigene Erregung nicht mehr genährt und kann ihn nicht beim Orgasmus begleiten. Die Fähigkeit, selbstzentriert zu bleiben und gleichzeitig heterozentriert zu sein, ist eine grundlegende Fähigkeit: Sie bedeutet, dass man seinen Gefühlen nahe sein muss, um seine Erregung zu steuern, und dass man gleichzeitig in der Lage sein muss, auf seine Partnerin oder seinen Partner zu achten, um sich auf sie oder ihn einzustimmen. Dies erfordert auch, dass die Partner sich vertrauen und zulassen, dass ihre Körper sich physisch ausdrücken, durch Seufzer, Geräusche und Bewegungen, die die Erregung abholen, um sich gegenseitig einen Anhaltspunkt zu geben.

Diese Elemente, die allen zugänglich sind, gehören zu den zahlreichen Reichtümern des Sexualkörpers. Wir vermitteln sie weiterhin mit Freude und Überzeugung in den Seminaren »Vivre en Amour«.

Diese Fähigkeiten sind entwicklungsbedingt, jedem zugänglich und können in jedem Alter erlernt werden.

Biografische Notiz

Mireille Baumgartner, klinische Sexologin, ist Ausbilderin für Sexualwissenschaftler*innen in Sexocorporel ISI sowie in Paartherapie EFT. Zuvor war sie als Krankenschwester und Hebamme tätig. Seit 2005 praktiziert sie in einer freien Praxis in Biel (Schweiz) für Sexual- und Paartherapie. Sie war an der Gründung der Ausbildung für französischsprachige Sexologen*innen in Sexocorporel in Genf 2019/2020 beteiligt und leitet seit über 20 Jahren Seminare zum Thema sexueller Entfaltung, die für die breite Öffentlichkeit zugänglich sind. Ihr Arbeitsschwerpunkt ist die Vermittlung des Sexocorporel-Modells.

Sexuelle Bildung meets Sexocorporel

Sexocorporel als Fundgrube körperorientierter Sexueller Bildung Erwachsener

Julia Sparmann

Sexuelle Bildung, die Körperarbeit selbstverständlich integriert, hat das Potenzial, den ganzen Menschen in seiner sexuellen Entwicklung anzusprechen. Körperorientierte Ansätze ergänzen die oftmals kognitiv ausgerichteten Formen sexueller Bildung sehr gut. Sie unterstützen im besonderen Maße dabei, einen neugierigen phänomenologischen Zugang zu sich selbst zu entwickeln, den eigenen Körper subjektiv zu bewohnen und auf dieser Basis selbstbestimmt sexuelle Situationen zu gestalten (vgl. Sparmann & Hofstätter, 2022). In der Auseinandersetzung mit körperorientierten Methoden haben sich vor allem modifizierte Übungen aus der Theaterpädagogik, dem Achtsamkeitsansatz, Neo-Tantra und insbesondere dem Sexocorporel als sehr ergiebig und bereichernd für die Sexuelle Bildung erwiesen (siehe auch Sparmann, 2015; 2018). Dieser Beitrag gibt Einblicke, wie das große Potenzial des Sexocorporel – über den bereits etablierten Bildungszyklus »Vivre en Amour« hinaus – gewinnbringend in sexuellen Bildungsprozessen genutzt werden kann. Es werden beispielhaft Formate für sexuelle Bildungsangebote beschrieben, die Körperarbeit einschließen. Des Weiteren werden sprachliche Aspekte in körperbezogenen Bildungsformaten reflektiert.

Sexuelle Bildung

Sexuelle Bildung ist ein Begriff, der seit Beginn des 21. Jahrhunderts die Begriffe »Sexualaufklärung« und »Sexualerziehung« ergänzt bzw. deutlich erweitert (vgl. Böhm et al., 2022). Während zuvor allem voran Kinder und Jugendliche adressiert wurden, richtet sich Sexuelle Bildung an alle Lebensalter, um lebenslangen sexuellen Entwicklungsprozessen über entsprechende Angebote auch im Erwachsenenalter gerecht zu werden. Sexuelle Bildung setzt einen Akzent auf selbstbestimmtes, eigenaktives Lernen und grenzt sich von erzieherischen Anliegen deutlich ab, da die Selbstformung des Menschen im Vordergrund steht. Es werden Bildungsformate angestrebt, die kognitive, emotionale und körperliche Kompetenzerweiterungen unterstützen sowie Haltungs- und Beziehungsfragen ausgewogen einschließen (vgl. Valtl, 2012). Lernfelder sollen dabei »differenziert«, »praktisch« und »lebensnah« sein (vgl. ebd.) und den Teilnehmenden einen diskriminierungssensiblen und empowernden Raum eröffnen. Bildungsbemühungen haben hier allem voran die Intention, »Menschen in ihrem Eigensinn, mit ihren je eigenen sexuellen Sozialisationserfahrungen und ihren individuellen Sexual- und Beziehungsentwürfen anzuerkennen, zu begleiten bzw. zu unterstützen« (Böhm et al., 2022). So können Informations-, Reflexions- und Handlungsmöglichkeiten erweitert werden (vgl. ebd.).

Sexualitäten im Erwachsenenalter

Im Gegensatz zur Kindheit und Jugend gibt es im Erwachsenalter aufgrund verstärkter individueller Erfahrungen und Entscheidungen in Beruf, Parter*innenschaften, konkretem sexuellen Tun und dem Umgang mit den eigenen reproduktiven Möglichkeiten viel mehr Ursachen für Veränderungen in der eigenen Sexualität (vgl. Pampel, 2019). Das Klischee einer vermeintlich »normalen erwachsenen Sexualität« (ebd., S. 39) sowie neue sexuelle Mythen und überhöhte Idealvorstellungen, die durch Medialisierung und Kommerzialisierung von Sexualität internalisiert werden, führen häufig auch im Erwachsenenalter zu einer verzerrten Wahrnehmung von Sexualität. Ängste, Verunsicherungen und ein erlebter Druck, sich ständig optimieren zu müssen, können die Folge sein. Gesellschaftliche Veränderungen der Postmoderne bergen, laut Pampel, viele neue Chancen für die freie Entfaltung und sexuelle Selbstbestimmung. Andererseits wirft die Pluralisierung von Lebens- und Liebesformen, von Geschlechtsidentitäten, sexuellen Orientierungen, Rollenbildern oder Funktionen von Sexualität viele neue Fragen auf, die das Individuum mit sich verhandeln muss (vgl. ebd.). Zu sexuellen Biografien Erwachsener gehören neben Erfahrungen des Gelingens ebenso Erfahrungen des Scheiterns, Ratlosigkeit, Schicksalsschläge, Umgang mit Krankheiten, Umgang mit dem Älterwerden etc. (vgl. Sielert, 2022).

Erwachsene, die einen Workshop, einen Kurs oder ein Seminar zum Thema Liebe, Sex und Beziehung besuchen, sind in der Regel auf der Suche nach neuen Anregungen oder Antworten für aktuelle Fragen, die ihr Sex- oder Liebesleben bewegen. Es sind Menschen mit komplexen Lebens-, Beziehungs- und Sexualitätserfahrungen, die sich in irgendeiner Weise erweitern wollen.

Professionelle Sexuelle Bildung kann ein Rahmen sein, der häufige sexuelle Fragen und die vielfältigen Herausforderungen im Erwachsenenalter ernst nimmt und gleichzeitig in gewisser Weise normalisiert. Sielert entwirft ein Bild sexueller Erwachsenbildung als eine Art »Reisebegleitung« bei der eigenen sexualbiografischen Entwicklung, die dabei unterstützt, auf dem Weg zu mehr Selbstbestimmung sowohl erfolgreich als auch scheiterfähig zu werden und sich im »unwegsamen Gelände« der Sexualitäts- und Liebesbiografie zurechtzufinden (vgl. ebd.).

Körperorientierte Methoden in der Sexuellen Bildung

Der Körper spielt in der individuellen (sexuellen) Sozialisation eine komplexe Rolle. Diese Komplexität gilt es in sexuellen Bildungsprozessen durch die bewusste Einbeziehung des Körpers zu berücksichtigen. Innerhalb des Spannungsfeldes von biografischen und soziokulturellen Einflüssen auf die individuelle sexuelle Lerngeschichte wird deutlich, dass als Gegengewicht medialer Prägungen gerade Angebote zur Stärkung sexueller Subjektivität von Wichtigkeit sind.

Körperarbeit in der Sexuellen Bildung macht erfahrungsbasiertes Lernen möglich und aktiviert in besonderer Weise die Neugier und Aufmerksamkeit sich selbst und anderen gegenüber. Sie unterstützt dabei, den eigenen Körper wahrzunehmen, in seiner Besonderheit zu akzeptieren und ihn selbstbewusst zu bewohnen. Darüber hinaus ermöglicht Körperarbeit, das eigene (sexuelle) Handeln phänomenologisch zu betrachten und sich dadurch eigener Steuerungsmöglichkeiten in der Gestaltung sexueller Situationen bewusst zu werden (vgl. Sparmann & Hofstätter, 2022).[1]

Was aber genau meint Körperarbeit in der Sexuellen Bildung eigentlich? Gies und Koppermann (2004) stellen in ihrem sexualpädagogischen Ansatz des *Lernens vom Körper* zwei Aspekte in den Vordergrund: Zum einen die

1 Weiterführende Informationen finden Sie in Sparmann & Hofstätter (2022).

Sensibilisierung der Wahrnehmung körperlicher Empfindungen und Reaktionen. Das bedeutet, den Wahrnehmungsfokus immer wieder wandern zu lassen zwischen Kognition, emotionaler Empfindung und Körpererleben. Zum anderen meint es das *sinnlich-konkrete Lernen* durch gezielte Körperübungen. Diese reichen zum Beispiel von Übungen zur körperlichen Aktivierung über Wahrnehmungs- und Entspannungsübungen bis hin zu kreativen Gestaltungsangeboten oder Kontakterfahrungen mit anderen Teilnehmenden. Es sind körperorientierte Methoden, die sich auf Aspekte von Sexualität beziehen, ohne sexuelle Handlungen einzuschließen.

Da sich die Sexuelle Bildung aus der Sexualerziehung und Sexualpädagogik entwickelt hat, die besonders Kinder und Jugendliche adressieren, besteht hier ein Repertoire an Methoden für das Gruppensetting mit dieser Zielgruppe. Das Repertoire hat insgesamt einen spielerischen Ansatz, mit dem die junge Zielgruppe gut abgeholt und das Thema der sexualpädagogischen Einheit in einer lebendigen Atmosphäre verhandelt werden kann. Spielerischer Wettkampf mit Wörtern, Rätseln um eigentümliche Gegenstände, Rollenspiele, kreative Auseinandersetzungen mit körperlichen Veränderungen, Beziehungsfragen und Sexualität bilden hier die Basis für eine strukturierte inhaltliche Auseinandersetzung. Darüber hinaus gehören Reflexionen und Diskussionen über Werte und Normen, Grenzachtung und die Gestaltung des Miteinanders sowie Konsequenzen sexuellen Handelns zum Kerngeschäft. Vieles davon kann auch in der Arbeit mit Erwachsenen gut genutzt werden.

Der Einsatz von Methoden, die körperliches Erleben aktiv mit einbeziehen, wird in den verschiedenen Methodenbüchern für Heranwachsende teilweise mitgedacht und angeregt. Für die Zielgruppe der Erwachsenen greifen diese in der Regel nicht weit genug.

Sexocorporel – eine Fundgrube für Körperarbeit in der Sexuellen Bildung

Mit seinem großen Methodenschatz kann der Sexocorporel einen wichtigen Beitrag für die wachsende Integration von Körperarbeit in der Sexuellen Bildung mit Erwachsenen leisten. Da der Sexocorporel in besonderer Weise sexuelles Lernen fokussiert und Lernanregungen für Kognitionen, Emotionen und Körper bereithält, gibt es eine gute gemeinsame Basis für die Nutzung verschiedener Elemente in Bildungsformaten.

Der sexualtherapeutische Ansatz Sexocorporel ist als Individualtherapie von Erwachsenen entwickelt worden und legt seinen Fokus auf die sensomotorische Basis individuellen sexuellen Erlebens (vgl. Sztenc, 2020). In Anerkennung von lebenslangen sexuellen Entwicklungen werden sexuelle Schwierigkeiten nicht pathologisiert, sondern als spezifische individuelle Begrenzungen in der sexuellen Konditionierung angesehen, die dazu anregen, sexuelle und erotische Fähigkeiten zu erweitern (vgl. Bischof, 2020). Ressourcenorientiert werden sexuelle Lernschritte und Kompetenzen über die Evaluation der vier sexuellen Komponenten ins Bewusstsein gerückt und im Sinne des Anliegens gestärkt. Im therapeutischen Vorgehen stehen je nach Anliegen der Klient*innen sehr unterschiedliche Ziele im Mittelpunkt. Grundsätzlich erlangen Klient*innen in der Therapie ein tieferes Verständnis für die Logik des eigenen sexuellen Systems, das heißt, sie werden sich über den Zusammenhang zwischen körperlichen Empfindungen, Gedanken und Einstellungen, emotionalen Aspekten und Beziehungskomponenten in ihrer Sexualität bewusst. Die Aufmerksamkeit wird dabei besonders auf das körperliche Erleben gerichtet, wodurch sich die Wahrnehmungsfähigkeit verfeinert. Klient*innen werden sich darüber bewusst, auf welche Weise sie sensomotorisch (das heißt über Atmung, Bewegung, und Muskeltonus) zu ihrem sexuellen Erleben beitragen (vgl. Sztenc, 2020). Dabei werden die konkreten Erregungsgewohnheiten (Erregungsmodi) und deren Auswirkungen auf das sexuelle Erleben besonders berücksichtigt (vgl. Bischof, 2017). Vielfältige nicht-standardisierte körperorientierte Interventionen, die individuell abgestimmt und differenziert ausgewertet werden, unterstützen die eigene Wahrnehmung sowie die Fähigkeit zur sexuellen Selbststeuerung. Das betrifft die Erregungsfähigkeit, das Lusterleben, das erotische Selbstbild und den Bezug zu Partner*innen (vgl. Sztenc, 2020). Die Grundhaltung der Interventionen besteht darin, jemanden etwas phänomenologisch für sich entdecken zu lassen, anstatt sie*ihn etwas Konkretes zu »lehren« (ebd.). Die Körperarbeit, wie sie der Sexocorporel praktiziert, geht mit Achtsamkeit und einem großen Einbezug der Sinne einher und ist durchaus lustbetont.

Desjardins, der Begründer des Sexocoporel, hat bereits ab 1969 auch Bildungsformate entwickelt. So brachte er zum Beispiel pädagogisches Videomaterial für Heranwachsende und Erwachsene heraus, das Einzelne und Paare in der Entwicklung erotischer Kompetenzen unterstützen sollte (siehe isi, o.J., a, für eine Liste seiner Publikationen und Filmproduktionen). Weiter zu nennen wäre die Paarseminar-Reihe »Vivre en Amour«, die er 1988 in Kanada entwickelte und die bis heute in Kanada, der Schweiz, Frankreich und Italien in ständiger Weiterentwicklung angeboten wird (siehe den Beitrag von Baumgartner in diesem Band).

Über diese bestehenden Angebote hinaus ist es für die Sexuelle Bildung lohnenswert, den spezifischen Blick auf sexuelle Entwicklungsprozesse sowie viele Elemente der Körperarbeit des Sexocorporel zu einem ergänzenden Bestandteil Sexueller Bildung zu machen. Körperorientierte Interventionen, die sonst spezifisch auf individuelle Problemfelder abgestimmt sind, können auch modifiziert im Gruppensetting zur allgemeinen Auseinandersetzung und persönlichen Erweiterung genutzt werden.

Grundsätzlich ist es bei der Nutzung von methodischem Material aus verwandten Disziplinen wie auch Therapieansätzen für sexuelle Bildungsveranstaltungen unabdingbar, dieses entsprechend der Grundmaxime emanzipatorischer Sexueller Bildung zu hinterfragen und, wenn nötig, zu modifizieren.

Hierbei liegt das Augenmerk darauf, zu reflektieren, inwiefern sexologische Perspektiven und Methoden gegebenenfalls Einseitigkeiten oder Ideologien aufweisen (ausführlich in Sparmann, 2015).

Besondere Schwerpunkte des Sexocorporel für die Sexuelle Bildung Erwachsener

Im Folgenden ist eine Sammlung von Inhalten und skizzierten Übungsansätzen aus dem Sexocoporel abgebildet, die für Bildungsveranstaltungen von Erwachsenen oder für daraus resultierende Aufgaben für zu Hause gewinnbringend genutzt werden können. Sie soll als Anregung dienen und hat keinen Anspruch auf Vollständigkeit. Teilweise finden Sie diese methodisch aufbereitet bereits in Ratgebern und Übungsbüchern wieder (z.B. Schiftan, 2018; Sparmann, 2018; Sztenc, 2018). Anteilig und je nach Intimitätsgrad können verschiedene Methoden auch für Heranwachsende genutzt und abgestimmt werden.

Die Sammlung ist nach den sexuellen Komponenten aufgegliedert, die der Sexocorporel nutzt, um die einzelnen Elemente der persönlichen sexuellen Landkarte in Kategorien zu evaluieren. Die Komponenten dienen der besseren Erfassbarkeit von sexuellen Aspekten und sind nicht als starre Schubladen zu verstehen. Je nach Thema einer Bildungsveranstaltung können Körperthemen und -übungen sinnvoll eingeflochten werden.

Elemente, bei denen die kognitive Komponente im Vordergrund steht

- Wissensvermittlung über die Anatomie von Genitalien (in ihrer Vielfalt)
- Wissensvermittlung zu den Erregungsmodi
- Wissensvermittlung bezüglich des Zusammenhangs zwischen autonomem Nervensystem und sexuellem Erleben
- Wissensvermittlung über die Bedeutung innerer Glaubenssätze zu Sexualität, Anregung zur Selbstreflexion und Austausch in Kleingruppen
- Reflexion der soziokulturellen und biografischen Einschreibungen in den Körper, zum Beispiel internalisierte überhöhte Idealvorstellungen von Körpern oder sexuellen Kompetenzen, Geschlechterstereotypen etc.
- Reflexion von Leistungsansprüchen
- Reflexion von Beziehungsmodellen

Beispiele für Elemente, die die physiologische Komponente fokussieren

- Verfeinerung der Körperwahrnehmung über: Gehen im Raum mit verschiedenen Wahrnehmungsausrichtungen, Bodyscan in verschiedenen Körperpositionen, Atemübungen, Spiel mit Tonus, Bewegungsrhythmen und Raum
- Stärkung der Wahrnehmungsfähigkeiten des eigenen Genitals über Atmung, Bewegung, Beckenschaukel oder achtsame Selbstexploration
- Sammlung zu unterschiedlichen Empfindungen von sexueller Erregung im Körper
- Sammlung und Reflexion der eigenen Erregungsquellen und -bremsen
- erfahrungsbasiertes Verständnis der verschiedenen Erregungsmodi durch Exploration in Gruppe: Wie verändern Tonus, Atmung und Bewegung die sexuelle Funktion und das Erleben (ohne explizite sexuelle Handlungen)?
- Exploration ANS: Erprobung der unterschiedlichen Wahrnehmungsqualitäten bei sympathischer oder parasympathischer Aktivierung; Transfer zum sexuellen Erleben

Elemente der Komponente des Erlebens

- künstlerische Übungen, die die Aneignung des eigenen Genitals auf kreative Weise unterstützen, zum Beispiel Plastizieren des eigenen Genitals, Zeichnen des Genitals

- Auseinandersetzung mit dem Gefühl der eigenen Geschlechtszugehörigkeit
- Stärkung der persönlichen Ausformung von Genderausdruck und sexueller Selbstsicherheit, zum Beispiel über das Spiel mit den drei Dimensionen der Bewegung
- Körperübungen, die den eigenen Einfluss auf das Empfinden sexuellen Begehrens erlebbar machen, zum Beispiel das Spielen mit Nähe und Distanz
- Übungen zur Emotionsregulation und zur Steigerung des Lusterlebens zum Beispiel durch die doppelte Schaukel, Grounding- und Atemübungen

Elemente der Beziehungskomponente

- Übungen zum Wahrnehmungsfokus in Beziehungen (Ego-/Hetero-/Autozentrierung) – Wann bin ich in meiner Wahrnehmung ausschließlich bei mir, hauptsächlich beim Gegenüber oder bei mir und dem anderen? – zum Beispiel über das Führen und Folgen im Raum
- Methoden zur erotischen Kommunikation
- Spiel mit verbalen und nonverbalen Möglichkeiten, mein Gegenüber für etwas zu gewinnen oder abzustoßen (Verführung/Anti-Verführung)
- körperorientierte Übungen zur Kontakt- und Grenzverwaltung
- Berührungsübungen an der Hand zur Erforschung von unterschiedlichen Berührungsqualitäten, die zu Hause auf den gesamten Körper übertragen werden können

Vorschläge für die Gestaltung einer Bildungseinheit

Um einen generellen Einblick in die Einbettung von Körperarbeit in der Sexuellen Bildung zu vermitteln, folgt eine schematische Skizze von fünf Phasen, die in einer Kurseinheit unterschiedlich komponiert werden können (ausführlich in Sparmann, 2018).

In der *Eröffnungsphase* findet das Kennenlernen oder das Wiederankommen in der kontinuierlichen Gruppe statt. Eine Einstiegsrunde ist meistens anregend und erleichternd, da hier individuelle Erwartungen und gegebenenfalls Befürchtungen kommuniziert werden können. Es folgen kreative und lustbetonte Spiele, die das Ankommen auf der Ebene des Körpers und der Bewegung vertiefen (Impulsspiele, angeleitete körperliche

Warm-ups). Sie führen die Gruppe spielerisch daran heran, den Körper ins Gesamtgeschehen mit einzubeziehen und schaffen eine lockere Atmosphäre. Der Spielinhalt kann schon im Zusammenhang mit dem späteren Themenschwerpunkt stehen.

Der zweite Teil ist eine *Erfahrungseinheit*. Hier steht das Lernen vom Körper über körperorientierte Methoden im Vordergrund. Die Übungen sind aktivierend und sensibilisieren für den Zugang zum eigenen Körpererleben. Sie geben »Forschungsanregungen«, bei denen beispielsweise Wechselwirkungen von physiologischen Parametern wie Muskeltonus, Atmung, Bewegungsrhythmus und Nutzung des Bewegungsraums auf das allgemeine Befinden sowie auf das sexuelle Erleben ergründet werden können. Körperorientierte Zugänge eröffnen zudem ein Feld, in dem die Sprachfähigkeit und Kommunikationskompetenzen erweitert werden können. Die Übungen gehen immer mit einer Reflexion des Erlebten einher, was dabei unterstützt, den Gesamtprozess ins Bewusstsein zu rücken und ihn individuell gut zu integrieren. Dies kann als Selbstreflexion, im Partner*innenaustausch oder im Plenum stattfinden.

Die kognitive *Wissensvermittlung* ist ein weiterer wesentlicher Bestandteil. Hier werden Hintergründe und sexologische Zusammenhänge dargestellt. Außerdem werden Reflexionsimpulse zu gesellschaftspolitischen Themen, verinnerlichten Werten und Normen, Beziehungsfragen etc. gegeben. Das theoretische Wissen bzw. die Draufsicht auf kollektive Entwicklungen bettet die persönliche Erfahrung ein und erweitert kognitive Kompetenz.

Es folgt eine *Zeit für Austausch*. Der Austausch in Kleingruppen wird von den Teilnehmenden als bereichernd und verbindend erlebt. In dieser Phase können sie ihre Erfahrungen, Gefühle und Gedanken zu vorgeschlagenen Themen bzw. zum Hauptthema der Veranstaltung austauschen. Es gibt Raum, das eigene sexuelle Erleben im Alltag, in Beziehungen und im gesellschaftlichen Kontext zu reflektieren. Der Austausch ermöglicht außerdem, Hürden bei der sexualitätsbezogenen Kommunikation zu bemerken, sich in der eigenen Sprachfähigkeit zu stärken und von den vielfältigen Erfahrungen anderer Teilnehmer*innen inspiriert und bereichert zu werden. Jede Teilnehmer*in entscheidet dabei selbst, wie viel er*sie von sich preisgeben will.

Am Ende ist eine *Abschlussrunde* sinnvoll. Offen gebliebene Fragen, Gefühle und Erkenntnisse können von den Teilnehmer*innen ausgedrückt werden. Die Kursleitung kann Impulse für zu Hause platzieren sowie einen Ausblick auf die nächste Einheit geben.

Aktuelle Entwicklungen: Präsenz- und Onlineformate

Sexuelle Bildungsangebote haben sich vornehmlich als Präsenzveranstaltungen in Gruppen etabliert. Werden Körperübungen integriert, profitieren Teilnehmende im Präsenzformat im besonderen Maße von der Gesamtdynamik einer Gruppe und den eigenen Erfahrungen im Kontext mit anderen Menschen. Die Leitung kann durch eine geschulte Wahrnehmung Methoden situationsgerecht anpassen. Wird Körperarbeit in der Sexuellen Bildung ein wichtiger Stellenwert eingeräumt, haben sich zudem Kursformate mit großen Zeitfenstern bewährt. Denn Körperübungen machen am meisten Sinn, wenn die Reflexion der Übungserfahrungen Raum bekommt und diese damit bewusst integriert werden können (vgl. Gies, 2004). Durch die pandemiebedingten gesellschaftlichen Veränderungen seit 2020 sind Online-Bildungsveranstaltungen zu einem neuen Format herangewachsen, das niederschwellig ist und Menschen überregional erreichen kann. Dieses Format bringt neue Chancen und Herausforderungen für körperorientierte Bildungsangebote mit sich.

Herausforderungen von Onlineformaten

Zunächst ist das körperorientierte Arbeiten im Onlineformat ungewohnt und bedarf eines Umdenkens in der Durchführung. Da die Aufmerksamkeitsspanne vor dem Computer deutlich geringer ausfällt, bieten sich hier insgesamt kürzere Einheiten oder Kursformate mit einem guten Pausenkonzept an. Im Onlineformat ist die Wahrnehmung der Teilnehmenden über die kleinen Fenster für die Leitung wesentlich schwerer. Das Lesen von Körpern, von Mimik und Atmung – wichtige Aspekte beim Anleiten von Körperübungen, um Tempo und Intensität gut abzustimmen – sind erschwert. Es hat sich gezeigt, dass, um diesen Umständen Rechnung zu tragen, die Kursgestaltung viel kleinschrittiger erfolgen sollte. Auch braucht es eine gruppeninterne Klärung, wie mit der individuellen Entscheidung von Sichtbarkeit und Unsichtbarkeit umgegangen werden kann.

In der konkreten Körperarbeit kann insgesamt weniger von der Gesamtdynamik profitiert werden und erkenntnisreiche Partner*innen-Übungen sind nur bedingt durchführbar. Der Austausch in Kleingruppen kann hingegen auch online gut genutzt werden. Allerdings ist es schwerer, diesen von außen mit zu tragen und zu unterstützen. Im Umkehrschluss gehen Teilnehmende im Kleingruppenaustausch mehr in die Eigenverantwortung. Da Körperarbeit unterschiedliches Befinden auslösen kann, ist es im Onlineformat noch wichtiger, Gesprächsangebote zu machen, falls individuelle Reflexionen im Nachgang nötig sind. Teilnehmende sind auch hier stark in ihrer Eigenverantwortung gefragt.

Benefits von Onlineformaten

Trotz der Grenzen, die ein Onlineformat in Bezug auf Körperarbeit aufweist, können mindestens ebenso viele Benefits gewonnen werden. In Onlineformaten können beispielsweise auch Menschen erreicht werden, für die Präsenzkurse aus unterschiedlichen Gründen zu hochschwellig bzw. zu wenig barrierearm sind. Positiv betrachtet, findet neues erfahrungsbasiertes Lernen gleich im privaten Umfeld statt und kann möglicherweise leichter in die individuelle Alltagsrealität integriert werden. Individuelle Bedürfnisse können viel leichter im Selbstmanagement berücksichtigt werden. Darüber hinaus zeigt sich, dass Onlineformate neue Intimitätsräume innerhalb eines Gruppenangebots ermöglichen. So können unter anderem auch körperorientierte Methoden mit höherem Intimitätsgrad, die beispielsweise das Spiel mit erotischer Sprache beinhalten oder Selbstberührungen integrieren, mit abgeschaltetem Ton bzw. Kamera durchaus gewinnbringend genutzt werden, ohne Schamgrenzen zu verletzen.

Aktuelle Fragen: sprachliche Diversity-Aspekte in der Körperarbeit

Die sexualpädagogische Profession ist stetig zu kritischer Selbstreflexion herausgefordert, um unter anderem Diversity-Aspekten gerecht zu werden (vgl. Tuider et al., 2012). Im Folgenden wird die Frage aufgeworfen, wie die praktische Umsetzung körperorientierter Sexueller Bildung der Vielfalt an genitalen Beschaffenheiten gerecht werden kann und wie es gelingen kann, mit sehr unterschiedlichen Wünschen, Hoffnungen und Sensibilitäten bezüglich der gewählten Sprache angemessen umzugehen.

Geschlechtsspezifische Zielgruppen – ist das noch zeitgemäß?

Die potenziellen Zielgruppen für Sexuelle Bildung im Erwachsenenalter sind sehr breit gefächert. Ebenso vielfältig sollten die Formate und Kontexte sein, in denen diese sinnvoll angesprochen werden. Obgleich körperorientierte Sexuelle Bildung für alle geschlechtlichen Positionierungen und sexuellen Orientierungen viele Benefits bereithält und von der Vielfalt der Erfahrungen profitiert werden kann, stellt sich hier im besonderen Maße die Frage, nach welchen Kriterien Zielgruppen angesprochen werden.

Körperarbeit geht mit einer erhöhten persönlichen Sichtbarkeit einher. Teilnehmende bewegen sich zum Beispiel in unterschiedlichen Spannungszuständen im Raum, richten den Fokus nach innen auf ihre Körperwahrnehmung, liegen am Boden und probieren Beckenbewegungen aus oder experimentieren mit Atem und Stimme. Demzufolge ist es für Bildungsprozesse in Gruppen wichtig, ein erhöhtes Vulnerabilitäts- und Schamerleben mitzudenken (vgl. Sparmann & Hofstätter, 2022).

Geschlechtshomogene, FLINTA*[2]- oder queere Rahmen werden erfahrungsgemäß nach wie vor stärker als Identifikations- und relative Schutzräume (diskriminierungssensibel/traumasensibel) wahrgenommen, in denen sich Menschen auf eine erhöhte Sichtbarkeit leichter einlassen, obgleich sich auch darin vielfältige Körperbeschaffenheiten, Identitäten und Lebenspraxen abbilden. Gerade geschlechtshomogene Räume stehen jedoch im sexualpädagogischen Diskurs häufig unter der Kritik, binäre Geschlechtsnormierungen zu reproduzieren statt die geschlechtliche Dualität durchlässiger zu machen (vgl. Tuider et al., 2012). Ohne eine gender- oder genitalspezifische Zielgruppenausschreibung findet sich unter den interessierten Erwachsenen neben weiblich und männlich positionierten Personen eine Vielzahl von weiteren Identitäten von transgender, transidentitär über genderfluid, non-binary, agender, genderqueer bis hin zu männlich mit Trans*- oder Inter*-Biografie und weiblich mit Trans*- oder Inter*-Biografie. Es entwickeln bzw. zeigen sich aus den vielfältigen Lebensrealitäten und -praxen immer weitere geschlechtliche oder sexuelle Verortungen. Sexuelle Bildung verfolgt den Ansatz, Vielfalt von der vorfindbaren Vielfalt aus zu denken und auf dieser Basis entsprechende Auseinandersetzungen

2 Das Akronym FLINTA* steht für Frauen, Lesben, intergeschlechtliche, nichtbinäre, transgeschlechtliche und agender Personen und ist für eine Personengruppe konzipiert, deren Gemeinsamkeit darin besteht, dass sie sich als nicht cis-männlich verorten.

und Angebote für den Umgang mit dieser Vielfalt anzubieten (vgl. Tuider et al., 2022).

Demnach ist je nach thematischer Ausrichtung einer Veranstaltung gut abzuwägen, welche Zielgruppe (sex/gender sind nur zwei Aspekte) und welcher Kontext zur Bewerbung des Angebots sinnvoll erscheint. Aus meiner persönlichen Erfahrung spielt dabei die Tiefe der Auseinandersetzung mit dem eigenen Körper in einer Bildungsveranstaltung eine Rolle. Grundsätzlich stellt sich die Frage, in welchem Maße erlebte Schutz- und Identifikationsräume in der Sexuellen Bildung berücksichtigt werden sollen und können.

Ganz gleich, welche Zielgruppe angesprochen wird, ergeben sich in der Umsetzung körperorientierter Methoden weitere Fragen für die sprachliche Abbildung körperlicher Vielfalt.

Sprachlosigkeit vs. sprachlicher Dschungel

Trotz der scheinbaren Enttabuisierung von Sexualität herrscht nach wie vor eine kulturell tief sitzende Sprachlosigkeit im Umgang mit sexuellen Themen (vgl. Pampel, 2019), die auch Sprachlosigkeit über genitales Erleben einschließt. Teilnehmer*innen von sexuellen Bildungsformaten kommen häufig mit dem Anliegen, ihre kommunikativen Fähigkeiten zu erweitern (vgl. Sparmann & Hofstätter, 2022). Aus sexualpädagogischer Sicht kann sehr viel davon profitiert werden, wenn das Genital als Ganzes und in seinen Teilen einen Namen bekommt und somit konkreter im Bewusstsein abgebildet wird. Sprache ist ein fundamentales Werkzeug für Selbstermächtigung und Selbstbestimmung. Doch genau in der Sprache liegt die besondere Herausforderung, wenn es zum Beispiel um das Anleiten von Wahrnehmungsübungen geht, die das Genital bewusst einschließen. Denn die Vielfalt von geschlechtlichen Realitäten macht einerseits die binäre Prägung unserer tradierten Sprache deutlich und eröffnet andererseits einen noch undurchsichtigen Dschungel an sprachlichem Neuland, das noch jenseits kultureller Selbstverständlichkeit liegt.

Sexocorporel – körperliche Aneignungsprozesse und Sprache

Eine besondere Stärke des Sexocorporel ist es, Menschen dabei zu unterstützen, die eigene Körperwahrnehmung zu sensibilisieren und das

»Wohnen im eigenen Körper« zu fördern. Da die positive Aneignung oder Wiederaneignung des eigenen Genitals für sehr viele Erwachsene eine Rolle spielt, wurden wirkungsvolle Wahrnehmungs- und Bewegungsübungen entwickelt, die genitale Aneignungsprozesse begünstigen (vgl. Bischof, 2008). Sie haben Einfluss auf die Genussfähigkeit und die sexuelle Selbstsicherheit und fördern das Wahrnehmen eigener Grenzen.

Im Beratungskontext kann die beratende Person mit der ratsuchenden Person individualisiert und entsprechend der genitalen Beschaffenheit der Person eine Sprache finden, die kongruent ist. So können Wahrnehmungsübungen sprachlich detailliert begleitet werden.

Im Gruppenkontext zeigen sich in diesem Punkt zunehmend Herausforderungen: Wie können Menschen in ihren unterschiedlichen genitalen Beschaffenheiten angemessen mitgenommen werden? Dies betrifft unter anderem Menschen mit Genitalien, die nicht der gängigen cis-geschlechtlichen Norm entsprechen oder Menschen, deren sekundäre Geschlechtsmerkmale krankheitsbedingt durch operative Eingriffe stark verändert wurden (z. B. Vulvektomie, Kolpektomie etc.).

Es wird der Bedarf deutlich, Teilnehmende in ihrer Unterschiedlichkeit sprachlich abzuholen, Letztere besprechbar zu machen und gleichzeitig Gemeinsamkeiten nicht aus den Augen zu verlieren.

Ohne eine Auseinandersetzung mit genitaler Vielfalt im Vorfeld kann das Aussprechen konkreter genitaler Bezeichnungen oder Details in einer Übungsanleitung für die einen ein enormer Gewinn sein, für andere Teilnehmende aber reproduziert es möglicherweise Diskriminierungserfahrungen oder verstärkt das Gefühl »nicht mehr intakt« zu sein.

Eine weitere Umsetzungsvariante könnte sein, verschiedenste genitale Bezeichnungen nacheinander zu benennen, sodass sich jede Person etwas für sie Passendes heraussuchen kann. Erfahrungen zeigen jedoch, dass zu viele begriffliche Möglichkeiten von Teilnehmenden als verwirrend erlebt werden oder mit Stress einhergehen.

Grundsätzlich können neutrale Begriffe wie »deine Genitalien« natürlich immer genutzt werden, sodass jede Person mit abgebildet ist. Hier kann es bei sehr vielen Methoden auch enden. Hier bleiben wir auf »sicherem« Terrain – für die sprachliche und erlebte genitale Aneignung greift das mitunter zu kurz.

Statt hier der Vorsicht vor sprachlichen Irritationen den Vorrang zu lassen, stellt sich vielmehr die Frage, wie noch mehr Transparenz, Klarheit und Kreativität in die konkrete Umsetzung Einzug halten kann

– und wie Teilnehmende noch mehr als Mitgestaltende einbezogen werden können.

In der thematischen Auseinandersetzung mit Genitalien gibt es vielfältige Methoden aus der Sexualpädagogik, die sinnvoll genutzt werden können. Diese werden zunehmend in ihrer binären Ausrichtung reflektiert und erweitert (z. B. in der Broschüre von i-PÄD, 2020) – beispielsweise Methoden, die über Bild- oder Plüschmaterial die Vielgestaltigkeit von Genitalien thematisieren, klassische anatomische Begriffe aufzeigen und diskutieren, begriffliche Sammlungen zu Genitalien anlegen und auch diese diskutieren oder auch Wortneuschöpfungsprozesse einschließen können. Das Zeichnen oder Modellieren der eigenen Genitalien kann hier ebenso den Aneignungsprozess im Detail unterstützen, sollte aber je nach Vertrauenslevel in der Gruppe eher als Anregung für zu Hause gegeben werden.

Wenn sich Teilnehmende bereits begrifflich mit (eigenen) Genitalien auseinandergesetzt haben, entsteht neben den bereits genannten Umsetzungsvarianten eine weitere: In der Anleitung von genitalen Wahrnehmungsübungen können Leerstellen gelassen werden, in denen jede*r Teilnehmende Einzelheiten für sich im Stillen benennen und die innere Landkarte mit Leichtigkeit durchwandern kann.

Unterm Strich zeigt sich, dass eine klare sprachliche Orientierung, eine Selbstdefinition im Vorfeld oder aber der Verzicht auf genitale Details in einer Wahrnehmungsübungen innerhalb der körperorientierten Sexuellen Bildung unterstützend sein können.

Insgesamt wurde sichtbar, dass das eigene methodische Vorgehen immer wieder hinterfragt und um neue kreative Möglichkeiten ergänzt werden darf. Nicht nur Teilnehmende sind in einer gewissen Sprachfindung, sondern auch Sexualpädagog*innen bzw. Referent*innen für Sexuelle Bildung sind zu sprachlichen Suchprozessen aufgefordert.

Fazit

Der Sexocorporel bereichert körperorientierte Sexuelle Bildung sehr. Körperbezogene Sexuelle Bildung ist nie als reine Körperarbeit zu verstehen, sondern bezieht erfahrungsbasiertes Lernen als wesentlichen Aspekt mit ein. Die achtsame und vielschichtige Körperarbeit, wie sie der Sexocorporel im Einzel- oder Paarsetting sowie teilweise in Bildungsformaten praktiziert, kann sehr gut für die Sexuelle Bildung mit Erwachsenen genutzt werden. Hierfür muss das Spezifische des Einzelsettings dem Allgemeinen des Gruppenrahmens einer Bildungsveranstaltung angepasst werden. Das große Repertoire an methodischen Ansätzen des Sexocoporel wurde über die Zuordnung zu den entsprechenden sexuellen Komponenten erkennbar. Für die Umsetzung von Körperarbeit sind Präsenz- wie Onlineformate durchaus denkbar. Abschließend wurde deutlich, welche Rolle eine Diversity-bewusste Sprache in der Durchführung von körperbezogener Bildung hat und welche Fragen diesbezüglich aktuell verhandelt werden sollten.

Literatur

Bischof, K. (2008). Orgasmusstörungen der Frau. In P. Gehrig & K. Bischof (Hrsg.), *Leitfaden Sexualberatung für die ärztliche Praxis*. Zürich: Pfizer AG. https://www.ziss.ch/veroeffentlichungen/orgasmusstoerungen_der_frau.pdf

Bischof, K. (2017). Sexocorporel-Sexualtherapie. In T. Harms & M. Thielen (Hrsg.), *Körperpsychotherapie und Sexualität. Grundlagen, Perspektiven und Praxis* (S. 121–138). 1. Aufl. Gießen: Psychosozial-Verlag.

Bischof, K. (2020). Wissenschaftliche Grundlagen des Sexocorporel. In H.-J. Voß (Hrsg.), *Die deutschsprachige Sexualwissenschaft. Bestandsaufnahme und Ausblick* (S. 423–448). 1. Aufl. Gießen: Psychosozial-Verlag.

Böhm, M., Kopitzke, E., Herrath, F. & Sielert, U. (2022). Sexuelle Bildung – ein Leben lang. Aufgaben und Inhalte sexueller Bildung im Erwachsenenalter. In M. Böhm, E. Kopitzke, F. Herrath & U. Sielert (Hrsg.), *Praxishandbuch. Sexuelle Bildung im Erwachsenenalter* (S. 9–19). 1. Aufl. Beltz Juventa.

Gies, M. & Koppermann, C. (2004). Es leben Bauch und Hände. Körperarbeit im Kontext der Sexualpädagogik. In S. Timmermanns, E. Tuider & U. Sielert (Hrsg.), *Sexualpädagogik weiter denken. Postmoderne Entgrenzungen und pädagogische Orientierungsversuche* (S. 199–217). Weinheim u. München: Juventa.

i-PÄD – Initiative intersektionale Pädagogik (Hrsg.). (2020). Fucktencheck. Intersektionale Perspektiven auf Sexualpädagogik. https://i-paed-berlin.de/wp-content/uploads/Fuckten-Check_2021.pdf

ISI – Institut Sexocorporel International Jean-Yves Desjardins (o. J., a). Jean-Yves Desjardins. Der Begründer des Sexocorporel (1931–2011). https://sexocorporel.com/de/was-ist-sexocorporel/jean-yves-desjardins/

ISI – Institut Sexocorporel International Jean-Yves Desjardins (o. J., b). Vivre en Amour Seminar-Anbieter. https://sexocorporel.com/de/seminare/seminar-anbieter/

Pampel, R. (2019). *Wir reden zu wenig! Angebote zur sexuellen Bildung Erwachsener.* 1. Aufl. Gießen: Psychosozial-Verlag.

Schiftan, D. (2018). *Coming soon. Orgasmus ist Übungssache*. 1. Aufl. München: Piper.

Sielert, U. (2022). Sexuelle Bildung im Erwachsenenalter – Eine »Reisebegleitung«. In M. Böhm, E. Kopitzke, F. Herrath & U. Sielert (Hrsg.), *Praxishandbuch. Sexuelle Bildung im Erwachsenenalter* (S. 22–37). 1. Aufl. Weinheim: Beltz Juventa.

Sparmann, J. (2015). *Körperorientierte Ansätze für die Sexuelle Bildung junger Frauen. Eine interdisziplinäre Einführung*. 1. Aufl. Gießen: Psychosozial-Verlag.

Sparmann, J. (2018). *Lustvoll körperwärts. Körperorientierte Methoden für die Sexuelle Bildung von Frauen*. 1. Aufl. Gießen: Psychosozial-Verlag.

Sparmann, J. & Hofstätter, C. (2022). Körperarbeit in der sexuellen Erwachsenenbildung für Frauen*. In M. Böhm, E. Kopitzke, F. Herrath & U. Sielert (Hrsg.), *Praxishandbuch. Sexuelle Bildung im Erwachsenenalter* (S. 246–262). 1. Aufl. Beltz Juventa.

Sztenc, M. (2018). *Klappt's? Vom Leistungssex zum Liebesspiel – ein Übungsbuch für Männer*. 1. Aufl. Stuttgart: Hirzel-Verlag.

Sztenz, M. (2020). *Embodimentorientierte Sexualtherapie. Grundlagen und Anwendung des Sexocorporel*. 1. Aufl. Stuttgart: Schattauer.

Tuider, E., Müller, M. & Timmermanns, S. (2012). *Sexualpädagogik der Vielfalt. Praxismethoden zu Identitäten, Beziehungen, Körper und Prävention für Schule und Jugendarbeit*. 2. Aufl. Weinheim: Beltz Juventa.

Tuider, E., Wanielik, R. & Herrath, F. (2022). Die androsexuelle Erzieherin in der Mäusegruppe und der empathische Cyborg Jod – Sexuelle Bildung in Gegenwart und Zukunft. In M. Böhm, E. Kopitzke, F. Herrath & U. Sielert (Hrsg.), *Praxishandbuch. Sexuelle Bildung im Erwachsenenalter* (S. 623–642). 1. Aufl. Weinheim: Beltz Juventa.

Valtl, K. (2012). Sexuelle Bildung: Neues Paradigma einer Sexualpädagogik für alle Lebensalter. In R.-B. Schmidt (Hrsg.), *Handbuch für Sexualpädagogik und sexuelle Bildung* (S. 125–140). 1. Aufl. Weinheim: Beltz Juventa.

Biografische Notiz

Julia Sparmann ist Sexualwissenschaftlerin MA, Sexologin, Referentin für Sexuelle Bildung und Dipl.-Theaterpädagogin. Als Sexualberaterin nach dem sexualtherapeutischen Ansatz Sexocorporel ist sie in eigener Praxis in Potsdam tätig. Darüber hinaus bietet sie vielfältige sexuelle Bildungsveranstaltungen für Kinder, Jugendliche und Erwachsene an. Sie ist seit 2014 Lehrbeauftragte an der Hochschule Merseburg. Ihr Arbeitsschwerpunkt ist die Körperarbeit als integraler Bestandteil Sexueller Bildung und Beratung.

Förderung der Sexualität von Menschen mit einer Beeinträchtigung

Esther Elisabeth Schütz

Das Modell Sexocorporel zeigt auf, was Frauen, Männer, Menschen mit und ohne spezielle Beeinträchtigung für sich selbst alles zur Verfügung haben, um die sexuelle Erregung und Orgasmen in der Selbstbefriedigung zu genießen. Dazu gehört die Fähigkeit, über differenzierte Wahrnehmung der Sinnlichkeit der Haut, über die Tiefenatmung sowie über Bewegung und im Tanz mit unterschiedlichen Rhythmen eine hohe Qualität an Empfindung sexueller Lust erleben zu können. Es ist wie mit einem Instrument. Wer für sich durch vieles Üben lernt, Klänge mit allen Facetten hervorzuzaubern, wird unabhängig vom Spiel zusammen mit anderen diese Quelle an Lebensfreude zur Verfügung haben. Ähnlich erörtert Jean-Yves Desjardins in seinem Modell, welchen Reichtum die differenzierte Wahrnehmung sowie die Bewegung des eigenen Körpers im sexuellen Austausch mit sich selbst und anderen hat.

Mit diesen Ausführungen ordnet Jean-Yves Desjardins als einer der ersten Sexualforscher der Selbstbefriedigung einen zentralen Stellenwert zu. Menschen, auch Menschen mit einer spezifischen Beeinträchtigung, können durch Lernprozesse das eigene Verhalten in der Sexualität in der Steigerung sexueller Erregung und der damit verbundenen Emotionen verändern. Daraus kann eine neue Qualität im Erleben der Selbstbefriedigung entstehen.

Welche Bedeutung hat die Erkenntnis des zentralen Stellenwertes der Selbstbefriedigung für die Begleitung von Menschen mit den unterschiedlichsten Beeinträchtigungen?

Ein Mensch kann seine eigene Sexualität dank einer hohen Qualität an Sinnesempfindungen gestalten und dabei im ganzen Körper sexuelle Lust empfinden. Dies unterliegt Lernprozessen, wie das Modell Sexocorporel aufzeigt, was bedeutet, dass Menschen mit einer Beeinträchtigung in der Gestaltung ihrer eigenen Sexualität und im Umgang mit ihr ebenso gefördert werden können wie in anderen Lebensbereichen. Ausgehend von ihren vorhandenen sexuellen Fähigkeiten können sie in kleinen Schritten begleitet werden, damit es ihnen gelingt, ihre Selbstbefriedigung derart zu gestalten, dass sie zum Genuss wird. In vielen Leitbildern von Institutionen im Behindertenbereich wird der Förderung der Autonomie ein wichtiger Stellenwert beigemessen. Autonomie heißt unter anderem, vom Elternhaus weg in das eigene Leben hineinzuwachsen. Dazu gehört das Entdecken und Ausleben der Selbstbefriedigung ebenso wie der Traum, Liebe und Sexualität zu teilen. Wer die Autonomie von Menschen mit einer Beeinträchtigung fördern will, wird sie auch in ihrer Sexualität fördern.

Es braucht etwas Mut von Fachleuten, damit zu beginnen, Männer und Frauen auf ihre Selbstbefriedigung anzusprechen. Dies, obwohl es bei Fragen und Erklärungen in der Begleitung um Funktionalität geht. Der intime Raum, die Intimität, in der sich ein Mensch mit sich selbst oder auch mit anderen Menschen in der Sexualität begegnet, bleibt geschützt. Dies fordert von Fachleuten, nebst fundiertem Wissen, eine Selbstverständlichkeit und Klarheit, die Selbstbefriedigung in all ihren Facetten zu erfassen, um einen Menschen in seiner Sexualität, ausgehend vom vorhandenen Potenzial, begleiten zu können. Erfahrungen in Gesprächen mit Frauen und Männern mit einer Beeinträchtigung zeigen, wie ungelenk sie zum Teil ihre Fähigkeiten der Selbstbefriedigung nutzen und wie viel Scham sie dabei empfinden.

Menschen mit einer kognitiven Beeinträchtigung bringen in Gesprächen über Sexualität vieles auf den Punkt: Sie wollen nicht im Unklaren gelassen werden durch komplizierte Bilder von Querschnitten der Sexualorgane oder Ausführungen über Verhütungsmittel und sie wollen auch keine Bücher anschauen, die mit ihnen selbst nichts oder wenig zu tun haben. Sie fordern von einem Gegenüber, das Menschliche ins Zentrum zu setzen, das Herz zu öffnen, womit Empathie möglich wird. Dies bedeutet, sich im Gespräch an ihren verbalen und nonverbalen Äußerungen und ihrem Verständnis zu orientieren und mit Offenheit das anzusprechen, worum es tatsächlich geht, und damit die Begleitung als Prozess zu verstehen. Voraussetzung dafür sind ein klares Beratungs- oder Begleitungsziel sowie ein hohes Rollenbewusstsein. Zentral dabei ist, primär vom Lebensalter auszugehen – von der Entwicklung der Sexualorgane sowie dem altersentsprechenden hormonellen Umbruch –, das gilt auch für Menschen mit einer Beeinträchtigung. Und es braucht Klarheit, wozu welche Fragen, welche Übungen dienen. Lernen geschieht am besten auf der konkreten

Erfahrungsebene. Dazu gehören neben Gesprächen auch das Schaffen von Erfahrungsräumen auf der Körperebene.

Nachfolgend wird ein Einblick in die sexualtherapeutische Arbeit mit Menschen mit einer Beeinträchtigung gegeben. Die Schilderungen sind zum Teil unterlegt mit Erklärungen zum professionellen Arbeiten mit diesen Menschen.

Fallbeispiel 1: Dranghaftes sexuelles Verhalten eines jungen Mannes

Matthias[1], ein 16-jähriger Mann mit einer kognitiven Beeinträchtigung, kam über eine heilpädagogische Schule in die Sexualtherapie, weil er den Lehrerinnen immer wieder an die Brüste griff und diese, wie er sagte, zum »Wackeln« bringen wollte. Alles Reden, alle Verbote nützten nichts, sodass die Lehrpersonen eine Sexologin hinzuzogen. Als Erstes machte die Sexologin den Pädagoginnen transparent, dass sich das Verhalten des jungen Mannes nicht von heute auf morgen verändern würde und es Geduld brauche, denn das Verhalten des jungen Mannes hatte sich schon über Jahre etabliert.

Am Anfang der Sexualtherapie wurde Matthias in seiner Fähigkeit unterstützt, sich für weibliche Brüste zu interessieren. Auf die Frage, ob er bei seinen Aktionen auswähle, wie groß, wie weich die Brüste der Frauen sein müssten, schüttelte er den Kopf. Im Gespräch, auch anhand von Bildern, lernte er, dass junge Männer in der Regel wählen, wovon sie sich sexuell angezogen fühlen. Zudem wurde er auf unterschiedlichen Ebenen als junger Mann entsprechend seinem Lebensalter in seinem Auftreten und seiner Attraktivität bestärkt. Anhand von Bildern von Frauen mit verschiedenen Brüsten wurde ihm klar, dass diese in Größe und Form ebenso vielfältig waren wie die sekundären Geschlechtsmerkmale des männlichen Geschlechts. Er nahm sich vor, die Brüste der Lehrerinnen genauer anzuschauen.

Als er wieder in die Therapie kam, erzählte er, dass er leider keine so große Auswahl habe, weil die einen Frauen für ihn zu alt seien und er sich deshalb wenig entscheiden könne, was ihm gefalle. Entsprechend nahm das Gespräch eine andere Wendung.

1 Bei allen im Folgenden verwendeten Namen handelt es sich um Pseudonyme.

Anstelle eines Verbotes wurde ein Aspekt seines Verhaltens, nämlich das Interesse an weiblichen Brüsten, als Fähigkeit des jungen Mannes integriert. Nachfolgend wurden sein Blick und sein Repertoire, was ihn sexuell anziehen kann, erweitert. Matthias begann die Brüste der Frauen, die ihn umgaben, genauer anzuschauen und mit der Zeit entschied er sich, was ihm am besten gefällt.

Allerdings hat sich dadurch sein Drang, an die Brüste der Lehrpersonen zu greifen und sie zum »Wackeln« zu bringen, noch nicht ganz verändert. Doch er hat – als ersten Schritt – begonnen, genauer hinzuschauen, welche Brüste er zum »Wackeln« bringen wollte.

In einem weiteren Teil der Beratung ging es um seine Selbstbefriedigung und den Zugang zum eigenen Genital. Auf differenzierte Fragen konnte er sehr genau erklären, wie er in der sexuellen Erregung seinen Penis in die Hand nahm. Er hielt den Ansatz des Penis zwischen Daumen und Zeigefinger und schüttelte ihn. Je stärker ihn dies erregte, desto mehr drückte er zudem mit seinen Fingern den Penis zusammen und durch starkes Schütteln kam er zum Orgasmus. Einen Stolz auf seinen Penis hatte er nicht entwickelt, auch schaute er ihn nie an; er schämte sich für das, was er tat.

Das »Wackeln« der Brüste erlebte er analog zum Schütteln seines Penis und der Brust seiner Mutter, die er als Kind oft zum »Wackeln« gebracht hatte. Neben der emotionalen Spannung des Verbotes brachte ihn das Greifen an die Brüste, das Wackeln, deutlich in die emotionale und dann in die sexuelle Erregung. Ausgehend von Gesprächen in der Beratung wurde er angeregt, seinen Penis beim Duschen, beim Urinieren, vor dem Spiegel anzuschauen. In kleinen Schritten hat er begonnen, seinen Penis auch in der Selbstbefriedigung anzuschauen, ihn in der sexuellen Erregung und seiner Potenz zu betrachten, ihn mit der ganzen Hand von vorne nach hinten zu reiben, ohne viel Druck, und er hat zudem angefangen ab und zu in der Selbstbefriedigung zu stehen. Mit Körperübungen hat er gelernt, sein Becken vor und rückwärts zu bewegen und tiefer zu atmen und die Beckenschaukel in seiner Selbstbefriedigung zu nutzen, damit er den Penis in seiner Hand stoßen konnte. Manchmal sagte er während der Beratungsstunde mitten im Gespräch, dass er jetzt auf die Toilette gehe, um das im Gespräch Erlernte auszuprobieren, damit er es zu Hause nicht vergesse. Das waren Herausforderungen, mit denen die Sexualtherapeutin konfrontiert wurde. Diese bewirkten unter anderem, dass sie den jungen, draufgängerischen Mann, nebst der Förderung des

Umgangs mit seiner eignen Sexualität entsprechend seinem Lebensalter, auch in seinem altersgerechten und gesellschaftlich adäquaten Umgang mit Intimität begleiten konnte. Er wollte schließlich als junger Mann bei Frauen Erfolg haben.

Das Entdecken seines Geschlechts, der neue Zugang zu sich selbst als junger Mann, ermöglichte, andere sexuelle Anziehungscodes zu entwickeln als das »Wackeln« von Frauenbrüsten. Matthias begann, sich für das Genital der Frauen zu interessieren, für ihre Brüste als Teil ihres Körpers, auch für den Po der Frauen. Er hörte von selbst damit auf, die Brüste der Lehrerinnen zum »Wackeln« bringen zu wollen, und fühlte sich zunehmend erwachsen. Dank der Unterstützung seines Vaters erhielt er später Pornohefte und -filme, die ihn faszinierten. In den Gesprächen im beraterischen Setting erzählte er davon und entdeckte, dass er auch selbst Fantasien entwickeln kann. Über viele seiner Fragen zur Sexualität der Frauen dachte er mit der Sexualtherapeutin nach und verliebte sich am Ende in eine Frau aus seinem Umfeld.

Fallbeispiel 2: Anschauen von Pornoheften bei der Arbeit und fehlende intime Orte zur Selbstbefriedigung

Max, ein 41-jähriger Mann mit einer kognitiven Beeinträchtigung, kam in Begleitung seiner Schwester in die erste Beratung. Die Therapeutin erklärte der Schwester, sie finde es mutig, dass sie als Frau in die Sexualtherapie komme, und fragte sie, was denn ihr persönliches Anliegen sei. Währenddessen nickte ihr Bruder, lachte und sagte mehrmals: »Das ist gut!« Umgehend erklärte die Frau, dass es nicht um sie gehe, sondern dass sie ihren Bruder begleitete, weil er ein sexuelles Problem an der Arbeitsstelle habe. Dank der Intervention der Sexualtherapeutin, die Schwester des beeinträchtigten Mannes als Klientin anzusprechen, sagte diese von sich aus, sie werde in ein Café gehen und nach der Beratung wiederkommen, um ihren erwachsenen Bruder abzuholen. Er könne selbst erklären, worum es gehe.

Dieses kleine Beispiel zeigt, wie zentral es ist, das Lebensalter der Menschen mit einer Beeinträchtigung im Auge zu behalten. Dank der anfänglichen Intervention merkte die Schwester des erwachsenen Bruders, dass sie den Raum verlassen muss, auch wenn sie sich verständlicherweise entsprechend seinem Entwicklungsalter für ihn verantwortlich fühlte. Ein Mann ohne spezifische Beeinträchtigung im Alter von Max würde wohl nie in Anwesenheit seiner Schwester oder seiner Eltern ein eigenes sexuelles Problem besprechen wollen. Wenn Angehörige hier die Privatsphäre der betroffenen Person nicht respektieren können, wird den erwachsenen Menschen mit einer Beeinträchtigung vermittelt, dass sie noch Kind geblieben sind. Verständlich, dass ihnen das Erwachsenwerden entsprechend schwerfällt, weil sie in diesem nicht oder selten erkannt werden.

Max kam in die Sexualtherapie, weil er an seinem Arbeitsort, in einer Firma, in einem Postverteilbüro Pornohefte anschaute, sobald er nichts mehr zu tun hatte. Eine Praktikantin »erwischte« ihn wiederkehrend in seiner sexuellen Handlung, woraufhin er von der Chefetage gerügt und, als letzte Maßnahme, verpflichtet wurde, eine Sexualtherapie aufzunehmen. Max erzählte der Sexualtherapeutin, er glaube, dass die junge Praktikantin ihn kontrolliert habe, weil sie selbst auch an Sex interessiert sei.

In der Therapie schilderte Max seine für ihn typische Situation der Selbstbefriedigung am Arbeitsplatz. Die Sexualtherapeutin wollte wissen, was und wie er das genau mache. Dank sehr differenzierten Nachfragens erklärte er, wie er auf dem Bürostuhl ein wenig den Reißverschluss seiner Hose öffne und an der Eichel ziehe, damit sie etwas aus der Hose schaue. Dann drücke er die Eichel mit zwei Fingern ganz fest zusammen, bis er auf diese Weise beim zeitgleichen Betrachten der pornografischen Bilder zum Orgasmus komme. Beim Orgasmus stecke er den Penis sofort in seine Hose. »Nein«, sagte er damals, zu Hause mache er dies nie. Er lebte mit seiner betagten Mutter und wusste, sie wolle nicht, dass er sich selbst befriedige. »Nein«, meinte er, auch in seinem Zimmer tue er es nicht, da könnte er erwischt werden. So blieb ihm der Arbeitsort, und da waren sexuelle Handlungen verboten. Selbst wusste er keinen anderen Ort außer der Toilette der Arbeitsstelle, doch das hatte seine Tücken. Er musste das Pornoheft in eine Zeitung wickeln, mitnehmen und das Ganze dauerte lange. Aus seinen Schilderungen ging hervor, wie lange er brauchte, um zu einem Orgasmus zu kommen, und laut seinen Aussagen klopften andere derweilen längst an die Toilettentür. Wenn er dies trotzdem machte, saß er auf der Toilette und drückte seinen Penis mit aller Wucht gegen den Schüsselrand vorne und half von hinten beim Drücken noch etwas mit seiner flachen Hand nach, vor allem im Bereich der Eichel. Da er bereits 42 Jahre alt war, ging dies auf diese Weise nicht mehr ohne Weiteres. Die Sexualtherapeutin machte zusammen mit ihm folgende Übung: Sie drückten jeweils ihren eigenen rechten Daumen mit den Fingern der linken Hand zusammen. Im Austausch miteinander fanden sie beide heraus, welche Empfindungen durch das starke Drücken im Daumen ausgelöst wurden. Er merkte, dass es unangenehm war und der Daumen weniger durchblutet wurde, und er zeigte sich interessiert, etwas anderes zu lernen, damit es seinem Penis besser gehen würde, denn dieses Drücken sei, wie er erkannte, für seinen Penis sicher auch unangenehm. Für weitere Lernschritte war in jener Therapiestunde keine Zeit mehr. Als er das nächste Mal kam, erklärte er, dass er nun verkehrt auf der Toilette sitze, doch auf diese Weise gehe gar nichts mehr. In kleinen Schritten gelang es ihm, seine Art der Erregungssteigerung derart zu verändern, dass er die Erregung mit viel weniger Druck auf seinen Penis steigern konnte. Weiter ermutigte ihn die Sexualtherapeutin, zu Hause unter der Dusche zu experimentieren. Seine Scham zu überwinden, sein eigenes Bedürfnis, sich selbst zu befriedigen ernst zu nehmen, und zu wissen, dass dies zu seiner Gesundheit gehört, hat viel Geduld und unzählige Wiederholungen im Gespräch und den angebotenen Erfahrungsräumen gebraucht. Nach einem halben Jahr war es ihm möglich, seinen Penis anzuschauen.

Es ist immer wieder erstaunlich, in wie vielen Dingen Menschen mit einer Beeinträchtigung begleitet werden, doch in der Förderung der sexuellen Gesundheit, im Speziellen des Zugangs zur eigenen Sexualität, scheint es mancherorts noch viele Wissenslücken zu geben. Denn die Art und Weise, wie sich Max zu Beginn der Therapie befriedigte, hatte zur Folge, dass er in seinem Alter von 42 Jahren nicht mehr gut zum Orgasmus kam bzw. dass es sehr lange dauerte, bis er entladen konnte. Das starke Drücken auf die Eichel verhinderte den Blutzufluss und förderte zudem den Rückstau, was ihm manchmal auch Schmerzen bereitete. Entsprechend dem Modell Sexocorporel hat die Sexualtherapeutin mit dem Klienten unter anderem an diesem körperlichem Muster der Erregungssteigerung gearbeitet. Das hatte zudem eine Wirkung auf die Kognition: Er erlebte fortan die Selbstbefriedigung als Teil seines Erwachsenenlebens und dies stärkte sein Gefühl der Geschlechtszugehörigkeit als Mann. Es war ein großer Schritt, dass er es mit der Zeit wagte, sich zu Hause in seinem Zimmer zu befriedigen, und als Inspirationsquelle sein Pornoheft nutzte, obwohl er immer noch mit seiner betagten Mutter lebte.

Fallbeispiel 3: Wunsch eines Paares zusammenzuziehen und miteinander zu schlafen

Das junge Paar Maria (31) und Peter (28), beide mit einer kognitiven Beeinträchtigung, wollte in seiner Institution in ein gemeinsames Zimmer zusammenziehen. Der Betreuer sowie die Eltern der jungen Frau fanden, es sei gut, wenn sie in eine Sexualtherapie gehe. Die Frau solle die Möglichkeit erhalten, sich mit ihrer eigenen Sexualität auseinanderzusetzen, um entscheiden zu können, was sie mit ihrem Partner will. Nach einigen Sitzungen könne ihr Partner zusammen mit ihr in die Sexualtherapie kommen.

Maria kam einige Zeit allein in die Sexualtherapie. Ihr Genital hatte sie bislang noch nie berührt. Wenn sie sich selbst befriedigen wollte, drückte sie ihr Becken gegen eine Sofalehne und kam auf diese Weise rasch zu einer Entladung. Das erste Problem war, dass ihr neues Sofa über keine Lehne mehr verfügte, obwohl sie sich dies so sehr gewünscht hatte. Das zweite Problem war, dass ihr Partner – Peter – sie auf ihren Wunsch hin im Genitalbereich nur anfassen durfte, wenn sie Unterhosen trug. Eine direkte Berührung auf der Haut wäre ihr zu viel gewesen. Doch Peter wünschte sich Geschlechtsverkehr und sie wusste nicht, wie das gehen sollte, zumal sie ihre Vagina selbst auch noch nie mit den eigenen Fingern entdeckt hatte. Peter wollte Zärtlichkeiten austauschen, war jedoch dabei sehr ungelenk und immer zielorientiert eingestellt. Er berührte Maria rasch an ihren Brüsten und wollte auch ihr Genital betasten. Nach drei Monaten intensiver sexualtherapeutischer Begleitung hatte Maria gelernt, sich genital zu berühren zu stimulieren. Im Austausch mit Peter gelang es ihr, aktiv seine Hand unter ihrer Unterhose auf ihre Vulva zu legen. Zu mehr war Maria zu diesem Zeitpunkt nicht bereit. Peter hatte die Idee, dass sie heiraten und zusammenziehen könnten. Er erhoffte sich dadurch, dass er mit ihr Sex haben könnte.

Als sie dann gemeinsam als Paar in die Therapie kamen, fragte die Sexualtherapeutin unter anderem, auf welche Weise sie beide Zärtlichkeiten austauschten. Dabei hat sie im Gespräch erfahren, dass Peter sehr direkt vorging und Maria dadurch keine Chance hatte, selbst aktiv zu werden. Peter tat kund, dass er ja nicht wisse, was er sonst machen könne, weil sie es ihm auch nicht sage, obwohl er schon so oft gefragt habe, was sie sich wünsche; aber sie wisse es ja selbst auch nicht. Die Sexualtherapeutin nahm die Idee der beiden auf, ihnen zu zeigen, was sie lernen können. In der Folge holten sie gemeinsam die zwei Matten in der Praxis hervor und legten sich ohne Schuhe hin. Beide trugen Hosen, er ein großes Sweatshirt, sie einen weichen Pullover. Schritt für Schritt zeigte die Therapeutin zuerst ihm, dann ihr und ihnen beiden, was sie im zärtlichen Austausch Neues lernen können. Zuerst legte Maria sich seitlich hin und Peter setzte sich neben sie. Er lernte, wie er sie an der Taille, am Rücken berühren kann und wie er sich selbst in der Berührung bewegen kann. Sie lernte, sich in seine Berührungen hinein zu bewegen und unter anderem aktiv seine Hand dorthin zu führen, wo sie es in dem Moment in der Praxis wollte. Nach einem Austausch der Sexualtherapeutin mit den beiden über deren Erfahrung tauschten sie deren Rollen und machten diese Übung im Anschluss in von ihnen gewählten Positionen. Es ging darum, das zu lernen, was so viele andere Paare in einem sexualtherapeutischen Erfahrungsraum lernen können: sich derart zu umarmen, zu berühren, dass die Sinne von beiden angeregt werden und die Berührungen dem Bedürfnis von ihm wie von ihr entsprechen. Auf diese Weise gelang es beiden, die gemeinsame Berührung zu genießen.

Als die Beratungsstunde zu Ende war, legten sie die Matten zurück. Ihr Betreuer wartete draußen im Wartzimmer. Doch sie wollten, dass der Betreuer hereinkam und sich mit ihnen an den Tisch setzte. Maria und Peter erzählten ihm, was sie in der Therapiestunde gelernt hatten. Dabei hatte Peter unvermittelt die Idee, er wolle dem Betreuer zeigen, was er gelernt habe. Maria holte die Matten, beide legten sich erneut hin und begannen mit den Übungen. Der Betreuer und die Therapeutin saßen am Tisch, beide waren etwas befangen. Doch was sie sahen und erlebten, – der Austausch der sinnlichen Berührungen der beiden – berührte sie zutiefst.

Nachdem Peter und Maria mit dem Vorzeigen fertig waren, standen sie auf, verräumten die Matten und setzten sich an den Tisch. Sie wollten vom Betreuer hören, was er dachte. Er sagte ihnen, wie sehr er berührt sei, wie zärtlich sie miteinander umgegangen seien und wie er dabei selbst für sich einiges habe lernen können.

Die beiden besuchten sich nach einigen Monaten gegenseitig in ihren Zimmern und übernachteten auch zusammen dort. Zum Geschlechtsverkehr kam es in dieser Zeit nicht. Der junge Mann brach später die Beziehung ab und erklärte seinem Betreuer, dass dies alles viel zu lange gehe mit Maria, er wolle eine Beziehung zu einer anderen Frau, mit der er schneller richtigen Sex haben könne. Die junge Frau vermisste ihn lange, verliebte sich später aber neu. Dank der Fortschritte im Umgang mit der eigenen

Sexualität und des Zugangs zu ihrem weiblichen Geschlecht gelang es ihr, sich unbefangener auf sexueller Ebene mit ihrem neuen Partner einzulassen.

Das Ende der Geschichte der beiden erstaunt, weil es abrupt kam. Oft hindert es Fachleute daran, Menschen mit einer Beeinträchtigung in der Liebesbeziehung und den dafür erforderlichen Fähigkeiten zu unterstützen, weil sie ahnen, dass Paarbeziehungen gerade von Menschen mit einer Beeinträchtigung oft nicht lange dauern. Dabei gehen sie häufig von ihren eigenen Wertvorstellungen aus und wollen entsprechend diese Menschen vor möglichen Enttäuschungen bewahren. Dabei ist es sehr wichtig, dass auch Frauen und Männer mit einer Beeinträchtigung ihre Erfahrungen auf der Liebes- und sexuellen Ebene machen können. Dieses Beispiel zeigt unter anderem, wie wichtig es für einen jungen Mann ist, unabhängig von seiner Beeinträchtigung ebenso wie andere Männer Geschlechtsverkehr zu erleben, und wie zentral der sinnliche Zugang zum eigenen Geschlecht junger Frauen als Ressource für den sexuellen Austausch mit einem Gegenüber ist.

Abschluss

Das erotische Spiel, zugewandte Zärtlichkeit im Austausch zu zweit, gehört im Modell Sexocorporel zu den Beziehungskomponenten und ist lernbar. Vor der Kenntnis des Modells fehlten sexologische Grundlagen, Menschen zu zeigen, wie sie ihre Hand in der Berührung und ihren Körper insgesamt auf unterschiedliche Weise nutzen können. Wenn Menschen lernen, im körperlichen Austausch mit sich oder einem Gegenüber die Hand aus dem Schulterbereich heraus zu bewegen, sodass die Schulter in der Bewegung des Arms mitschwingt, aktivieren sie die eigenen Emotionen im Tun. Sie werden dadurch Beteiligte, das Becken schwingt mit und bewegt über die Wirbelsäule auch den Kopf, sodass dieser sich auch gedanklich dem Hier und Jetzt zuwendet. Die Aufmerksamkeit wird auf den eigenen Atem zentriert. Dies stärkt nebst der Durchblutung des Geschlechts den Zugang zu den eigenen Emotionen. Der Kontakt mit dem Gegenüber wird dadurch intensiver erlebt. Dies fördert sowohl den erotischen Austausch wie die eigene Hingabe an die Berührung.

Die Lernschritte, in die eigene Selbstbefriedigung hineinzuwachsen, sie zu gestalten und sie lustvoll zu erleben, beginnen im Kindesalter, erst unbewusst und später im Alter zwischen sieben und etwa zwölf Jahren bewusst. Anfänglich ist es den Kindern möglich, mit ihren Eltern über Sexualität zu reden. Doch mit zunehmendem Alter ist dies nicht mehr Aufgabe der Eltern. Denn das Entdecken der eigenen Sexualität bringt die Kinder aus dem Nest der Familie heraus, weil der sexuelle Austausch mit anderen gemacht werden will. Wer Menschen mit einer Beeinträchtigung begleiten will, tut gut daran, sie auch in ihrem sexuellen Prozess zu unterstützen, denn die Sexualität fördert das Hineinwachsen ins Erwachsenenleben und damit erste Ablösungsschritte vom Elternhaus. Dies bedeutet, dass Fachleute gefordert sind, früh damit zu beginnen. Selbstverständlich ist es nie zu spät, und auch erwachsene Frauen und Männer mit einer Beeinträchtigung sind dankbar, wenn offen mit ihnen über Themen der Sexualität gesprochen wird. Oft erzählen Fachleute, dass Menschen mit einer Beeinträchtigung keinen Geschlechtsverkehr haben, sondern nur schmusen wollen. Häufige Gründe sind fehlendes Wissen, dass die Sexualität von Menschen mit einer Beeinträchtigung sich ebenso altersentsprechend entwickelt wie jene von Menschen ohne spezifische Beeinträchtigung, fehlende Unterstützung im persönlichen Zugang der Menschen mit einer Beeinträchtigung zur eigenen Geschlechtlichkeit ebenso wie fehlendes Wissen zum sexuellen Austausch mit einem Gegenüber. Eine weitere Erklärung ist die daraus entstehende Angst vor Geschlechtsverkehr, denn wer wenig weiß, installiert Schutzmechanismen. Und die Angst der Fachleute trägt dazu bei, die Sexualität von Menschen mit einer Beeinträchtigung zu behindern. Dahinter fehlt auch das Ernstnehmen des Erwachsenenalters mit den Wünschen nach Sexualität und der Liebe von Frauen und Männern. Dies sind Wünsche, die vor einer Beeinträchtigung nicht Halt machen.

In der Begleitung zu sexueller Gesundheit geht es nicht um Normen, wie jemand seine Sexualität zu leben hat, solange diese im gesetzlichen Rahmen gestaltet wird. Vorhandene Fähigkeiten stehen im Zentrum und es geht darum, zusammen mit den Menschen genau abzuschätzen, welche Entwicklungsschritte, ausgehend von der Beeinträchtigung, aktuell möglich sind. Damit wird eine Basis dafür gelegt, mit welchen Lernschritten eine Frau, ein Mann, ein Mensch experimentieren kann. Oft zeigt sich in einem Gespräch zu Sexualität, ausgehend von einem sexuellen Problem oder Anliegen, bereits sehr viel Neues, bis im Dialog ein Ziel festgelegt werden kann. Offen über Sexualität zu reden, braucht Übung und das Eingeständnis, dass dies am Anfang für alle Beteiligten nicht einfach ist, sowohl für die Fachleute als auch für die Menschen mit einer Beeinträchtigung. Allein diese Erkenntnis ermöglicht bereits, die anfängliche Befangenheit zuzulassen und zu kommunizieren. Offenheit in sexualtherapeutischen Gesprächen bereitet auch den Raum für Überraschungen.

Fachleute, die mit Menschen mit Beeinträchtigung arbeiten, kennen in der Regel viele Instrumente der Begleitung, die sie unabhängig von der Förderung der sexuellen Gesundheit einsetzen. Anhand dieser Instrumente können Möglichkeiten abgeleitet werden, wie Fachleute im Bereich der Sexualität vorgehen können. Und was es vor allem braucht, ist einen Anfang zu setzen, mit offenen Gesprächen zu Sexualität zu beginnen und sich im Team dazu abzusprechen. Menschen mit einer Beeinträchtigung fordern Fachleute auf ihre Weise heraus, zeigen mit ihren direkten Fragen und ihren Reaktionen, was für sie wirklich wichtig ist im Leben und damit auch im Bereich der Sexualität und der Liebe. Es gilt, Gespräche zu eröffnen, auch wenn diese Menschen vorher nicht fragen, weil sie oft verlernt haben zu fragen.

Fachleute, die sich trauen über sich und ihre eigene Sexualität nachzudenken, ihren Träumen nachgehen und Lernschritte wagen, werden sich Wissen aneignen und erkennen, wie viel Motivation und Übung es braucht, Verhalten in der Sexualität derart zu verändern, dass sowohl die Selbstbefriedigung als auch der sexuelle Austausch mit einem Gegenüber zum Genuss wird und die Lebensfreude stärkt. Diese Erkenntnis wird die Fähigkeit in Beratungsprozessen fördern, rollenbewusst mit viel Geduld und Empathie Menschen mit einer Beeinträchtigung dabei zu begleiten, ihre eigenen sexuellen Fähigkeiten, ihre Liebe zu sich selbst zu erweitern, diese zu anerkennen und zu schätzen. Im Sinne: Wer sich selbst schätzt und liebt, weiß, was gut tut und kann sich entsprechend schützen.

Biografische Notiz

Esther Elisabeth Schütz ist klinische Sexologin ISI, Paartherapeutin EFT, Pädagogin HS, eidg. dipl. Erwachsenenbildnerin AEB, Organisationsentwicklerin und Supervisorin BSO. Als ehemalige Leiterin des Instituts für Sexualpädagogik und Sexualtherapie war sie Initiatorin des heutigen MA Sexologie. Sie war langjährige Studienleiterin des MA Sexologie und des Lehrgangs Sexualpädagogik, in beiden Studiengängen doziert sie weiterhin und arbeitet als Sexualtherapeutin in freier Praxis in Uster.

Sexocorporel in der Sexuellen Bildung von Kindern und Jugendlichen

Wolfgang Kostenwein & Adriane Krem

Einleitung

Sexualpädagogik war von Beginn an einerseits allgemeinen pädagogischen Ansätzen und andererseits gesellschaftlichen Anliegen und Moralitäten unterworfen. Betrachtet man den aktuellen gesellschaftlichen Diskurs, so hat sich in den letzten 50 Jahren wenig verändert. Auf wissenschaftlicher Ebene gibt es allerdings ein starkes Gewicht emanzipatorischer Ansätze, die innerhalb der kritisch-reflexiven Erziehungswissenschaft verortet werden können (Sielert, 2023).

Ungeachtet wissenschaftlicher Verortungen findet Sexualpädagogik in ihrer Umsetzung oft als »Verhinderungspädagogik« statt: Verhinderung von sexuell übertragbaren Krankheiten, ungewollten Schwangerschaften, sexueller Gewalt, Respektlosigkeit gegenüber sexueller Vielfalt. Salutogenetische Ansätze verkümmern damit zu theoretischen Ideen mit wenig Praxisrelevanz.

Der sexualwissenschaftliche Ansatz Sexocorporel vermag hier das theoretische Handwerkszeug dafür zu liefern, Sexualpädagogik wissenschaftlich untermauert in eine konstruktive Umsetzung zu führen. In vielerlei Hinsicht gelingt damit eine Neuformulierung von Sexualpädagogik hinsichtlich ihrer Praxisansätze wie auch ihres Wirkspektrums.

Sexuelle Lernfelder

Das Österreichische Institut für Sexualpädagogik und Sexualtherapien ist seit vielen Jahren sexualpädagogisch tätig und hat in dieser Zeit sein sexualpädagogisches Konzept immer wieder aus der Praxis heraus um neue Ansätze erweitert. Durch die Begegnung mit dem Modell Sexocorporel ist ein

Austausch entstanden, der beide Konzepte zusammengeführt hat, sodass deren gegenseitige Ergänzung zu einer Neuformulierung von Sexualpädagogik beigetragen hat. Längst stehen nicht nur Informationsvermittlung und Methoden der Workshopgestaltung für Jugendliche im Fokus der Betrachtung. Valtl (2013 [2008]) hat mit dem Begriff »Sexuelle Bildung« diesen Blickwinkel bereits skizziert. Diese Begrifflichkeit verleitet allerdings stark zu einer kognitiven Kontextualisierung und kann dadurch das breite Themenfeld von Sexualpädagogik nicht abbilden. Sexualpädagogik ist vielmehr als lebenslanger Begleitprozess auf allen sexualitätsrelevanten Entwicklungsebenen von Menschen zu verstehen, die weit über die kognitive Ebene hinausreichen. Sexocorporel liefert das sexologische Wissen und das sexualpädagogische Handwerkszeug zum aktuellen Theoriekonzept der »Sexuellen Bildung«. Vor allem aber unterstützt der differenzierte Verständnishintergrund über die Funktionalität menschlicher Sexualität eine Präzisierung von sexualpädagogischen Zugängen und Konzepten.

Sexualpädagogik bedeutet in diesem Zusammenhang die Beachtung des Sexuellen in den lebenslangen Entwicklungsschritten einer Person. Diese Entwicklungsschritte betreffen alle Ebenen, die im Kontext von Sexualität relevant sind.

Der Blickwinkel von Sexocorporel führt damit unweigerlich in eine Neuformulierung des Handlungsfelds Sexualpädagogik.

Sexocorporel als lern- und entwicklungsfokussierter Ansatz

Sexuelles Lernen ist ein lebenslanger Prozess, der mit der Geburt beginnt und dem Tod endet. Sexuelles Lernen ist lebenslanges Lernen.

Die sexuelle Entwicklung von Menschen wird als prozessartige und ständige Etablierung von Fähigkeiten betrachtet und findet auf unterschiedlichen Lernfeldern statt. Im Modell sexueller Gesundheit werden diese Ebenen in vier Kompetenzbereiche unterteilt, die ein präzises theoretisches Konzept für sexualpädagogisches Handeln liefern:

Die *Ebene der Kognition* beinhaltet unter anderem die Ansammlung von Wissen, Mythen, das Erlernen sozialer Regeln, die Etablierung und das Hinterfragen von Glaubenssätzen, das Erkennen gesellschaftlicher Konstruktionen, die Gestaltung sexueller, wie auch identitätsstiftender Konstruktionen sowie die Fähigkeit zu reflektieren.

Die *Ebene des Körpers* beinhaltet die Entwicklung im Umgang mit den körperlichen Tools Anspannung und Entspannung, Atmung, Bewegung, Rhythmus und das Einnehmen des Raumes. Die Variabilität im Einsetzen der Körpertools für die sexuelle Erregung, die Modulation von Gefühlen und aller Wahrnehmungsmöglichkeiten ist Teil der körperlichen Kompetenzentwicklung.

Die *Ebene der Sexodynamik* beschreibt im sexualpädagogischen Kontext die Wahrnehmungsfähigkeit auf emotionaler und körperlicher Ebene. Das Spüren von Gefühlen, das Spüren der Körpergrenzen, das Spüren von Berührungen, von sexueller Erregung sind Aspekte der Kompetenzentwicklung auf dieser Ebene. Darin enthalten ist auch die Wahrnehmungsfähigkeit von Lust, wobei sexuelle Lust nur eine von vielen Lustwahrnehmungsmöglichkeiten darstellt.

Die *Ebene der Beziehungskomponenten* beschreibt die Fähigkeit Beziehungen zu gestalten, auf Menschen zuzugehen und Verhaltensweisen an den Tag zu legen, die es möglich machen andere zu »begeistern«, Aufmerksamkeit von anderen zu bekommen.

Die Entwicklungsebenen sind weder im Aneignungsprozess noch im Gesamtzusammenhang gleichwertig, sondern hierarchisch strukturiert:

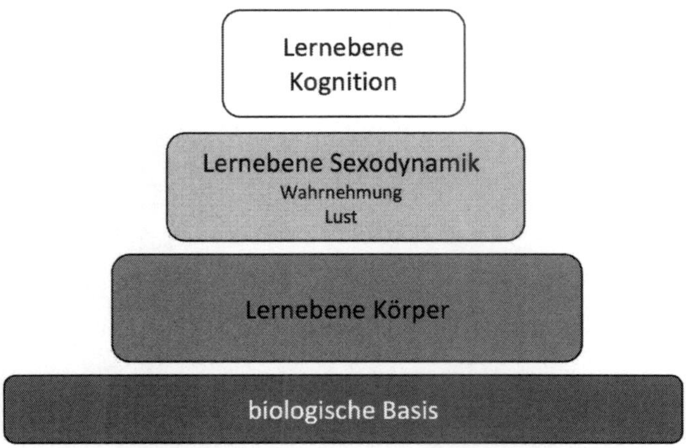

Abb. 1: Kompetenzpyramide sexuelles Lernen

Alle Entwicklungsebenen sind miteinander verwoben und beeinflussen sich permanent gegenseitig.

Streng genommen kann gar nicht von einer sexuellen Entwicklung gesprochen werden, denn es gibt nur eine gesamtmenschliche Entwicklung.

Diese zeichnet sich dadurch aus, dass von Geburt an auf unterschiedlichen Ebenen Fähigkeiten angesammelt werden. Wenn im Folgenden von »sexueller Entwicklung« gesprochen wird, sind damit jene Kompetenzerweiterungen gemeint, die eine Auswirkung auf die Sexualität eines Menschen haben.

Wenngleich sexuelle Entwicklungsschritte über die gesamte Lebensspanne stattfinden, kommt den ersten zehn Lebensjahren eine besondere Bedeutung zu. Zwischen null und zehn Jahren werden die sexuellen Basiskompetenzen ausgebildet, die die Grundlage für alle weiteren Lernschritte bilden. Das Vorhandensein sexueller Basiskompetenzen bietet Stabilität und Sicherheit für die Etablierung einer zufriedenstellenden erwachsenen Sexualität. Instabilität des sexuellen Systems kann zu einer leichteren Beeinflussbarkeit durch andere führen wie auch zu Schwierigkeiten im Einhalten von sozialen Regeln. Häufig führen zu wenig ausgeprägte Basiskompetenzen lediglich in eine von den Personen selbst als limitiert erlebte Sexualität.

Eine Aneignung von Basiskompetenzen ist auch im späteren Alter möglich, gestaltet sich aber aufwendiger. Umso unverständlicher erscheint es, dass traditionelle Sexualpädagogik oftmals erst im Alter von etwa zwölf bis 14 Jahren ansetzt, in dem vermeintlich das erste sexuelle Erleben stattfindet. Damit wird übersehen, dass Kinder in diesem Alter bereits zwölf bis 14 Jahre sexuelle Entwicklung hinter sich haben. Die entsprechenden Entwicklungsschritte zu kennen ist Voraussetzung für eine kompetente Begleitung. Das Hintergrundwissen über Lern- und Aneignungsprozesse liefert den Rahmen für diesen Prozess. Damit ergibt sich eine einfache Antwort auf die Frage, ob Sexualpädagogik in die Hände der Schule oder der Eltern fällt: Die Verantwortung für entsprechende Rahmenbedingungen fällt

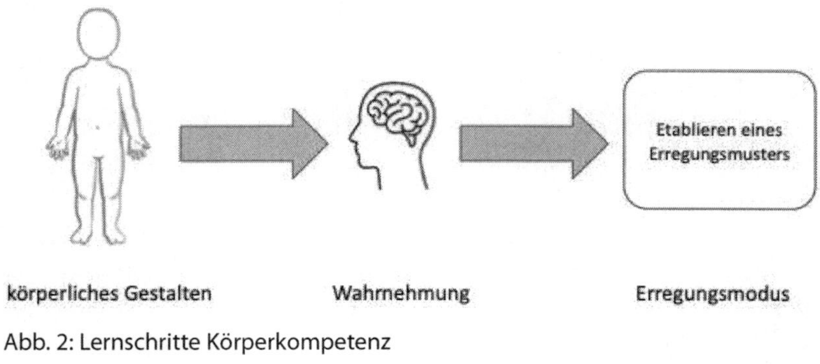

Abb. 2: Lernschritte Körperkompetenz

allen Personen zu, die die Entwicklung von Kindern begleiten. Das sind insbesondere Eltern, Elementarpädagog*innen, Pädagog*innen und alle anderen Personen in diesem Begleitprozess. Mit dem Kompetenzmodell Sexocorporel wird der Wissenshintergrund für diese Entwicklungsbedingungen zugänglich und konkretisiert.

Sexuelle Basiskompetenzen

Themen der Sexualpädagogik sollen sich unter diesem Blickwinkel nicht mehr auf die kognitiven Aneignungsschritte durch Wissensvermittlung reduzieren, sondern beziehen alle anderen Entwicklungsebenen zentral in ihre Betrachtung mit ein:

- Die *Fähigkeit den Körper differenziert zu spüren* bei Berührung, aber auch ohne direkte Berührung – dies gilt auch für das Genital: Differenziertes Spüren inkludiert die Fähigkeit feststellen zu können, ob eine Berührung subjektiv als angenehm oder unangenehm eingestuft wird. Differenzierte Wahrnehmung ist die Voraussetzung für die Fähigkeit einer konkreten Nähesituation zuzustimmen oder sie abzulehnen.
- *Variabilität im Umgang mit körperlicher Entspannung und Anspannung für die Gestaltung von Lust und Genuss:* Dies gilt für die Sexualität genauso wie für alle anderen Aktivitäten, die Potenzial für eine genussvolle Wahrnehmung haben.
- *Modulation von Gefühlswahrnehmungen durch Wahrnehmung und Nutzung von TRAB (Tonus/Rhythmus/Atmung/Bewegungsraum):* Eine Veränderung des Körperzustands, beispielsweise über Atmung, Bewegung oder Variabilität der Muskelspannung, geht mit einer Änderung der psychischen bzw. emotionalen Befindlichkeit einher. Umgekehrt spiegeln sich Emotionen im körperlichen Ausdruck wider. Über das Verständnis dieses Zusammenhangs kann der Körper als »Mischpult« zur Regulation von Emotionen eingesetzt werden, indem die Körperlichkeit mittels der TRAB-Tools gestaltet wird (s. Abb. 3). Dies ermöglicht es Menschen, Gefühle wahrzunehmen und sie so zu verarbeiten, dass eine Regulierung auf der Handlungsebene möglich ist. Gefühlswahrnehmungen, die nicht moduliert werden können, führen oftmals in eine nicht angemessene oder subjektiv als nicht selbstbestimmt erlebte Handlungssituation.

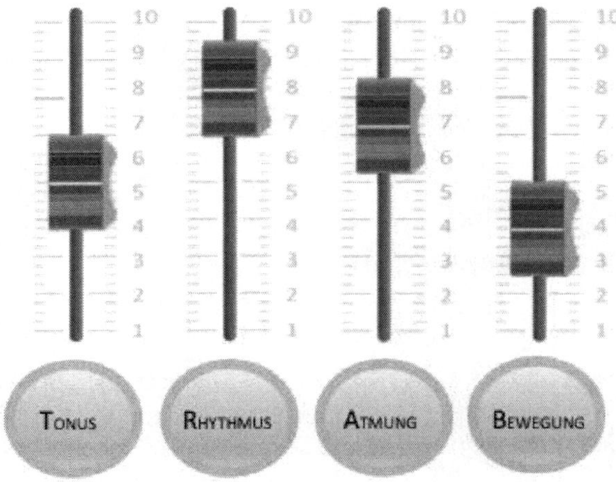

Abb. 3: Der Körper als Mischpult der Lust

- Die *Verfeinerung der Bewegungsfähigkeit von Oberkörper und Becken durch freie Bewegungsspiele* unterstützt den Umgang mit Emotionen und die Fähigkeit zu lustvoller Wahrnehmung.
- Das *Spüren der eigenen Körpergrenzen* ist Voraussetzung dafür, Nähe sowie Distanz wahrnehmen und auf einer Verhaltensebene regulieren zu können. Die Wahrnehmung der Körpergrenzen ist nicht zuletzt auch wichtig für die Raumorientierung.
- *Entwicklung einer sexuellen Identität im Sinne einer positiven Wahrnehmungsidentität:* Dabei geht es nicht um den sozial gestaltbaren Körper, gesellschaftliche Konstruktionen in Bezug auf Geschlecht, sondern um die tendenzielle Zufriedenheit und das Wohlbefinden im eigenen Körper, in seiner individuellen Beschaffenheit. In diesem Sinn wird die sexuelle Identität durch Selbstwahrnehmung gestützt. Den gesellschaftlichen Rollenkonstruktionen können in Relation dazu mehr oder weniger Bedeutung für das persönliche Identitätskonzept zukommen.
- *Wertschätzung gegenüber dem eigenen Körper und dem eigenen Genital:* Die Wertschätzung steht in direktem Zusammenhang mit der sexuellen Selbstsicherheit.
- *Entwicklung einer differenzierten körperlichen Wahrnehmungsfähigkeit am ganzen Körper – auch am Genital:* Unterschiedliche Berührungsqualitäten »erspüren« zu können ist die Voraussetzung für die

Fähigkeit, andere Menschen in differenzierter Weise zu berühren. Kinder brauchen das Entwicklungsspektrum von etwa zehn Jahren, um diese Fähigkeiten zu etablieren. Menschen, die Schwierigkeiten haben, andere Personen so zu berühren, dass diese dies als positiv wahrnehmen können, haben häufig Schwierigkeiten in dieser Basiswahrnehmung.

- Die *Fähigkeit eigene Gefühle differenziert wahrzunehmen* ist ebenfalls Voraussetzung dafür, diese modulieren und daraus eine Handlung gestalten zu können. Dies ist auch Grundlage für das Wahrnehmen und Respektieren von Gefühlen anderer Menschen. Inkludiert in diese Basisfähigkeit ist die Fähigkeit, Ambivalenzgefühle wahrzunehmen, zu verarbeiten und kognitiv für sich einzuordnen.
- *Erlernen sozialer Regeln:* Die Kenntnis sozialer Regeln ist eine wesentliche Basis für die Möglichkeit, sexuelle Kontakte herstellen und gestalten zu können.
- *Erlernen von unterschiedlichen Atmungsmöglichkeiten:* Die Fähigkeit, Atmung regulierend einzusetzen, erlaubt eine intensivere Wahrnehmung sowie eine Modulation von Emotionen und kann zum Beispiel bei Bewegungsspielen, Musik angeeignet werden.
- *Basiswissen über Körperbegriffe und sexuelle Funktionalität:* Sexuelle Funktionalität bezieht sich auf das Wissen über die Erregungs- und Erektionsfähigkeit aller Geschlechter. Keinesfalls ist damit die Reduktion der Auseinandersetzung auf heterosexuellen Geschlechtsverkehr zum Zwecke der Fortpflanzung und Aufklärung über Eizellen und Spermien gemeint. Aus sexualpädagogischer Sicht entspricht dies keinem Basis-, sondern einem (reduktionistischen) Detailwissen, das bei Bedarf erklärt werden kann, für die sexuelle Entwicklung von Kindern aber nicht wesentlich ist.
- *Kompetenzübernahme für den eigenen sexuellen Körper bei der Hygiene:* Den sexuellen Körper wertzuschätzen spiegelt sich auch bei der Körperpflege wider.
- *Fähigkeit genitale Lust (Erregung) wahrzunehmen und zu genießen:* Sexuelle Spürfähigkeit ist Grundlage für jedes sexuelles Handeln. Die Kompetenz, einen positiven Umgang in Einbettung der aktuellen sozialen Regeln zu finden, ist Voraussetzung für jede sexuelles Gestalten.
- *Medienkompetenz als Teil der sexuellen Basiskompetenz:* Informationen aus Medien einordnen und kritisch verorten zu können, spielt

auch und insbesondere im Zusammenhang mit Sexualität eine große Rolle. Medienkompetenz ist grundlegend dafür, einer realitätsgenerierenden Wirkung von Pornografie entgegenzutreten.

- *Entwicklung unterschiedlicher Tools, um mit anderen Menschen in Kontakt zu treten:* Soziale Fähigkeiten sowie kommunikative Kompetenz fördern die Fähigkeit, sexuelle Kontakte herzustellen und zu gestalten. Verführungskompetenz umschreibt die Fähigkeit, andere Personen dafür zu faszinieren, was man mit ihnen gemeinsam erleben möchte.

Fazit: Die körperliche Gestaltungsfähigkeit von Lust und Emotion findet ihre Grundlage in den Lernschritten der ersten zehn Lebensjahre und benötigt eine zentrale Berücksichtigung in der Sexualpädagogik!

Sexocorporel als ressourcenorientierter Ansatz

Wenn Sexualpädagogik als lebenslanger Begleitprozess auf allen sexualitätsrelevanten Entwicklungsebenen von Menschen verstanden wird, braucht es einen Blick auf die vorhandenen Ressourcen einer Person sowie auf den Menschen mit seinen individuellen Fähigkeiten und Grenzen. Die Person, ihre Wünsche und Sehnsüchte stehen im Mittelpunkt. Der aktive Blick auf die Person ermöglicht es, Verhaltensweisen als für diese sinnvoll zu erkennen, abseits eigener Wertehaltungen und rechtlicher Rahmenbedingungen.

Die Herausforderung in der sexualpädagogischen Arbeit besteht darin, hinter Verhaltensweisen, die als »schlecht« bewertet werden, Fähigkeiten zu erkennen und auf dieser Basis einen Veränderungsprozess begleiten zu können.

Das Modell sexueller Gesundheit Sexocorporel liefert die Basis für eine Methodik, mit der diese Ressourcen differenziert evaluiert und darauf folgend gezielte Erweiterungsschritte formuliert werden können.

Das Kompetenzprofil

Auf Basis des Modells sexueller Gesundheit nach Sexocorporel können die für die Sexualität relevanten Fragen in Bezug zu den einzelnen Ebenen gestellt werden.

Die vorgestellten Fragen sollen beispielhaft inspirieren und sind nicht als »Anamnesebogen« gedacht.

Ebene der Kognition

- Inwieweit gibt es ein Verständnis für soziale Regeln?
- Gibt es ein Bewusstsein für »wichtigere« und »unwichtigere« Regeln?
- Welche Normen, Werte, Moralvorstellungen werden wahrgenommen?
- Welche Glaubenssätze werden angenommen?
- Welche kognitiven Identitätskonstruktionen gibt es?
- Welche Stereotype werden als wichtig erachtet?
- Welchen Gesellschaftskonstruktionen und Ideologien werden verfolgt?
- Gibt es außerhalb der für sich selbst als geeignet erlebten Konstruktionen Vorstellungen von anderen Lebens-, Beziehungs-, Sexualitätskonstrukten?
- Welches Wissen zum Thema Sexualität ist vorhanden?
- Welche Mythen beschäftigen die Person?
- Inwieweit ist die Fähigkeit, Erklärungsmodelle für eigenes Verhalten anzubieten, ausgeprägt?
- Inwieweit können Gefühle und Erlebtes kognitiv reflektiert werden?
- Inwieweit ist eine Sprache dafür, sich in Bezug zu sexuellen Themen ausdrücken zu können, vorhanden?

Ebene der Beziehungs- und Verführungskompetenzen

- Welche Fähigkeiten werden als eingesetzte Strategien wahrgenommen, wenn die Person etwas erreichen oder besitzen möchte?
- Welche Fähigkeiten werden als eingesetzte Strategien wahrgenommen, wenn die Person in Kontakt treten möchte? Dabei ist wichtig zu unterscheiden, wer das Gegenüber ist. Gibt es Unterschiede im Kontaktaufbau zu Kindern, Jugendlichen, Erwachsenen? Gibt es Unterschiede je nach sozialer Rollenzuschreibung und Status dieser Personen?
- Ist Kontaktaufnahme rasch möglich?
- Ist es leichter mit Menschen in Kontakt zu treten, die nicht vertraut sind?
- Ist es leichter oder weniger leicht zu Beginn einen »guten« Kontakt herzustellen als ihn längerfristig zu halten? Verläuft die Annäherung konstant oder werden Brüche wahrgenommen?

- Findet die Kontaktaufnahme in erster Linie sexuell statt? Findet die Kontaktaufnahme mit einem bestimmten Geschlecht immer sexuell statt?
- Welche Werkzeuge sind dafür verfügbar, eine Beziehung am Laufen zu halten?
- Wird die Beziehungsebene benutzt, um ein Statusspiel als Beziehungsangebot herzustellen?
- Welche Tools werden dabei genutzt?
- Ist die Beziehungsebene wichtig, da die Person in der Wahrnehmung einer eigenen emotionalen Befindlichkeit von der Befindlichkeit anderer abhängig ist?
- Wird die Beziehungsebene gebraucht, um sich selbst emotional wahrnehmen zu können?
- Ist die Beziehungsebene notwendig, um sich körperlich lustvoll wahrnehmen zu können (z. B. indem andere Personen sexuell provoziert werden, es aber offensichtlich nicht um das Sexuelle selbst, sondern um den Effekt einer emotionalen Aufladung in Form eines »Kicks« geht)?

Ebene der Wahrnehmung/Sexodynamik

Die Wahrnehmungsebene muss in Zusammenhang mit der Körperebene betrachtet werden. Bei allen Fragen zur Wahrnehmung muss auch die Frage der körperlichen Aktivität im Sinne des TRAB (Tonus/Rhythmus/Atmung/Bewegung) ganzkörperlich betrachtet werden:

- Welche emotionalen Wahrnehmungsfähigkeiten erlebt diese Person?
- Ist die Person in der Lage diese Wahrnehmung zu modulieren?

  In diesem Zusammenhang ist die körperliche Verarbeitungsfähigkeit der emotionalen Wahrnehmung gemeint, die nur dann möglich ist, wenn die Körpertools TRAB in differenzierter Form genutzt werden können. Ist dies nicht möglich, weil es zum Beispiel einen Körperautomatismus gibt, der bei der kleinsten Wahrnehmung von Stress in eine massive Anspannung führt, kann das möglicherweise unangenehme Gefühl nicht durch Atmung oder Bewegung verarbeitet werden.
- Werden Gefühle oder Empfindungen eher dann wahrgenommen, wenn sie als intensiv erlebt werden, ohne nennenswerte Zwischentöne?
- Welche Lustfähigkeiten sind vorhanden? Bei welchen Aktivitäten wird lustvolles Tun beobachtet?

Als lustvoll werden all jene Aktivitäten bezeichnet, die körperlich und emotional in einer hohen Qualität wahrgenommen werden. Die sexuelle Lust ist nur eine dieser Möglichkeiten. In diesem Sinn kann beispielsweise Tanzen als lustvoll wahrgenommen werden oder auch einfach »nur nett« sein.

- Erlebt die Person Aktivitäten nur dann als lustvoll, wenn sie von hoher Affektivität geprägt sind, wie zum Beispiel in der Konfrontation mit anderen oder bei Statusspielen?
- Werden sexuelle Lustaktivitäten in Verbindung mit Regelbruch eingesetzt?

  Ein Beispiel: Der Regelbruch wird dazu genutzt, um selbst Erregung spüren zu können. Ohne Regelbruch ist keine Erregung möglich. Es ist nicht möglich »einfach einen anderen Ort« zu wählen, da die sexuelle Erregung dieses Setting braucht. Der Körper benötigt einen gewissen Stress (»Anspannung«), um die Wahrnehmung der Erregung stützen zu können. Die sexuelle Wahrnehmung ohne dieses spezielle Setting ist nicht möglich. Eine Veränderung der Situation bräuchte Interventionen, die eine Erweiterung der sexuellen Wahrnehmung ermöglichen. Gelingt dies, braucht es weniger spezielle Bedingungen, um ins Spüren zu kommen.
- Wie wird die Person in ihrer Fähigkeit zur Raumorientierung wahrgenommen?
- Wie werden Nähe und Distanz geregelt?
- Wie gestaltet sich das sensorische Empfinden der Person, bei Berührungen, Schmerz, Hitze und Kälte?
- Gibt es selbstverletzendes Verhalten?
- Werden Berührungen eingefordert? Welche Berührungen? Wie ist hier der Bezug zur Beziehungsebene und zur Körperwahrnehmung?
- Berührt sich die Person am eigenen Genital?
- Werden Wahrnehmungsidentität und Konstruktionsidentität als übereinstimmend erlebt?

Körperebene

- Wie bewegt sich die Person, wie ist der Gang, die Haltung?
- In welcher Form nehmen die Füße Kontakt mit dem Boden auf?
- Wie steht die Person?
- Wie geht sie mit Möglichkeiten der Zentrierung um?
- Welche Position und Beweglichkeit haben das Becken?

- In welcher Form werden die TRAB-Tools Tonus, Rhythmus, Atmung und Bewegung eingesetzt?
- Wie genau gestaltet sich die Tonizität des Körpers (Stirn, Kiefer, Schultern, Hände, Bauch, Gesäß, Beine, ...)?
- Wie wird mit TRAB in unterschiedlichen Situationen umgegangen? Wie im Alltag, in der Interaktion mit anderen, in emotionaler Aufregung, im Stress, bei der Konzentration, in genussvollen Momenten, in der Einschlafsituation, ...?
- Welche Automatismen sind dabei beobachtbar?
- Welche Variabilität ist dabei beobachtbar?
- Was genau tut der Körper in sexueller Erregung und um diese zu steigern?

Resümee

Sexuelles Lernen beginnt mit der Geburt und endet mit dem Tod. Sexuelles Lernen ist die Aneignung vielfältiger Fähigkeiten auf unterschiedlichen Ebenen. Es findet in vielen Situationen statt – nicht nur dann, wenn Sexuelles wahrgenommen werden kann.

Alle Menschen sind sexuelle Wesen – unabhängig von ihrem biologischen Geschlecht, davon, ob dies eindeutig ausgeprägt ist, und von möglichen kognitiven oder körperlichen Beeinträchtigungen. Limitierungen im Erleben und Gestalten der Sexualität sind meist von außen nicht sichtbar und entstehen häufig durch limitierende Rahmenbedingungen in der Entwicklung. Die Erweiterung jener Fähigkeiten, die für die Gestaltung einer zufriedenen Sexualität wichtig sind, ist in jedem Alter möglich und bedarf nicht unbedingt einer kognitiven Reflexionsfähigkeit.

Um die begleiteten Personen bestmöglich zu unterstützen, braucht es Hypothesen über die Bedürfnisse, die hinter einem vordergründigen Verhalten liegen. So könnte beispielsweise hinter forschem Machtverhalten das Bedürfnis nach Stabilisierung und Sicherheit stehen. Hypothesen über die Bedeutung eines Verhaltens für die Person selbst und den Sinn, den das Erlernen dessen für sie macht, unterstützen den Verständnishintergrund für die Logik des individuellen Systems. In Anlehnung an die Fähigkeiten der Person auf den verschiedenen Lernfeldern können nun Erweiterungsansätze entwickelt werden. Dieser ressourcenorientierte Blickwinkel ermöglicht konstruktive Begleitung jenseits von persönlicher Bewertung und

Interpretation. In diesem Sinn muss zwischen Verhalten, Fähigkeit einer Person sowie eigener Hypothese und Interpretation genau unterschieden werden.

Praxisbeispiele – Sexocorporel in der sexualpädagogischen Praxis

Wenngleich sexualpädagogisches Handeln auf die gesamte Lebensspanne gerichtet ist, findet dessen Umsetzung oftmals im schulischen oder institutionellen Rahmen statt. Der Wissenshintergrund von Sexocorporel liefert auch hier differenzierte Antworten auf häufige Fragestellungen. Dies soll anhand von drei Beispielen erläutert werden.

»Das erste Mal tut weh.«

Über Generationen wird der Mythos weitergegeben, dass der erste (vaginale) Geschlechtsverkehr für die Frau mit Schmerzen verbunden sei. Oft wird dieser Mythos mit dem Einreißen des Hymens in Verbindung gebracht. Tatsächlich aber stehen mögliche Schmerzen mit einem völlig anderen Körperphänomen in Zusammenhang. Wie alle anderen Körper benötigt der weibliche Körper als Voraussetzung für Geschlechtsverkehr eine Erektion, die sich aus Vasokongestion sowie Lubrikation zusammensetzt. Zusätzlich erfordert das vaginale Aufnehmen eine Entspannung der Beckenbodenmuskulatur. Der Begriff »Rezeptivität« im Konzept von Sexocorporel beschreibt eine hochkomplexe körperliche Aktivität als Voraussetzung für eine schmerzfreie Aufnahmebereitschaft. Das Wissen um diese körperliche Voraussetzung hilft, einen achtsamen Umgang zu ermöglichen und Schmerzen zu vermeiden. Solange die Vagina in vielen Biologiebüchern aber als dehnbarer Schlauch beschrieben wird, fehlen relevante Informationen, die für die Entwicklung dieser Körperkompetenz notwendig wären.

Der Weg zum Orgasmus: »Du musst dich nur entspannen.«

Fragen zum Thema Orgasmus gehören zu den häufigeren Fragen von Jugendlichen im Rahmen von Workshops. Von jungen Frauen wird häufig die Frage gestellt, was sie tun könnten, um einen Orgasmus zu erleben. Sie bekommen als Standardantwort nicht selten die Empfehlung, sich beim Sex zu entspannen. Tatsächlich könnte eine hohe Anspannung auch dazu führen, dass der Höhepunkt schwieriger zu erreichen ist. Durch Kenntnis von TRAB lässt sich diese Frage differenzierter beantworten. In vielen Fällen ist es gerade die fehlende Anspannung, die die Erregungskurve nicht über den »point of no return« zu führen vermag. Die Diffusion der Erregung im Körper führt zwar zu einer hohen Lustempfindung, für das Erreichen eines Höhepunkts ist jedoch ein Spiel mit der Körperspannung sehr förderlich. Die Aktivierung der Beckenbodenmuskulatur sowie das Spiel mit unterschiedlichen Rhythmen liefern eine Basis für die direkte Einflussnahme auf die Erregungskurve.

Masturbationsverhalten im Grundschulalter

Nicht immer wird Sexualpädagogik präventiv für die Kompetenzerweiterung der Zielgruppen angefragt, sondern oft erst dann, wenn eine bestimmte Situation, ein »Vorfall«, dazu geführt hat, dass sich Betreuungspersonen überfordert fühlen. Diesbezügliche Fragestellungen können sich auf auffälliges Masturbationsverhalten im Grundschulalter beziehen.

Die betreffenden Kinder werden auffällig, weil sie während des Unterrichts über Druck oder Reibung an der Tisch- oder Stuhlkante offen sichtbar und für andere Kinder oft irritierend masturbieren. Das Bemühen, dieses Verhalten über liebevolle Aufforderungen oder Belohnungssysteme zu unterbinden, schlägt zumeist fehl. Vielmehr zeigt sich mehrfach sogar eine Zunahme in der Häufigkeit des Verhaltens.

Erst der Verständnishintergrund des TRAB liefert einen Einblick in die Logik des Systems dieses Kindes und bietet darauf bezogen Lösungs- und Unterstützungsansätze. Im Rahmen eines Kompetenzprofils kann evaluiert werden, welche körperlichen Möglichkeiten zur Emotionsregulierung zugänglich sind. Wenn prioritär Druck und Reibung zum Spannungsabbau eingesetzt werden, macht das beobachtete Verhalten innerhalb der Logik des Systems für dieses Kind Sinn. Damit wird auch verständlich, dass angebotene Belohnungssysteme den Druck erhöhen und nicht zu einer Verhaltensänderung führen können. Aus demselben Grund sind Elterngespräche oftmals kontraproduktiv.

Unterstützungsangebote müssten auf die Kompetenzerweiterung hinsichtlich der Möglichkeiten der Emotionsregulierung abzielen. Jedes Bewegungsangebot innerhalb und außerhalb des Schulunterrichts würde die Kompetenzerweiterung unterstützen. Konkret könnte jede Unterrichtseinheit mit einem Bewegungsangebot – für die gesamte Schulklasse – starten. Darüber hinaus könnte dem Kind eine flexible Sitzunterlage angeboten werden, die eine fluide Bewegung des Beckens unterstützt. Außerhalb des Unterrichts sind Bewegungsangebote wie Trampolinspringen oder Schaukeln unterstützend. Ziel ist, über die körperliche Erweiterung mithilfe des TRAB eine höhere Variabilität in der Regulierung von Anspannung zu finden.

Literatur

Sielert, U. (2023). Sexualpädagogik als wissenschaftliche Disziplin. *Zeitschrift für Sexualforschung, 36*(2), 86–95.

Valtl, K. (2013 [2008]). Sexuelle Bildung: Neues Paradigma einer Sexualpädagogik für alle Lebensalter. In R.-B. Schmidt & U. Sielert (Hrsg.), *Handbuch Sexualpädagogik und sexuelle Bildung* (S. 125–140). Weinheim u. Basel: Beltz Juventa.

Weidinger, B. & Kostenwein, W. (2021). Aufklärung war gestern – Entwicklungsbegleitung als sexualpädagogischer Ansatz in der Altersgruppe 0–10. In V. Laimbauer & P. Scheibelhofer, *schulheft 3/21 – 183. Sexualität und Pädagogik. Teil 2: Zur praktischen Umsetzung von Sexualpädagogik*. Innsbruck: StudienVerlag.

Biografische Notizen

Wolfgang Kostenwein, Mag., ist Gesundheitspsychologe, Klinischer Sexologe ISI und Sexualpädagoge. Er leitet das Österreichische Institut für Sexualpädagogik und Sexualtherapien in Wien. Er ist langjähriger Leiter der Ausbildung Sexocorporel in Wien, Lehrbeauftragter mehrerer Fachhochschulen und in freier Praxis als Sexualtherapeut tätig. Seine Arbeitsschwerpunkte sind Sexualtherapie für Männer und Sexualstraftäter*innen.

Adriane Krem, M. Sc., ist Klinische Sexologin, Sexualpädagogin, psychosoziale Beraterin und langjähriges Teammitglied des Österreichischen Instituts für Sexualpädagogik und Sexualtherapien in Wien. Ihre Arbeitsschwerpunkte sind Sexualberatung und sexualpädagogische Gruppenarbeit.

Transidentität aus der Sicht des Sexocorporel-Gesundheitsmodells[1]

Bettina Weidinger & Wolfgang Kostenwein

Einleitung

Unabhängig von Zeit, Ort und kultureller Einbettung ihrer Geburt werden Menschen als sexuelle Wesen geboren, mit einer Grundausstattung an Wahrnehmungs- und Bewegungsfähigkeiten. Diese sind Teil einer lebenslangen sexuellen Entwicklung, die jeder Mensch durchläuft, ungeachtet dessen, ob und wie Sexualität im Laufe des Daseins gelebt oder definiert wird. Die Entwicklung des Körperschemas, also der Repräsentation aller Körperbereiche im Gehirn sowie deren Wahrnehmung gehört zu den zentralen und ersten Kompetenzerweiterungen des Menschen. Sie wird durch Bewegung, Berührung, Muskelaktivität und Interaktion mit der Umwelt unterstützt und ermöglicht eine Wahrnehmung des Körpers von innen wie auch durch Berührung von außen. Die Entwicklung eines Bezugs zu sich selbst, auf der Ebene der körperlichen sowie der emotionalen Wahrnehmung, ist Grundlage für die menschliche Identitätsentwicklung. Identität, ein mit sich selbst Ident-Sein, kann nicht nur im Rahmen einer Auseinandersetzung mit Rollenmodellen und in Abgleich mit der Umwelt erfolgen, sondern braucht die ständige Verarbeitung physiologischer und emotionaler Empfindungen, die im Laufe der kognitiven Entwicklung Teil eines Selbstkonzepts werden. Diese sind lebenslange Prozesse und damit nie ganz abgeschlossen, doch im Gegensatz zur Entwicklung oder Adaption von Konstruktionen über sich selbst, als Teil des Selbstkonzepts, wird das Entwicklungsfenster für die körperliche Ebene nach der Kindheit kleiner.

In der Sexualberatung wird sich zunutze gemacht, dass sich dieses Fenster niemals ganz schließt und lebenslanges Lernen auf allen Ebenen mög-

[1] Der vorliegende Beitrag erschien zuerst in der Zeitschrift *Sexuologie, 30*, 1–2, und wurde zur Veröffentlichung in diesem Sammelband leicht gekürzt und fokussiert.

lich ist. Sexuelles Lernen bedeutet, dass Wahrnehmungsmöglichkeiten des Geschlechts sowie des ganzen Körpers berührt werden. Diese bleiben dabei nie auf die genital-sexuelle Ebene begrenzt, sondern haben Auswirkungen auf verschiedene Lebensbereiche.

Die Auseinandersetzung mit dem Thema Transidentität braucht einen breiten theoretischen Bezugsrahmen, um seiner Komplexität gerecht zu werden. Wissen um die verschiedenen Lernfelder der menschlichen sexuellen Entwicklung ist notwendig, um in der Beratung und Begleitung von Menschen individuell und jenseits von pauschalen Konzepten und Zuschreibungen zu unterstützen.

Sexuelle Lernfelder des Modells Sexocorporel

Das salutogene Konzept Sexocorporel betrachtet den Prozess des lebenslangen sexuellen Lernens auf verschiedenen Kompetenzebenen:

- Kognitionen (Kenntnisse, Denkweisen, Werte, Konstruktionsfähigkeit, Selbstbild, Ideologien)
- Wahrnehmung (Erleben, Spüren, emotionale Intensität)
- Körper (Gestaltungsmöglichkeiten durch die Anwendung von TRAB[2])
- Beziehungsgestaltung (Interaktion, soziale Kompetenz, Kommunikation, erotische Fähigkeiten)

Besonders in den ersten zehn Lebensjahren werden Basiskompetenzen auf diesen Lernfeldern erworben. Sie entwickeln sich durch mannigfaltige Erfahrungen im Alltag, im Spiel, in der Begegnung mit Bezugspersonen sowie auch innerhalb der eigenen Intimsphäre, und sind Teil der Sozialisation. Sexualerziehung ist damit in die gesamte Entwicklungsbegleitung integriert.

Für die Rahmenbedingungen zur Etablierung der Kompetenzebenen bzw. Lernfelder sind im Idealfall alle Personen zuständig, die Kinder in ihrer Entwicklung begleiten. Im Mittelpunkt stehen dabei unter anderem Bewegungsförderung, sensorische Integration, Integration von lustvoller Wahrnehmung im weitesten Sinn, Vermittlung und Vorleben eines wert-

2 TRAB beschreibt die vier Möglichkeiten, über den Körper direkten Einfluss auf die Lustkurve zu nehmen: Tonus, Rhythmus, Atmung, Bewegungsraum (s. u.).

schätzenden Umgangs mit dem Geschlecht, dem ganzen Körper, den eigenen Emotionen, und die Vermittlung von (sozialen) Regeln bei gleichzeitiger Anerkennung gegenteiliger Gefühle und Bedürfnisse.

Trans* als Thema in der Sexualberatung und Sexualpädagogik

Grundlagen

Basis jeder Beratung und jeglichen pädagogischen Handelns ist der Respekt vor der subjektiven Sichtweise einer Person, deren etablierten Erklärungsmustern sowie ihrer Wahrnehmung auf emotionaler und körperlicher Ebene. Dieses Postulat erfährt in der Theorie stets Zustimmung, ist in der praktischen Umsetzung jedoch enorm anspruchsvoll. Vor allem im Kontext des sehr wertebesetzten Themas Sexualität wird die subjektive Sicht einer Person häufig nicht ernst genommen. Geschlechtsspezifische Normvorgaben, die sich zum Beispiel auf persönliche Fähigkeiten, aber auch auf Stereotype wie die Kleidungswahl beziehen, sind bereits eine Form der Missachtung von Individualität.

Im Kontext einengender geschlechtsspezifischer Normvorgaben passiert jedoch genau dies häufig. So kann es vorkommen, dass einem Kind, das aus medizinischer Sicht biologisch als Junge definiert wurde und gerne Kleider trägt, ein Beratungsbedarf als notwendige Intervention nahegebracht wird. Äußert das Kind in dieser Hinsicht kein Bedürfnis, gibt es dafür jedoch kein fachliches Argument. Die Kompetenzentwicklung des Kindes ist durch die Kleidungswahl nicht limitiert. Der mögliche Konflikt findet auf einer gesellschaftlichen Ebene statt. Begleitung ist daher eher für die irritierten Erwachsenen notwendig, nicht aber für das Kind, das eine für sich passende, autonome Entscheidung getroffen hat, die lediglich nicht der allgemeinen Erwartungshaltung entspricht.

Gesellschaftliche Aspekte

Für Pädagogik und Beratung steht in erster Linie die kompetenzorientierte Betrachtung der fragestellenden Person im Fokus. Gesellschaftliche Aspekte spielen dabei nur dann eine Rolle, wenn sie Einfluss auf das subjektive Erleben der Person haben. Weder Sexualpädagogik noch Sexualberatung agieren im Kontakt mit der Zielgruppe politisch, sie müssen jedoch die individuellen Verarbeitungsstrategien von sozialen Einflüssen immer mitbeachten. Ein gesellschaftspolitischer Auftrag lässt sich jedoch für beide Berufsfelder formulieren: Es gilt Rahmenbedingungen zu schaffen, die allen Menschen in gleichwertiger Weise eine kompetenzorientierte sexuelle Entwicklung ermöglichen. Bereiche der sexuellen Entwicklung sind dabei unter anderem die Entwicklung einer sexuellen Identität, die Etablierung einer Wahrnehmung für den eigenen sexuellen Körper und dessen Körpergrenzen, die Wahrnehmung von Emotionen und Emotionsmodulation sowie das Erlernen von Fähigkeiten zur Beziehungsgestaltung.

In der gegenwärtigen Gesellschaftssituation sind die Rahmenbedingungen, die diese Entwicklungsfelder benötigen, nicht gegeben. Die jahrhundertelange Tradition der Körperfeindlichkeit zeigt sich immer noch in einem Bildungssystem, das ruhig sitzende Kinder bewegten Kindern vorzieht.

Ein gesellschaftspolitischer Diskurs rund um das Thema Transidentität muss auch folgenden Aspekt beachten und fragen: Welche Rahmenbedingungen werden Kindern dafür zur Verfügung gestellt, sich in allen Kompetenzbereichen nach ihren Möglichkeiten zu entfalten? Welche Möglichkeiten haben sie, einen positiven Zugang zum eigenen sexuellen Körper zu entwickeln? Die Bildungsangebote für Kinder und Jugendliche orientieren sich in erster Linie an kognitiven Fähigkeiten und im Kontext Sexualität dreht sich die Diskussion vielfach ausschließlich oder vorwiegend um sexuelle Gewalt. Die möglicherweise provokant klingende Frage danach, welche Rahmenbedingungen Menschen brauchen, um eine stabile, lustvolle erwachsene Sexualität entwickeln zu können, wird dabei nicht gestellt. Menschen mit einer stabilen, lustvollen Sexualität würden allerdings Sexualität nicht benutzen, um Gewalt auszuüben, und Gewalt nicht einsetzen, um sexuell etwas spüren zu können. Letztendlich wird die sexuelle Entwicklung dem Zufall überlassen, was bedeutet, dass Menschen ihr individuell unterschiedliches Potenzial, einen guten Zugang zu ihrem Körper und ihren Körpergrenzen zu entwickeln, vielfach nicht nutzen können. Es bedeutet auch, dass jene, die in einem körperfeindlichen Umfeld aufwachsen oder andere limitierende Bedingungen erfahren, weniger Chancen haben, einen positiven, lustvollen, respektvollen Zugang zu ihrem sexuellen Körper zu entwickeln. Damit wird auch die Entwicklung einer sexuellen Identität zu einem Glückspiel, bei dem Menschen, die mit förderlichen

Rahmenbedingungen ausgestattet sind, mehr Chancen haben Stabilität zu entwickeln als solche, die in einem limitierenden Umfeld aufwachsen. Entwicklungsförderung in diesem Sinn bedeutet nicht, dass alle Menschen Sexualität leben *sollen*, sondern, dass die menschliche Sehnsucht danach, sich im Alltag möglichst wohl und sicher zu fühlen sowie sich immer wieder – in verschiedener Hinsicht – lustvoll zu spüren, Erfüllung finden darf.

Beratung und Evaluation

Sexocorporel unterscheidet in der Vorgehensweise bei der Beratung nicht nach Themengebieten. Konkret bedeutet dies, dass trans* Personen in der Sexualberatung genauso begleitet werden wie Personen mit anderen Themenstellungen auch. Im Vordergrund stehen dabei, neben den individuellen Anliegen, die Kompetenzen der verschiedenen Lernfelder, im Unterschied zu einer psychotherapeutischen Herangehensweise, bei der die Auseinandersetzung mit der Einordnung von Transidentität im Mittelpunkt steht. Die Motivationen von trans* Personen, die eine Beratung aufzusuchen, sind vielfältig, können eine geschlechtsanpassende Operation betreffen oder auch andere Fragestellungen zum Thema bzw. zur eigenen Sexualität. Wie bei allen Menschen führt die Evaluation der Kompetenzbereiche zu individuellen Ergebnissen, die jede Idee einer pauschalen Theorie über »typische« Entwicklungshintergründe obsolet werden lässt. Auch die Bedeutung der eigenen Sexualität, der Umgang mit sexueller Erregung oder sexuelle Anziehung zu anderen Menschen sind ganz individuell. Gemeinsam ist diesen Personen nur, dass ein kognitiver Erklärungsansatz herangezogen wird, der zur Selbstdefinition *Ich bin trans** führt.

Die im Rahmen der Beratung mögliche Evaluation betrifft alle Lernfelder mit speziellem Fokus auf die Körperebene. Der Begriff des sexuellen Körpers meint zum einen jenen Körper, der sexuelle Erregung evozieren kann, und zum anderen die Körperbereiche, die für die Person eine sexuelle Konnotation haben, die Genitalien, die Brüste und möglicherweise auch andere Körperteile. Eine Ablehnung des eigenen sexuellen Körpers, die das Lernfeld der Wahrnehmung betrifft, wird, anders als oft postuliert, nicht von allen trans* Personen erlebt. Folglich gibt die Eigendefinition trans* keine Auskunft darüber, welche Haltung die Person gegenüber dem eigenen sexuellen Körper hat. Evaluationsergebnisse weisen vielmehr darauf hin, dass der Zugang zum eigenen sexuellen Körper auch in der Trans*-Beratung eine große Bandbreite hat und massive Ablehnung lediglich einen Zugang innerhalb des Spektrums darstellt.

Zur Evaluation dieses Aspekts braucht es eine differenzierte Vorgehensweise. Mögliche Fragen, die in diesem Zusammenhang gestellt werden können, sind:

- Wenn Sie sich durch den Raum bewegen, welche Körperbereiche spüren Sie?
- Gibt es im Alltag Situationen, in denen die Aufmerksamkeit zum Geschlecht wandert?
- Welche Körperbereiche spüren Sie, wenn ich Ihnen den Auftrag gebe, den Körper bewusst wahrzunehmen?
- Berühren Sie Ihren Körper, etwa beim Waschen oder Eincremen? Wie genau machen Sie das?
- Löst die Berührung Ihres Körpers Gefühle aus? Welche Gefühle sind das?
- Ist die Vorstellung, Ihren Körper zu berühren, von Gefühlen begleitet? Welchen?
- Denken Sie manchmal an ihr Genital (Ihre Brüste, Ihr Gesäß)? Welche Gefühle werden dadurch ausgelöst?
- Können Sie sich vorstellen, dass eine andere Person Ihr Genital (Ihre Brüste, Ihr Gesäß) erregend findet?
- Würden Sie Ihren eigenen Körper als sexuell anziehend bezeichnen?
- Betrachten Sie sich selbst im Spiegel? Gibt es Zeiten, in denen Sie nackt sind?
- Wie verhält sich der Beckenboden, etwa auf der Toilette, oder im Alltag?

Die Fragen dienen nicht nur dem Sammeln von Eindrücken für die beraterische Seite, sondern auch dazu, der begleiteten Person Gelegenheit zu bieten, sich in der eigenen Körperlichkeit näher kennenzulernen. Selbstverständlich sind derlei Fragen nicht auf Personen, die mit dem Thema trans* in die Beratung kommen, beschränkt. Bei der Fokussierung auf den eigenen sexuellen Körper steht nie die Frage nach dem »Warum« im Vordergrund, sondern immer jene nach dem »Wie«. Wie ist es für Sie ganz genau? Obwohl viele Klient*innen eine Bewertung erwarten, ähnlich einer medizinischen Diagnose, kann eine solche nie Ziel der Evaluation sein, sondern Unterstützung und Förderung in der Auseinandersetzung mit dem eigenen Körper. Die Erkenntnis, dass eben nicht Bewertung, sondern ein Begreifen im wahrsten Sinne im Vordergrund steht, kann den Raum dafür öffnen, sich selbst in differenzierter Weise kennenzulernen, abseits möglicher Verallgemeinerungen und Zuschreibungen. Durch den Fokus auf das Empfinden ist es möglich, die zum Teil sehr starke Präsenz kognitiver Erklärungsansätze und Konstruktionen in eine Relation zu einem Ich zu stellen, das nicht nur denkt, sondern auch fühlt, sich wahrnimmt, bewegt. Dies kann enorme Entlastung bringen, da es damit um das Sein gehen darf und nicht vorrangig darum, Argumente für Wünsche und Empfindungen zu formulieren. Im Kennenlernen des eigenen Körpers, der sexuellen Zugänge, Vorlieben und Wünsche kann es im Prozess der Beratung zu Fragestellungen kommen, die einer Lösung bedürfen. Es kann aber auch sein, dass die Feststellung dessen, was ist, Zufriedenheit gibt.

Identitätsentwicklung

In der Literatur wird das Thema Identität aus verschiedenen Perspektiven betrachtet und eingeordnet. Theorien dazu betonen unter anderem den Aspekt der Interaktion mit dem sozialen Umfeld, die situationsbezogene Ausformung von Teilidentitäten, oder die Zugehörigkeit zu bestimmten Gruppen. Im Rahmen des Modells Sexocorporel wird der Begriff auf seine ursprüngliche Bedeutung zurückgeworfen: Identität bedeutet Ident-Sein, Eins-Sein, Mit-sich-Sein. Identität beantwortet damit die Frage *Wer bin ich?*

Wahrnehmungsidentität

Wer bin ich? Die Auseinandersetzung, die zu einer Antwort darauf führt, wird in einer intellektuell orientierten Kultur hauptsächlich oder ausschließlich auf kognitiver Ebene geführt. Die Frage inkludiert jedoch eine weitere, jene, die wissen will: *Wie fühle ich mich als ich?* Eine Beantwortung dessen braucht ein Gefühl für sich selbst, für die eigene Persönlichkeit, besteht in der Wahrnehmung der eigenen Emotionen und Stimmungen und dem Gefühl der Zugehörigkeit zum eigenen (sexuellen) Körper. In diesem Sinn kann Identität als Bündel an Wahrnehmungen verstanden werden, das vermittelt: *Das bin ich!*

Das Österreichische Institut für Sexualpädagogik und Sexualtherapien

(ISP Wien) formuliert diese Ebene der Identitätsentwicklung als sogenannte Wahrnehmungsidentität. Die Basis dafür wird in den ersten zehn Lebensjahren gelegt, indem sich Kinder immer wieder in ihrer Körperlichkeit und in ihren Gefühlen erleben. Erfährt dieses Erleben von außen eine positive Resonanz, entsteht zusätzlich zum Gefühl *Das bin ich* ein Wohlgefühl. Beobachtet man Kindergartenkinder im Spiel, so diskutieren sie die Frage nach dem *Sein* nicht auf kognitiver Ebene, denn sie sind sichtbar in ständiger Bewegung, im Suchen nach Spürreizen von außen und innen. Sie lernen in erster Linie über die körperliche, sensorische Ebene. Wird dies gefördert, indem Kindern ausreichend Möglichkeiten zur Verfügung gestellt werden, sich frei zu bewegen und mit unterschiedlichen sensorischen Reizen zu interagieren, so entwickeln sie einen stabilen Zugang in der Wahrnehmung des eigenen Körpers. Der Körper bleibt damit integraler Teil des Seins – was er ja von Geburt an auch ist. Die Trennung von Körper und Denken etabliert sich erst durch die kognitive Entwicklung und kann im dramatischsten Fall zu einer Art Bruch führen, bei dem der eigene Körper als fremd wahrgenommen wird und nur das eigene Denken als das Wesen der eigenen Persönlichkeit betrachtet wird.

Auf der emotionalen Ebene bedeutet Wahrnehmungsidentität das Etablieren eines differenzierten Zugangs zu den eigenen Gefühlen. Dazu gehören auch die Fähigkeit, ambivalente Gefühle wahrzunehmen, sowie die Gefühlsmodulation durch Nutzung der Gestaltungsmöglichkeiten des TRAB. Diese Entwicklung kann dann gelingen, wenn Kinder neben ausreichend freien Bewegungsmöglichkeiten in einem angstfreien Raum aufwachsen können, in dem ihren Gefühlen mit Respekt begegnet wird, ohne dass diese bewertet werden.

Die Entwicklung einer stabilen Wahrnehmungsidentität kann durch optimale Rahmenbedingungen gefördert werden. Da die Erfahrung in Beratung und Pädagogik zeigt, dass trotz ähnlicher Entwicklungsbedingungen zum Teil sehr unterschiedliche Kompetenzen auf der Wahrnehmungsebene etabliert werden, muss davon ausgegangen werden, dass bereits mit der Geburt eine spezifische Grundausstattung für die Wahrnehmungsentwicklung gegeben ist. Damit bringen Menschen individuell unterschiedliche Voraussetzungen dafür mit, in welcher Weise Entwicklung stattfinden kann. So ist etwa die Fähigkeit, sensorische Reize zu verarbeiten, ein wesentlicher Aspekt der Wahrnehmungskompetenz, die nicht bei allen Menschen gleich ausgebildet ist. Unterstützende Bedingungen bilden die Grundlage zur Entfaltung aller Potenziale.

Konstruktionsidentität

Das Denken über sich selbst und die kognitiv beschreibende Entwicklung eines Selbstkonzepts führt, neben Repräsentationen selbstbezogener Informationen aus allen Ebenen, zur Etablierung von identitätsstiftenden Erklärungsmodellen zur eigenen Person. Die Verwendung dieser Erklärungsmodelle wird vom ISP Wien als Konstruktionsidentität bezeichnet. Konstruktionen sind wichtige Stabilisatoren in der Identitätsentwicklung, sie können sowohl unterstützende als auch limitierende Wirkung haben. Trans* als identitätsstiftende Bezeichnung für sich selbst gilt im Rahmen dieses theoretischen Zugangs als Konstruktionsidentität. Nahezu alle Menschen haben unterschiedliche Konstruktionsidentitäten. Welche Bedeutung diese subjektiv haben und wie wichtig sie für die Erhaltung einer stabilen Identität sind, ist unter anderem davon abhängig, wie differenziert die Wahrnehmung des eigenen Körpers und der eigenen Gefühle ausgeprägt ist. Denn Identitätsentwicklung ist nicht nur die Konstruktion des Denkens über sich selbst, sondern auch die Wahrnehmung des eigenen Selbst in Körperlichkeit und Gefühlen.

Auf gesellschaftlicher Ebene lassen sich unzählige Angebote für Identitätskonstruktionen finden – geschlechtsspezifische Zuschreibungen, Berufsbilder, Kleidungsnormen, Rollenstereotype etc. Für all diese Konstruktionen gibt es keine fachliche Argumentation. Es gibt keinen Grund, nach Frauen- und Männerkleidung zu spezifizieren, in einer einschränkenden Form, in der bereits in den Kindermodenabteilungen zwischen Jungen und Mädchen unterschieden wird. Auch die Bezeichnungen des biologischen Geschlechts (Frau, Mann, intergeschlechtliche Person) sind auf der kognitiven Ebene anzusiedeln. Sie sind ebenfalls Konstruktionen und bedeuten *einen* möglichen Blickwinkel, unter dem Menschen betrachtet und kategorisiert werden können.

In Verquickung mit sozialen Zuschreibungen werden diese Bezeichnungen zu einer – unzulässigen – Rollenkonstruktion. Parallel dazu existiert eine biologische Realität, die in der oben genannten Weise bezeichnet werden *kann*. Menschen, die von der Medizin als biologische Frauen definiert werden, haben neben all ihrer Einzigartigkeit ähnliche genetische, hormonelle und anatomische Ausgangslagen, die zu ähnlichen Reaktionsmustern auf medikamentöse Interventionen führen. Aus diesem Grund beschäftigt sich die relativ junge Wissenschaft der Gendermedizin mit dem biologischen Geschlecht als Einflussgröße auf ärztliche Behandlungen, Gesundheitsprävention und Forschung. Dasselbe gilt für biologische Männer sowie für Menschen mit Variationen der Geschlechtsmerkmale. Je nach Diagnose kann es für medizinische Handlungsbedarfe ähnliche Themen geben, und es muss sowohl den Gemeinsamkeiten als auch der Individualität der menschlichen Physiologie in ihrem gesamten Spektrum Rechnung getragen werden.

Die Bezeichnung des sexuellen Körpers kann damit als medizinische oder biologische Diagnose verstanden werden, und hat in diesem Sinn wertfrei und ohne Zuschreibungen lediglich eine körperliche Ausgangsbasis zu beschreiben. Durch die jahrtausendalte Tradition der Vermischung biologischer und sozialer Konnotationen von Geschlecht ist es nachvollziehbarerweise für viele Menschen nicht mehr möglich, die verwendeten Begriffe wertneutral zu betrachten, auch wenn dies als erstrebenswertes Ziel angesehen werden kann, zumindest solange keine sinnvollere und interdisziplinär brauchbare Lösung zur Beschreibung des menschlichen Körpers existiert. Daher muss im Fachdiskurs zum Thema Transidentität sowie immer dann, wenn es um die sexuelle Entwicklung von Menschen geht, die Nutzung der Begriffe differenziert erfolgen und transparent gemacht werden, ob soziale Konstruktionen oder biologische Bezeichnungen gemeint sind. Aussagen über sich selbst, wie *Ich bin Frau, Ich bin Mann, Ich bin inter, Ich bin non-binär*, können damit als neutrale Beschreibung des eigenen sexuellen Körpers betrachtet werden oder als soziale Definition im Kontext gesellschaftlicher Anforderungen. Als Ziel hinsichtlich der Begleitung der sexuellen Entwicklung von Kindern könnte formuliert werden, dass diese in den ersten zehn Lebensjahren so weit wie möglich Gelegenheit bekommen, sich auf der Ebene des Körpers, der Wahrnehmung und der Beziehung als individuelle Person intensiv zu erfahren und mit Geschlechterbegriffen behutsam im Sinne einer Körperbeschreibung umzugehen. Je eher dies gelingt, desto größer ist die Chance, dass Kinder ihr Potenzial nutzen können, sich als ein *Ich-bin-Ich* zu entwickeln, als Menschen, die sich im eigenen sexuellen Körper wohl und damit ident fühlen, unabhängig von Bezeichnungen und Zuschreibungen.

Aktuell findet Entwicklungsförderung kaum im Bereich der Wahrnehmungs- und Körperkompetenz statt. Auch biologische Begriffe sind eng mit sozialen Zuschreibungen verknüpft. Spricht ein Kind von sich selbst etwa als Mädchen oder Junge, so sind diese Bezeichnungen durch seine Lernerfahrungen bereits einschlägig konnotiert. Der exakte Blick auf die gesellschaftliche und gesellschaftspolitische Situation ist wichtig, da sie als Ausgangsbasis für den Diskurs zum Thema trans* funktioniert und diesen in geradezu brisanter Weise verkompliziert, weil keine differenzierte Einordnung der relevanten Aspekte erfolgt. Anliegen von trans* Personen werden pauschalisiert und persönliche Ideologien erhalten viel Raum, wenn nicht zwischen körperlichen Gegebenheiten, sozialen Konstruktionen, subjektiven und kulturellen Blickwinkeln unterschieden wird und die vielschichtige sexuelle Entwicklung von Menschen innerhalb unserer Kultur außer Acht gelassen wird. Die Frage nach idealen Rahmenbedingungen dafür, in eine stabile erwachsene Sexualität zu finden, liegt vielen Themen, mit denen Menschen in die Sexualberatung kommen, zugrunde. Eine Gesellschaft, die Personen mit mitunter sehr hohem Leidensdruck durch Beratung und Therapie begleitet, ohne dafür zu sorgen, dass genau diese Form der Beratung gar nicht erst notwendig wird, ignoriert essenzielle Möglichkeiten der Gesundheitsförderung. Durch die sexologische Begleitung von Menschen vor dem Hintergrund des salutogenen Modells Sexocorporel wird ein klarer kultureller Auftrag deutlich: die Schaffung von Rahmenbedingungen, die allen Menschen in gleicher Weise eine stabile sexuelle Entwicklung ermöglichen. Bis zu einer Erreichung adäquater Rahmenbedingungen muss konsequenterweise jedes Beratungsthema auch als Folge einer limitierenden Gesellschaftssituation und nicht als Einzelphänomen gesehen werden.

Zur Konstruktion eines Gefühls

Menschliche Gefühle rangieren auf einer großen Bandbreite und betreffen die Ebene der Wahrnehmung, die mehr oder weniger nach innen und mehr oder weniger nach außen gerichtet ist. Damit ist eine Trennung zwischen selbst etablierten und gesellschaftlich beeinflussten Gefühlen nur auf einer abstrakten Ebene möglich. Ein Gedankenexperiment dazu ist aber durchaus sinnvoll, wenn es um die Bedeutung von geschlechtsspezifischen Konstruktionen geht:

- Ein Mensch geht durch einen Raum und spürt dabei seine eigene Körperlichkeit, seine Körpergrenzen, die Bewegung, Interozeption und Propriozeption.
- Ein Mensch trägt hohe glänzende rote Schuhe, geht damit durch einen Raum und fühlt sich genau dadurch besonders schön.

Die erste Wahrnehmung bezieht sich auf das eigene Selbst, losgelöst vom Außen. Die zweite Wahrnehmung wird durch eine im Außen etablierte Konstruktion ausgelöst, denn würde die Person in einer Kultur leben, in der solche Attribute keinerlei Stellenwert besitzen, wären nicht derlei Gefühle damit verbunden.

Das positive Gefühl, das die Erfüllung von Rollenstereotypen bei Menschen auslösen kann, wird oft als Beleg für die objektive Richtigkeit der Zuschreibung betrachtet. Spricht ein Mensch davon, sich »weiblich« oder »männlich« zu fühlen, betrifft dies also die Wahrnehmung bei der Inanspruchnahme einer Konstruktion für die eigene Person. Beschreibt ein*e Klient*in, er*sie fühle sich besonders »männlich«, beispielsweise durch das Training von Muskeln, dann ist dies ein Gefühl, das durch die Nutzung einer Rollenkonstruktion von Männlichkeit entsteht.

»Weiblichkeit« und »Männlichkeit« sind also Konstruktionsbegriffe, sie eignen sich nicht für die Kategorie »Gefühl«. Die Aussagen *Ich fühle mich weiblich* oder *Ich fühle mich männlich* bezeichnen in diesem Sinn kein Gefühl, sondern die Attribuierung von Gefühlen.

Sich in einer geschlechtsspezifischen Rolle wohlzufühlen kann individuell eine große Ressource darstellen, wenn dies als passend erlebt wird. Äußere Bilder und Konstruktionen sind in mehr oder weniger subtiler Art und Weise allgegenwärtig und können zu einem Gefühl der Bestätigung beitragen oder wenig relevant sein oder auch zu Irritation führen, wenn es dafür in der eigenen Wahrnehmung keine Entsprechung gibt.

Das Balancemodell der Identitätsentwicklung

Kinder, die durch optimale Rahmenbedingungen gut in ihrer emotionalen und körperlichen Wahrnehmung stabilisiert sind, werden ebenso wie alle anderen mit geschlechtsspezifischen Konstruktionen konfrontiert. Im Unterschied zu jenen, die auf der Ebene der Wahrnehmung keine Sicherheit finden, nehmen diese Kinder die limitierenden Zuschreibungen zwar wahr, messen ihnen aber keine große Bedeutung zu. Dies kann sich unter anderem darin zeigen, dass Rollenstereotype zwar erkannt, aber nicht gelebt werden und dennoch keine Irritation für das Kind entsteht.

Eine stabile Wahrnehmungsidentität ist immer auch von der Entwicklung einer Konstruktionsidentität begleitet, in der Zuschreibungen für die eigene Person auf kognitiver Ebene manifestiert sind. Eine stabile Wahrnehmungsidentität macht es jedoch möglich, sich selbst als ident im Sinne von *Ich bin richtig* zu empfinden, auch dann, wenn das eigene Verhalten, die eigenen Vorlieben nicht in Einklang mit äußeren Vorgaben stehen.

Fehlt die stabile Wahrnehmungsidentität, wird die Konstruktion der eigenen Person umso bedeutsamer. Mathematisch formuliert könnte man sagen, dass die Summe der Identität immer dieselbe ist. Je weniger Wahrnehmungsidentität gegeben ist, desto mehr muss diese Situation durch Konstruktionen ausgeglichen werden, um in einer Balance zu bleiben.

Hierzu ein Beispiel: Ein Kind wächst in einem sehr intellektuellen, kognitiv orientierten Haushalt auf. Denken ist wichtig, Gespräche, gute Argumente werden mit positiver Resonanz belohnt, hingegen stehen Körperlichkeit und Spüren kaum im Vordergrund. Dieses Kind wird die eigene Identität in erster Linie auf der Konstruktionsebene stabilisieren. Wenn es Glück hat und dem Konstruktionsmodell der Familie entspricht, fühlt sich dieses Kind dabei wohl, die etablierte Konstruktion *Ich bin sehr gescheit* wird wiederholt bestätigt und fördert auf der Wahrnehmungsebene ein gutes Gefühl. Wenn dasselbe Kind aber nicht dem Konstruktionsmodell der Familie entspricht, entsteht eine negative Wahrnehmungsdynamik: *Irgendetwas stimmt nicht mit mir.* Kommen möglicherweise geschlechtsspezifische Konstruktionen dazu, die auf der Wahrnehmungsebene keine Entsprechung finden, wird das Gefühl des Nicht-richtig-Seins verstärkt. Erfreulicherweise führt dies nicht zwingend und unmittelbar in eine Depression, sondern forciert zunächst die Suche nach einer Erklärung. *Warum ist es bei mir anders?* Manche Kinder oder Jugendliche entwickeln genau in derlei Lebensphasen die Fantasie, dass sie mit Sicherheit adoptiert seien, da sie sich vom Rest der Familie so sehr unterscheiden. Andere zeigen Formen von Verhaltensauffälligkeit, die identitätsstiftend wirkt und das Umfeld in eine Aktivität zwingt. Und wiederum andere entwickeln möglicherweise die Idee, dass der Körper oder das Geschlecht, in dem sie geboren wurden, schlicht und einfach falsch ist.

Nimmt ein Mensch den Satz *Ich bin im falschen Körper/Geschlecht geboren* für sich in Anspruch, findet eine Formulierung auf kognitiver Ebene statt, die Konstruktionen nutzt, um eine Lösung für ein Wahrnehmungsdilemma zu finden, hinter dem höchst unterschiedliche Fragestellungen liegen können. Dahinter steckt immer eine Logik im System der eigenen Kompetenzentwicklung. Trans* ist für manche Menschen *die* Möglichkeit, quälende Fragen bezüglich der Wahrnehmungsidentität zu lösen. Die Adaption einer neuen Konstruktion und die Aufgabe von anderen Konstruktionsoptionen ermöglicht mitunter Stabilität.

Trans* als Thema in der Kindheit

Die Entwicklung von Kindern unter zehn Jahren findet in erster Linie auf den Ebenen der Wahrnehmung, des Körpers und der Fähigkeiten zur Beziehungsgestaltung statt. Die kognitive Kompetenzebene, auf der unter anderem Gesellschaftskonstruktionen, Regeln, Wissen und Unwissen erlernt werden, wird meist in indirekter Weise durch die Interaktion mit dem Umfeld erweitert. Die kognitive Reflexion von Gefühlen ist für Kinder unter sechs Jahren kaum möglich und meist erst am Ende der Grundschule gut ausgebildet. Eine kognitive Reflexion im Sinne des Suchens von Erklärungsmustern für ein bestimmtes Verhalten wird von Kindern jedoch oft zu einem Zeitpunkt verlangt, zu dem sie aufgrund ihres Entwicklungsstandes noch nicht fähig sind. Auf einer pädagogischen Ebene kommt es dadurch zu einer permanenten Überforderung der Kinder, die Erklärungsmuster finden müssen, um mit Erwachsenen in Kommunikation treten zu können.

Findet ein Kind das Erklärungsmuster *Ich bin gar kein Mädchen* oder *Ich bin gar kein Junge*, müssen von fachlicher Seite Antworten auf folgende Fragen gesucht werden: Welche Fähigkeiten wurden bisher auf allen Entwicklungsebenen angesammelt? Welche Bedeutung hat der Satz vor diesem Hintergrund für das Kind?

Die oft als heikel empfundene Frage nach dem konkreten Umgang mit der Situation, das heißt nach der optimalen Begleitung des Kindes und der Eltern, führt mitunter zu brisanten Diskussionen und zu Unsicherheit, wenn Kinder sich nicht an Rollenstereotype halten.

Die sexualpädagogische Antwort auf Basis des Modells Sexocorporel ist hier pragmatisch und einfach: In vollem Respekt vor der subjektiven Sichtweise des Kindes werden alle Wünsche in Bezug auf Kleidungswahl und Ansprache erfüllt. Parallel dazu wird gemeinsam mit Pädagog*innen und Eltern über einige Wochen ein Kompetenzprofil des Kindes erstellt. Erwachsene bekommen genaue Beobachtungsaufgaben, die möglichst wertneutral erfüllt werden sollen und die nach einem Zeitraum von mindestens drei Monaten zusammengetragen werden. Auf Grundlage der strukturierten Beobachtungen kann festgestellt werden, welche Kompetenzen das Kind bereits etablieren konnte, aber auch welche Limits möglicherweise gegeben sind. Im Idealfall ist es möglich, auf Basis dieses Kompetenzprofils gezielte Interventionen anzubieten, die das Kind bei der Erweiterung innerhalb der vier Lernfelder unterstützen. Ziel ist dabei immer die Gesundheitsförderung im Sinne einer Stabilisierungsmöglichkeit unter Nutzung des Entwicklungsfensters, das vor Beginn der Pubertät noch weit geöffnet ist. Dabei ist es nicht das Ziel, eine Trans*-Entwicklung zu verhindern oder zu forcieren. Diese Vorgangsweise unterscheidet sich nicht von vielen anderen Fragestellungen in Hinblick auf das kindliche Wohlbefinden und dessen Entwicklung.

Fazit

Beratung zum Thema trans* braucht den differenzierten Blick auf die Komplexität der begleiteten Person sowie deren Anliegen und kann sich nicht in der Auswahl pauschaler Maßnahmen erschöpfen. Die Begleitung von Menschen bei der Gewinnung von Verständnis für sich selbst in der Logik des eigenen sexuellen Systems erfolgt ergebnisoffen und nutzt die neutrale Betrachtung aller Kompetenzebenen durch die Evaluation. Die Verbindung von Körperaktivität und Wahrnehmung ist ein Element jeder Evaluation und steht beim Thema trans* im Vordergrund, da diese Verbindungsachse viele Fragestellungen aufwirft. Diese vonseiten des*der Klient*in in einer differenzierten Weise formulieren zu können, ist dann möglich, wenn von beratender Seite durch genaues Nachfragen das subjektive Erleben zugänglich wird. Formulieren Menschen den Wunsch Fähigkeiten zu erweitern, so können sie darin unterstützt werden. Die jeweiligen Konstruktionen werden, wie bei allen Themenbereichen, nicht als unmittelbarer Auftrag für die Beratung verstanden, sondern als ein Kompetenzaspekt neben allen anderen Fähigkeiten. In Verbindung mit den subjektiven Wünschen des*der Klient*in entsteht damit ein Raum, in dem während des Beratungsprozesses eine Auseinandersetzung mit möglichen Zielen so lange stattfindet, bis die für die jeweilige Person passendste Lösung gefunden wurde.

Literatur

Desjardins, J.-Y., Chatton, D., Desjardins, L. & Tremblay, M. (2010). Le sexocorporel. La competence érotique à la portée de tous. In M. El Feki (Hrsg.), *La sexothérapie: Quelle thérapie choisir en sexologie clinique?* (S. 63–103). Brüssel: De Boeck.

Lindau, A. (2010). Theorien der Identität. In dies., *Verhandelte Vielfalt. Die Konstruktion von Diversity in Organisationen* (S. 39–81). Wiesbaden: Gabler.

Sztenc, M. (2020). *Embodimentorientierte Sexualtherapie. Grundlagen und Anwendung des Sexocorporel.* Stuttgart: Schattauer.

Thomsen, T., Lessing, N., Greve, W. & Dresbach, S. (2018). Selbstkonzept und Selbstwert. In A. Lohaus (Hrsg.), *Entwicklungspsychologie des Jugendalters* (S. 91–111). Berlin u. Heidelberg: Springer.

Weidinger, B. & Kostenwein, W. (2017). Was ist in welchem Alter normal? *Pädiatrie & Pädologie, 52*(3), 98–104. https://doi.org/10.1007/s00608-017-0470-4

Biografische Notizen

Bettina Weidinger (†), Sexualpädagogin, Sexualberaterin und Sozialarbeiterin, war Pädagogische Leiterin des Österreichischen Instituts für Sexualpädagogik und Sexualtherapien, leitete den Ausbildungslehrgang Sexualpädagogik und führte Supervisionen durch. Sie publizierte vielfältig wissenschaftlich zu (körperorientierter) Sexueller Bildung.

Wolfgang Kostenwein, Mag., ist Gesundheitspsychologe, Klinischer Sexologe ISI und Sexualpädagoge. Er leitet das Österreichische Institut für Sexualpädagogik und Sexualtherapien in Wien. Er ist langjähriger Leiter der Ausbildung Sexocorporel in Wien, Lehrbeauftragter mehrerer Fachhochschulen und in freier Praxis als Sexualtherapeut tätig. Seine Arbeitsschwerpunkte sind Sexualtherapie für Männer und Sexualstraftäter*innen.

Nachwort

Sich abzeichnende Fortentwicklungen des Modells Sexocorporel

Heinz-Jürgen Voß & Harald Stumpe

Sexualwissenschaft ist eine lebendige Wissenschaft. Das gilt besonders in den letzten Jahrzehnten seit den 1990er Jahren, in denen das Themenfeld Sexualität insgesamt in der Gesellschaft mehr Aufmerksamkeit erfahren hat, verbunden mit Impulsen, Fragen der geschlechtlichen und sexuellen Selbstbestimmung deutlich wichtiger zu nehmen als zuvor (vgl. Sigusch, 2020; Lautmann, 2020; Voß, 2020). Diese Impulse gehen auf grundlegende Veränderungen im medizinischen, juristischen und insgesamt gesellschaftlichen Kontext zurück: Homosexualität wurde Anfang der 1990er Jahre aus der ICD gestrichen, auch die Pönalisierung gleichgeschlechtlichen Sexes wurde – gerade auch im deutschsprachigen Raum – aufgehoben. Seit den 2010er Jahren sind, ebenfalls durch juristische und medizinische Veränderungen – weg von Pathologisierung und Pönalisierung, hin zu Akzeptanz und Wertschätzung – die Themen Transgeschlechtlichkeit und Intergeschlechtlichkeit in den Blickpunkt gerückt. Parallel dazu wurden Fälle sexualisierter Gewalt, die oft über Jahrzehnte in schulischen Internaten und weiteren Einrichtungen – durchaus bemerkt – aufgetreten waren, gesellschaftlich als Problem wahrgenommen, sodass heute umfassende Diskussionen um sexuelle Selbstbestimmung geführt werden (vgl. ebd.) Die 2022 verabschiedete ICD-11 versucht in ihrem neuen Kapitel »Zustände mit Bezug zur sexuellen Gesundheit« die Pathologisierung von »Abweichungen« vom binären Geschlechtermodell zu überwinden, streicht eine Reihe von Diagnosen und strukturiert die sogenannten paraphilen Störungen neu. Die tiefgreifenden Änderungen in der ICD-11 sind Ausdruck des gesellschaftlichen Wandels im Sinne einer selbstbestimmten Sexualität.

Dass das Thema Sexualität – eingeschlossen Fragen geschlechtlicher und sexueller Selbstbestimmung – in der Ausbildung und in der Fort- und Weiterbildung verschiedener Disziplinen in der Bundesrepublik Deutschland und im deutschsprachigen Raum ankommt, daran hat die Hochschule Merseburg größeren Anteil: Seit mehr als 30 Jahren gibt es hier den sexualwissenschaftlichen Schwerpunkt im Studium der Sozialen Arbeit, seit mittlerweile 15 Jahren gibt es hier den ersten und noch immer einzigen kostenfreien, konsekutiven sexualwissenschaftlichen Studiengang »Angewandte Sexualwissenschaft«. Und jetzt auch schon zehn Jahre alt ist der körperorientierte Studiengang »Sexologie«, der dem Modell Sexocorporel in besonderer Weise Rechnung trägt und in Zusammenarbeit der Hochschule Merseburg und dem Institut für Sexualpädagogik und Sexualtherapie Uster (jetzt: Zürich) als internationaler deutschsprachiger Studiengang eingerichtet wurde. Einen zweiten, einen körperorientierten sexualwissenschaftlichen Studiengang einzurichten, macht bereits deutlich, dass wir eine Lücke gesehen haben, die wir schließen wollten. Sie liegt gerade in den vielen Vorzügen des Modells Sexocorporel – und insgesamt einer Körperorientierung. Der christlich(-atheistisch) inspirierte, neuzeitlich von René Descartes (1596–1650) begründete und auch in Deutschland verbreitete Dualismus von Körper und Geist hatte großen Einfluss auf Beratung und »Therapie« von sexuellen Problemen und »Störungen«.[1] Alle beraterischen und therapeutischen Ansätze basieren mehr oder minder auf einer kognitiven Ebene. Hingegen beruhen gerade sexuelle Interaktionen maßgeblich auf körperlicher Kommunikation. Insofern ist es naheliegend, die körperliche Ebene in die Sexualberatung und »-therapie« einzubeziehen. Diese starke Körperbetonung, eingebettet in eine ganzheitliche Betrachtung von Sexualität, zeichnet das Modell Sexocorporel aus. Auch wenn Sexocorporel aus verschiedenen Gründen den Begriff der »Sexualtherapie« nutzt und kaum hinterfragt, bildet das Modell eine vorzügliche Grundlage, sexuelle Gesundheit im Sinne der von der WHO gesetzten Definition zu entwickeln. Gleichzeitig kann das Modell Sexocorporel mit dem der Salutogenese von Aaron Antonovsky (1923–1994) in Einklang gebracht werden. Beide Modelle tragen in Verbindung mit der neuen ICD-11 zur Überwindung der ein-

1 Der dem Dualismus von Descartes gegenüberstehende Monismus bzw. Materialismus von Baruch de Spinoza (1632–1677), der »Körper« und »Geist« nicht trennt, sondern gemeinsam denkt, würde für »körperorientierte Ansätze« gute Anknüpfungspunkte bieten. Allerdings hat der Begründer des Modells »Sexocorporel« Jean-Yves Desjardins an die christlich(-atheistische) Tradition angeschlossen, sodass monistische Theorien hier nicht vertieft werden.

seitigen pathologisierenden Betrachtungen sexueller »Probleme« und »Störungen« in der Medizin bei.

In dem am Modell Sexocorporel orientierten Studiengang »Sexologie« werden Studierende auf die sexualberaterische und sexualpädagogische Praxis vorbereitet. Sie können körperorientiert arbeiten und werden in ihrem jeweils individuell spezifischen Berufsleben weitere sexualberaterische und sexualpädagogische Ansätze kennenlernen und in ihre Arbeit einbinden. Damit entstehen Wechselwirkungen zwischen verschiedenen Ansätzen – Sexualwissenschaft, Sexualberatung und Sexualpädagogik/Sexuelle Bildung entwickeln sich vielfältig und lebendig.

Welche Fortentwicklungen stattfinden, wird in den Beiträgen dieses Bandes deutlich. So wie die Gesellschaft insgesamt gelernt hat und aktuell noch weiter lernt, geschlechtliche und sexuelle Selbstbestimmung auch im Hinblick auf Vielfalt zu würdigen, anstatt etwa gleichgeschlechtlichen Sex zu problematisieren, so zeigt sich diese Entwicklung auch im Modell Sexocorporel. Bei aller Offenheit für die Bedarfe und Bedürfnisse von Menschen, die sich in den Ausführungen von Desjardins zeigen, sind seine tiefe kirchliche und priesterliche Herkunft und die heteronormative Setzung nicht zu übersehen. In den Beiträgen der aktuellen Sexocorporeler*innen zeigen sich dem gegenüber Weiterentwicklungen, die das Interesse, das auch Desjardins hatte, die Selbstbestimmung der jeweiligen Zielgruppen zu fördern, auch für gleichgeschlechtlichen Sex und geschlechtliche Vielfalt umsetzen (wollen). Entwicklungen sind hier auf dem Weg.

Wie zeigt sich die kirchliche und priesterliche Setzung bei Desjardins? Desjardins war von dem Kirchenlehrer Thomas von Aquin (1225–1274) tief beeindruckt (L. Desjardins, o.J.). Dessen Ausspruch »Nichts im Bewusstsein, das sich nicht zuerst durch die Sinne äußert« prägte Desjardins und er nahm hieraus seinen Ausgangspunkt für die Reflexion der Relevanz der Körperlichkeit (»Sinne«), auch und gerade bezüglich der »sexuellen Erregung« (ebd.). Religiös inspiriert sind auch die für Sexocorporel zugrunde gelegten *drei* Körpergesetze:

> »Das heißt, dass wir uns ein Bild von etwas machen müssen, das wir nicht sehen, damit wir es erfassen können. Die Vorstellungen, die wir uns von Gott machen, müssen im Innern unserer Welt in drei Dimensionen entstehen. So versinnbildlichen wir Gott zum Beispiel durch Christus. Dies ist die einzige Art und Weise, die wir haben, um ihn wahrnehmen zu können« (ebd.).

Diese christliche Prägung durchzieht Desjardins' Denken, allerdings stetig auch in kritischer Aushandlung. So setzt Desjardins grundlegend an dem christlichen und christlich-atheistischen »Körper-Geist-Dualismus« an und leitet daraus die Bedeutung des »Körpers« ab, anstatt auf Basis historischer materialistischer Perspektiven im Anschluss an Baruch de Spinoza (1632–1677) an Perspektiven der Einheit von »Körper« und »Geist« anzuschließen – was durchaus ein anderer Zugang für körperorientierte Ansätze des Sexualberatung und Sexuellen Bildung wäre.

Der spezifische, religiös inspirierte Zugang scheint auch ursächlich für die ungewöhnlichen Auslassungen zu sein, die Desjardins bei seinen theoretischen Bezugnahmen hat. So ist es augenfällig, dass er, obwohl französischsprachig und seit den 1980er Jahren stark mit Frankreich verbunden, für Sexualitätsbetrachtungen weitreichende zeitgenössische Arbeiten von Autor*innen der französischen Philosophie und des französischen »sexuellen Aktivismus« – wenn wir kurz so zusammenfassen wollen – nicht in seine Reflexionen einbezieht. Simone de Beauvoirs (1908–1986) *Das andere Geschlecht* (frz. *Le Deuxième Sexe*) wäre ein klassischer feministischer Bezugspunkt dafür, eine Eigenständigkeit einer lustvollen weiblichen Sexualität zu begründen. Michel Foucaults (1926–1984) und Paul Veynes (1930–2022) Arbeiten zur Geschichte »der Sexualität« eröffnen relevante Zugänge zur Gesellschaftlichkeit des Sexuellen. Die Arbeiten von Jean Genet (1910–1986) und Guy Hocquenghem (1946–1988) machen direkt körperlich sexuelle Bezugspunkte auf – bei ihnen erhält der Rhythmus im Körperlichen Raum, die Physiologie wird sowohl für die Erregung als auch für die Steigerung von Lust wahrgenommen. Bei ihnen wird das gleichgeschlechtliche sexuelle Begehren und der mann-männliche Sex gefeiert. Die genannten Personen waren prominent, sie machten Schlagzeilen, man kam an ihnen nicht vorbei.

An diese Theorien *nicht* anzuschließen, muss in dieser Zeit eine inhaltliche Entscheidung gewesen sein oder man hatte keine *Empfindsamkeit* für diese Art geschlechtlichen und sexuellen Erlebens. Während Louis Althusser (1918–1990), ein weiterer Zeitgenosse und Ideengeber für die Vorgenannten, die Disziplinierung der Menschen durch Kirche, Schule und stereotype gesellschaftliche Vorannahmen anprangerte und die Beschränkung der Möglichkeiten der Menschen reflektierte – im Übrigen in seinem Aufsatz »Ideologie und ideologische Staatsapparate« (frz. 1970) gerade am Beispiel der Disziplinierung hinsichtlich des Geschlechts –, nahm Desjardins aus anderer Perspektive Normen,

Werte und gesellschaftlich wirkende Stereotype in den Blick: War er, wie sich in der biografischen Betrachtung in der Einleitung dieses Bandes zeigte, den kirchlichen Normen der Keuschheit gegenüber kritisch eingestellt, so folgte er an anderen Stellen klaren gesellschaftlichen Werten und Normen. »Sexualprobleme« ergäben sich gerade dann, wenn Menschen ihren »natürlichen Anlagen« nicht vollständig folgten und sexuelle Positionen außerhalb einer klar gefassten weiblichen oder männlichen Rolle einnähmen. Menschen sollten in einem »natürlichen« und »evolutionären« Sinn zu ihrer »Weiblichkeit« oder alternativ »Männlichkeit« finden, die sich in einem »rezeptiven« sexuellen Verlangen (weiblich) bzw. »penetrativen« sexuellen Verlangen (männlich) ausdrücke. Ein »rezeptives« sexuelles Verlangen bei Männern sei demgemäß ebenso wenig »natürlich« wie ein »penetratives« sexuelles Verlangen bei Frauen. Auch Transgeschlechtlichkeit wird noch nicht aus der heutigen Perspektive geschlechtlicher Selbstbestimmung betrachtet, sondern als »Störung« etikettiert.

Für den vielversprechenden Ansatz des Modells Sexocorporel ergeben sich damit – aus heutiger Perspektive – Übersetzungs- und Anschlusserfordernisse zu den Perspektiven einer »kritischen Sexualwissenschaft« und von »Neosexualitäten«, wie sie etwa Volkmar Sigusch – auch mit Bezug zu Theorien im Anschluss an Foucault – formulierte (vgl. Sigusch, 2020). Im Hinblick auf diese Anschlusserfordernisse zu heutigen Perspektiven nimmt Sexocorporel keine Sonderrolle ein – vielmehr stehen alle sexualberaterischen Ansätze vor dieser aktuellen Aufgabe. Wie sich in diesem Band zeigt, sind die Autor*innen, die mit dem Modell Sexocorporel arbeiten, hier auf dem Weg. Die Vorzüge des Modells Sexocorporel werden mit den aktuellen gesellschaftlichen Entwicklungen zur Akzeptanz von Vielfalt im Hinblick auf geschlechtliche und sexuelle Selbstbestimmung verbunden. Ein solcher Prozess braucht Zeit und kleine Schritte, um nicht voreilig zentrale und hilfreiche Aspekte des Modells Sexocorporel aufzugeben, quasi »das Kind mit dem Bade auszuschütten«. Die Diskussionen sind auf dem Weg – und sie werden von Wissenschaftler*innen und Praktiker*innen des Studiums der »Sexologie« und der Fort- und Weiterbildungen der verschiedenen nach Sexocorporel arbeitenden Institute weiter bereichert werden – ganz im Sinne einer lebendigen Disziplin.

Literatur

Desjardins, L. (o. J.). Hier seine Geschichte … https://sexocorporel.com/wp-content/uploads/2020/08/Biographie_Jean_Yves_Desjardins-DE.pdf

Lautmann, R. (2020). Sexualität und Sexualwissenschaft 2050: Eine rationale Vision. In H.-J. Voß (Hrsg.), *Die deutschsprachige Sexualwissenschaft: Bestandsaufnahme und Ausblick* (S. 37–54). Gießen: Psychosozial-Verlag.

Sigusch, V. (2020). Paradoxale Verhältnisse. In H.-J. Voß (Hrsg.), *Die deutschsprachige Sexualwissenschaft: Bestandsaufnahme und Ausblick* (S. 21–36). Gießen: Psychosozial-Verlag.

Voß, H.-J. (2020). Die deutschsprachige Sexualwissenschaft: Eine Einleitung. In H.-J. Voß (Hrsg.), *Die deutschsprachige Sexualwissenschaft: Bestandsaufnahme und Ausblick* (S. 13–17). Gießen: Psychosozial-Verlag.

Biografische Notizen

Harald Stumpe ist emeritierter Professor für Sozialmedizin/Sexualwissenschaft. Er hat die ersten sexualwissenschaftlichen Studiengänge in Deutschland initiiert, war in Bereichen der sexuellen Bildung praktisch tätig und lehrt auch weiterhin im MA Sexologie. Harald Stumpe war zuletzt Dekan des Fachbereichs »Soziale Arbeit. Medien. Kultur« an der Hochschule Merseburg. Darüber hinaus hat er den Pro Familia Landesverband in Thüringen mit mehreren Beratungsstellen aufgebaut und war über zehn Jahre ehrenamtlicher Vorsitzender.

Heinz-Jürgen Voß, Prof. Dr. phil., Dipl.-Biol., hat die Professur für Sexualwissenschaft und Sexuelle Bildung an der Hochschule Merseburg inne und leitet den MA Sexologie, der in Kooperation von Hochschule Merseburg und Institut für Sexualpädagogik und Sexualtherapie Zürich stattfindet. Seine Arbeitsschwerpunkte sind Prävention von sexualisierter Gewalt, Förderung geschlechtlicher und sexueller Selbstbestimmung, Sexuelle Bildung, Intersektionalität.